DIE CEREBRALEN VEGETATIVEN ANFÄLLE

VON

DR. MED. FRITZ BROSER
PRIVATDOZENT DER NEUROLOGIE UND PSYCHIATRIE
AN DER UNIVERSITÄT WÜRZBURG

MIT EINEM GELEITWORT VON

DR. MED. H. SCHELLER
O. PROFESSOR DER PSYCHIATRIE UND NEUROLOGIE
U. DIREKTOR DER UNIVERSITÄTS-NERVENKLINIK WÜRZBURG

MIT 12 ABBILDUNGEN

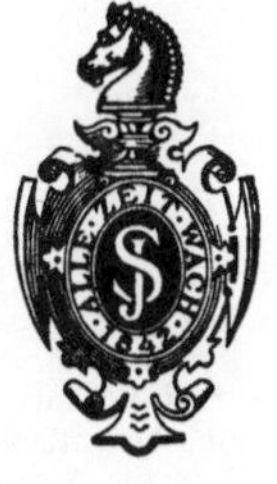

SPRINGER-VERLAG BERLIN HEIDELBERG GMBH

ISBN 978-3-662-01415-8 ISBN 978-3-662-01414-1 (eBook)
DOI 10.1007/978-3-662-01414-1

Ursprünglich erschienen bei Springer-Verlag oHG. Berlin · Göttingen · Heidelberg 1958

BRÜHLSCHE UNIVERSITÄTSDRUCKEREI GIESSEN

Geleitwort

Klagen über „Anfälle“ — wenn man darunter vorübergehende, sich wiederholende Störungen der körperlichen Funktionen und damit auch des Befindens versteht — bekommen wir von unseren Kranken häufig zu hören. Begreiflicherweise liegen solchen Klagen sehr verschiedenartige Vorgänge zugrunde und es bleibt die diagnostisch oft nicht einfache Aufgabe des Arztes, hier Differenzierungen zu treffen und sich nicht mit der allzu einfachen Alternative: epileptisch-hysterisch, oder: organisch-psychogen zu begnügen. Denkt man einerseits an den klassischen epileptischen Krampf, auf der anderen Seite an eine in ihren Motiven klar durchschaubare hysterische Demonstration, so mag eine solche Alternative im Sinne eines Entweder - Oder hier noch ihre Berechtigung haben. Jeder Arzt kennt heute die Merkmale eines „typischen“ epileptischen Anfalles, wie auch hysterische Äußerungsformen aus der so beliebten Gegenüberstellung beider Anfallsarten, wie sie in tabellarisch einprägsamer Weise immer noch in manchen Lehrbüchern fortleben. Solche Vereinfachungen führen aber leicht zu der Gefahr, nun alles, was nicht die Forderungen, die an einen klassischen epileptischen Anfall zu stellen sind, erfüllt, kurzerhand als „nur psychogen“ zu deklarieren und damit dann zumeist auch als hysterisch abzuwerten. Die klinische Wirklichkeit sieht indessen doch ganz anders aus, und erleben wir es schon nicht selten, daß auch für den neurologisch-psychiatrisch erfahrenen Beobachter es oft sehr schwierig sein kann, über die Zugehörigkeit eines Anfalles zum Formenkreis der Epilepsie sich ein sicheres Urteil zu bilden, so wird diese Schwierigkeit um so größer, je mehr die Symptomatik solcher Zustände in solchen Erscheinungen sich äußert, wie sie uns als Begleiterscheinungen heftiger Gemütserregung, Ohnmacht, Schwitzen, Zittern, Pulsbeschleunigung usw. bekannt sind.

Bei der Behandlung des Themas wurde ausgegangen von den heutigen Auffassungen über die vegetative Steuerung, und es wurden diese Vorstellungen über die Funktionsweise und Arbeitsweise des vegetativen Systems auf die verschiedenen Formen cerebraler Anfälle nicht-epileptischer Art angewendet. Damit ergab sich von pathophysiologischen Gesichtspunkten aus eine Differenzierung verschiedener Anfallsformen, denen bestimmte vegetativ gesteuerte pathophysiologische Vorgänge zugrunde liegen. Anhand einer großen Zahl von Krankheitsfällen, von denen insgesamt 45 kasuistisch mitgeteilt werden und die die aufgestellten Formen cerebraler vegetativer Anfälle belegen, werden einmal neben einer Reihe schon bekannter Anfallsformen einige neue herausgestellt, zum anderen wird gezeigt, daß einzelnen Anfällen, die einander in ihrer Erscheinung gleichen, pathophysiologisch durchaus heterogene Vorgänge zugrunde liegen können. So werden den Anfällen bei Störungen der Herz- und Kreislaufregulation die vestibuläre vago-vasale Anfallsreaktion und die cerebro-vasale Anfallsform und cerebrale Anfälle bei Störungen des Wasser- und Mineralhaushaltes, sog. poly- und oligurische Krisen hinzugefügt. Am Begriff des „synkopalen Anfalles“ oder der „Ohnmacht“ z. B. wird gezeigt, daß es sich hier um ein zwar phänomenologisch, nicht aber pathophysiologisch einheitliches Geschehen handelt; es wird begründet, warum einige heute gebräuchliche Anfallsbezeichnungen besser auszuscheiden wären. Besonders wird auch der unter phänomenologischem Aspekt geprägte Begriff des „vegetativen Anfalls“, der zum Sammelbegriff für ungewöhnliche, im bisherigen Diagnosenschema nicht recht einzuordnende Anfälle geworden ist, einer kritischen Prüfung unterworfen und auch die Uneinheitlichkeit solcher Anfälle durch den Nachweis bestimmter vegetativer Störungen bei einer Anzahl solcher Anfallskranker aufgedeckt.

Schließlich wird der Versuch gemacht, die cerebralen Anfälle nicht-epileptischer Genese unter pathophysiologischem, also einem einheitlichen Aspekt zu ordnen. Damit wurde eine für die Diagnostik und Behandlung brauchbare und umfassende Ordnung und überhaupt eine bessere Verständigung auf dem Gebiet der cerebralen Anfälle nicht-epileptischer Art geschaffen.

Es werden der Reihe nach die cerebralen Anfälle bei Störungen der Herz- und Kreislaufregulation, bei Störungen des Wasserhaushalts und des Kohlenhydratstoffwechsels und schließlich die cerebralen Anfälle bei Störungen der Schlaf- und Wachregulation behandelt.

Wenn der Verfasser die hier beschriebenen Anfallsarten als cerebrale vegetative Anfälle bezeichnet, so geschieht dies deshalb, weil bei der Entstehung, wie auch bei der Ausgestaltung ihrer Symptomatik, dem vegetativen Nervensystem dabei eine offenbar ganz entscheidende Bedeutung zukommt. Wenn man bedenkt, in welchem Maße vegetative Vorgänge von psychischen Haltungen, Einstellungen und Reaktionsweisen beeinflußt werden, ja gewissermaßen häufig nur deren Spiegelbild in der körperlich-leiblichen Sphäre darstellen, so wird man sich nicht mehr wundern, wenn wir bei diesen Kranken in auffälliger Häufigkeit auch eine psychische Labilität im Sinne psychopathischer Wesenszüge oder einer neurotischen Erlebnisüberwältigung antreffen, so daß die Frage: organisch oder psychogen in dieser alternativen Form hier einfach ihren Sinn verliert.

Als der Verfasser sein Erfahrungsmaterial zum Zwecke der Klärung und Sichtung zusammenstellte, waren wir selber von der Fülle und Reichhaltigkeit der Beobachtungen, die wir in wenigen Jahren an einer verhältnismäßig kleinen psychiatrisch-neurologischen Klinik sammeln konnten, überrascht. Da nun anzunehmen ist, daß viele solche Kranke auch in der Hand des praktischen Arztes oder des Internisten bleiben, kamen wir zu der Überzeugung, daß die Kenntnis solcher Krankheitszustände — und ein ähnlicher Versuch der Betrachtung unter einem einheitlichen Gesichtspunkt liegt meines Wissens in dem deutschsprachigen Schrifttum noch nicht vor — nicht nur für den Nervenarzt von Bedeutung sein dürfte.

Würzburg, im Frühjahr 1958 HEINRICH SCHELLER

Inhaltsverzeichnis

Inhaltsverzeichnis

Einleitung

Es ist beabsichtigt, im folgenden zusammenfassend den Formenkreis der cerebralen Anfälle (mit Ausnahme der epileptischen) zu behandeln. Geleitet von *patho-physiologischen* und *pathogenetischen* Gesichtspunkten läßt sich, wie gezeigt werden soll, eine brauchbare und einheitliche Ordnung herstellen, mit der es möglich ist, die Verständigung auf diesem Grenzgebiet der Neurologie und der Inneren Medizin zu erleichtern. Bei einzelnen Kapiteln werde ich mich dabei auf schon vorliegende Darstellungen über einzelne Formen nicht-epileptischer cerebraler Anfälle beziehen können und mich darauf beschränken, zu zeigen, daß sie sich, bzw. inwieweit sie sich in unsere Ordnung einfügen; ich werde dort erklären, warum den bekannten Sonderformen einige neue hinzuzufügen sind und einzelne jetzt noch gebräuchliche Bezeichnungen besser auszuscheiden wären. In erster Linie aber gilt mein Bemühen der Analyse und dem Einordnen jener viel umstrittenen Gruppe von cerebralen Anfällen, die PETTE 1938 erstmals unter der Bezeichnung der „vegetativen Anfälle" beschrieben hat, für die JANZEN später den Begriff der „vegetativen Krise" oder der „Hirnstammkrise" wählte und die er in seiner 1951 erschienenen zusammenfassenden Übersicht über „Das Grenzland der Epilepsie" unter der Rubrik „Mischsyndrome" abgehandelt hat.

Ich bin mir darüber im klaren, daß diese erste Einteilung korrektur- und ergänzungsbedürftig sein wird, da wir heute ja noch weit davon entfernt sind, die im Bereich des endokrin-vegetativen Systems so komplexen Mechanismen, vielschichtigen Abhängigkeiten und synergetisch-anergetischen Wechselbeziehungen im einzelnen zu durchschauen. Es hat aber den Anschein, als ob ein auf pathogenetische Zusammenhänge abzielender Ansatz, indem er die Fragwürdigkeit phänomenologisch gefundener Einheiten und Gruppenbildungen erweist, neues Interesse für ein altes, merkwürdigerweise bisher ziemlich vernachlässigtes Thema erwecken könnte.

Wir befinden uns bei der Bearbeitung dieses Themas auf „Grenzland" zwischen Neurologie und Innerer Medizin. Der Neurologe, fasziniert von den in Erscheinung tretenden cerebralen Symptomen, wird verständlicherweise dem Nervensystem, der Internist hinwiederum wird dem Herzen, dem Kreislauf, dem endokrinen System vorwiegend seine Aufmerksamkeit zuwenden, und wenn er hier etwas Krankhaftes findet, wird er der Ohnmacht, des cerebralen Anfalles, dann zumeist nur als eines begleitenden Symptoms Erwähnung tun. So finden wir in den neurologischen Lehr- und Handbüchern die hier gemeinte Gruppe von cerebralen Anfällen fast nur im Rahmen der Differentialdiagnose zur Epilepsie abgehandelt, und im Schrifttum der Inneren Medizin müssen wir in den Kapiteln über Herz- und Kreislaufkrankheiten, Stoffwechsel- und endokrine Erkrankungen, schließlich auch im Kapitel über die Erkrankungen der Nieren und ableitenden Harnorgane nach ihnen suchen, wo sie hier und dort verstreut Erwähnung finden. Ich bin mir der Schwierigkeit wohl bewußt, die eine Bearbeitung dieses Themas für den Neurologen darstellt, der internistisch nicht gleichermaßen erfahren ist, und mein Bemühen soll es deshalb sein, auch die Literatur der Inneren Medizin besonders zu berücksichtigen, um Lückenhaftigkeit und Fehler in der Darstellung des Themas möglichst zu vermeiden.

Der Begriff der *cerebralen vegetativen Anfälle* soll nicht auf die von PETTE ,,vegetativ" genannten Anfälle beschränkt bleiben, sondern als Überbegriff über der ganzen großen Gruppe der nicht-epileptischen cerebralen Anfälle stehen. Hierfür bietet er sich, meiner Meinung nach, wie kein zweiter an; durch das Beiwort ,,cerebral" wird die sonst recht allgemeine, leicht ins Uferlose zerfließende Bezeichnung ,,vegetativer Anfall" auf solche Zustände beschränkt, die entweder ausschließlich oder vorwiegend durch eine cerebrale Alteration bestimmt sind, und mit der Bezeichnung ,,vegetativ" wird zum Ausdruck gebracht, daß das vegetative System, im weitesten Sinne des Wortes gemeint, an der Entstehung und an der Symptomgestaltung dieser cerebralen Anfälle entscheidend beteiligt ist.

In dem von R. JUNG 1948 vorgelegten psychiatrisch-neurologischen Diagnosenschema erscheinen die Anfallsformen, die hier unter dem Sammelbegriff der cerebralen vegetativen Anfälle abgehandelt werden sollen, unter der Rubrik ,,nicht-epileptische Anfallskrankheiten". JUNG unterteilt dieselben ohne ein bestimmtes System in 9 Unterformen:

a) die Migräne,
b) die hypoglykämischen Anfälle,
c) die Menièreschen Anfälle,
d) die Narkolepsie,
e) die Tetanie,
f) die paroxysmale Lähmung,
g) die kreislaufbedingten Anfälle mit cerebraler Durchblutungsstörung oder synkopalen, vasomotorischen und orthostatischen Anfälle, Ohnmachten und Adams-Stockessche Anfälle,
h) die periodischen Schlafzustände nicht narkoleptischer Art,
i) die respiratorischen Affektkrämpfe.

JANZEN hat sich bereits 1943, bei der Behandlung des Themas ,,das Anfallsgeschehen in der Neurologie", um ein Ordnungsschema bemüht, das die epileptischen wie die nicht-epileptischen Anfallsformen einbeziehen sollte. Er stellte drei Hauptgruppen auf:

I. a) das Anfallgeschehen auf vasomotorisch-kardialer Grundlage,
b) das Anfallgeschehen bei vegetativen Krisen,
II. das Anfallgeschehen auf humoral-toxischer und hormonaler Grundlage,
III. das Anfallgeschehen auf der Grundlage funktionell bedingter und prozeßhaft erworbener Hirnstörungen oder die epileptischen Reaktionen.

Bei den Anfällen auf vasomotorisch-kardialer Grundlage unterschied er Anfälle bei Hypotonie, bei orthostatischer Kreislaufregulationsstörung (hypodynamer und hypotoner Art) und Anfälle bei Herzblock, Adams-Stokes-Anfälle und Morgagni-Adams-Stokes-Anfälle. Die zweite unter I. aufgeführte Gruppe, die ,,vegetativen Krisen oder Hirnstammkrisen", entsprechen den von PETTE als ,,vegetative Anfälle" beschriebenen Anfallsformen, als deren Ursache dieser Autor ein ,,komplexhaft auftretendes vegetatives Geschehen" auf Grund einer

„Dysfunktion von Zentren am Boden des 4. Ventrikels" angenommen hat. In der weiteren Gruppe II. faßt JANZEN dann alle Anfälle, die auf toxischer Basis entstehen, zusammen, sowohl diejenigen, die bei exogenen Vergiftungen, als auch die, welche bei endogenen Vergiftungen auftreten, wie z. B. die Anfälle bei Thyreotoxikosen, bei Tetanien und bei der Hypoglykämie. Die Gruppe III. schließlich sollten die mit „abnormer Tätigkeitsminderung" (Narkolepsie) und mit „abnormer Tätigkeitssteigerung" (Epilepsie) einhergehenden cerebralen Reaktionsformen auf dem Boden konstitueller oder erworbener funktioneller oder prozeßhafter Hirnstörungen bilden.

Diese nach verschiedenartigen Prinzipien gebildete Ordnung, die z. T. recht heterogene Vorgänge in eine Gruppe zusammenfaßt, wie z. B. die bei Alkoholvergiftung auftretenden Anfälle und die Zustände von Spontanhypoglykämie infolge einer Störung der Zuckerstoffwechselregulation, wurde dann 1951 von JANZEN selbst aufgegeben. Ausgehend von der Erkenntnis, daß jeder „cerebrale Anfall" nur ein Symptom einer cerebralen Tätigkeitsstörung darstellt, ordnet JANZEN nun diese pathologischen Erscheinungen nach der ihnen jeweils erkennbar zugrunde liegenden Lokalisation und Art der cerebralen Tätigkeitsstörung. JANZEN stellt verschiedenartige Reaktionsformen oder Reaktionstypen auf, er stellt der epileptischen Reaktionsform eine „diakoptische" (diakopale) und eine „synkoptische" (synkopale) Reaktionsform gegenüber. Erstere wird als Ausdruck einer „pathologischen Tätigkeitssteigerung des Gehirns" angesprochen. Die diakoptischen Syndrome, womit Anfallsformen gemeint sind, die als „striäre, subcorticale, extrapyramidale, parkinsonistisch-autonom-diencephale Epilepsien" beschrieben sind, auch die sogenannten "cerebellar fits" und die Narkolepsie rechnen dazu, bestehen nach Ansicht des Verfassers aus „Partialsymptomen", die „lokalisatorisch auf eine Beteiligung des Hirnstammes hinweisen". Die synkoptischen Syndrome hingegen beruhen, wie Verfasser meint, auf einer „lokalisierten oder allgemeinen Tätigkeitsminderung bzw. Lähmung" des Gehirns.

Diesen drei Reaktionssyndromen werden schließlich ergänzend die sogenannten „Mischsyndrome" hinzugefügt. Verfasser hat dabei die Gruppe der vegetativen Krisen oder Hirnstammkrisen im Auge. Bei ihrer Beschreibung und Analyse gerate man, wie JANZEN schreibt, „immer wieder in Schwierigkeiten, welcher cerebralen Funktionsänderung man diese wechselnden Symptome zuordnen soll". Das ihnen Gemeinsame seien „krisenhafte Schwankungen vegetativer Regulationen", und, wie Verfasser sich ausdrückt, dürften hierbei — und daher der Name Mischsyndrome — synkoptische in diakoptische oder in epileptische Syndrome übergehen.

Ganz ohne Zweifel ist es richtig, solange man über die wahren Ursachen der cerebralen Anfallskrankheiten nichts Endgültiges weiß, sich bewußt darauf zu beschränken, lediglich die typischen Reaktionsformen herauszustellen, ebenso, wie man ja heute gelernt hat, auch im epileptischen Anfall, in allen seinen Variationen und Äquivalenten nicht mehr eine Krankheit, sondern lediglich eine einheitliche cerebrale Reaktionsform zu sehen. Es ist dies eines der wichtigsten Ergebnisse der Forschung auf diesem Gebiet während der letzten Jahrzehnte.

In gleicher Weise darf die „Ohnmacht", die „Synkope", als ein vom epileptischen Anfall abgrenzbares, phänomenologisch wohl charakterisiertes Reaktionssyndrom gelten. Ob dies für die anfallartig auftretenden Zustände, die JANZEN unter dem Begriff der diakoptischen Syndrome zusammenfassen möchte, in gleichem Maße zutrifft, erscheint dagegen zweifelhaft. Striäre Symptome verschiedenster Art sehen wir doch auch bei einer Reihe von epileptischen Anfallsformen auftreten; sie können generalisierte epileptische Anfälle einleiten und die Nachphase durchsetzen, sie erscheinen im Rahmen vieler Absencen und während sogenannter Dämmerattacken häufig. Ist es berechtigt, diejenigen Anfälle, die man mit dem Namen „subcorticale Anfälle" belegt hat, aus der Gruppe der Epilepsien oder epileptischen Syndrome auszuklammern und mit dem Symptomenkomplex der Narkolepsie zu verbinden, nur weil in beiden Fällen extrapyramidale Phänomene dem Anfallsbild ein besonderes Gepräge geben? Haben wir hier wirklich etwas Gleichartiges vor uns? Handelt es sich bei den Mischsyndromen tatsächlich nur um Legierungen von epileptischen, synkoptischen und diakoptischen Reaktionsweisen im Sinne von JANZEN? Welcher Art sind diese Anfälle, die man immer wieder beobachtet und beschrieben hat (PETTE, JANZEN, SCHOTTKY, LEMKE), die sich weder der Gruppe der Epilepsien zwanglos eingliedern lassen, noch einfach den Ohnmachtszuständen zugerechnet werden können? Lassen sich den im Anfall in Erscheinung tretenden vegetativen Symptomen wirklich keine weiteren Befunde hinzufügen, die Aufschluß über die zugrunde liegenden patho-physiologischen Vorgänge geben könnten? Müssen wir uns weiterhin mit der allgemeinen Aussage begnügen, daß sich hier von Zeit zu Zeit „krisenhafte Schwankungen in den vegetativen Regulationen" ereignen?

Ich glaube, daß ich an Hand einer Reihe von eigenen Beobachtungen, die nach dem Bild des Anfalls und nach dem Krankheitsverlauf der Gruppe der „vegetativen Anfälle oder Krisen" zuzuordnen sind, mehr als nur kasuistisches Material zu diesem Thema beitragen kann. Über einen Zeitraum von etwa fünf Jahren erstrecken sich meine Untersuchungen, in welchem eine größere Zahl von Krankheitsfällen dieser Art gesammelt werden konnte. Es ließen sich bei einer gewissen Anzahl der Fälle besondere zentrale vegetative Störungen nachweisen, die es erlauben, einige spezielle Anfallsformen herauszustellen. Diese fügen sich, zusammen mit den bekannten Anfallsformen, der Eklampsie und Pseudourämie, der Spontanhypoglykämie, der Narkolepsie und auch den sogenannten periodischen Schlaf- und Dämmerzuständen nicht-epileptischer Art, wie es scheint, zwanglos einer Ordnung ein, und führen zu einer neuen und umfassenden Einteilung, die im folgenden entwickelt und an entsprechenden Krankheitsfällen erläutert werden soll.

Wie eingangs gesagt wurde, soll nach Möglichkeit der *pathophysiologische Gesichtspunkt zum Ordnungsprinzip erhoben* werden. Es gilt also, diejenigen cerebralen Anfälle — wobei die epileptischen Anfallsformen außer Betracht bleiben — nach Gruppen zusammenzufassen, denen gleichartige, vegetativ gesteuerte pathophysiologische Vorgänge zugrunde liegen und die, zentral ausgelöst, eine Tätigkeitsänderung des Gehirns entweder direkt oder indirekt nach sich ziehen.

Den folgenden Ausführungen müssen einige *Betrachtungen über die Struktur, die Aufgaben und Funktionsweisen des vegetativen Systems*, wie sie sich uns heute darstellen, vorausgeschickt werden.

Die Tätigkeit des vegetativen Systems umfaßt regulatorische Vorgänge, die polar strukturiert sind. Es stehen sich sympathisch-ergotrope und parasympathisch-trophotrope Steuerungseinrichtungen gegenüber, die, nach dem Prinzip der Leistung ausgerichtet, synergistisch arbeiten. Eine Verschiebung der Tonuslage in der einen Richtung vermindert die Ansprechbarkeit auf gleichsinnige und erhöht die Ansprechbarkeit auf gegensinnige Reize. Dadurch wird physiologischerweise eine mittlere Tonuslage gehalten (Wilder'sche Ausgangswert-Regel). Unter pathologischen Verhältnissen kann jedoch die Tonuslage in der einen oder anderen Richtung verschoben werden, und es können sich krisenhaft, anfallartig Gegenregulationen durchsetzen. Dabei ist für das Verständnis der vegetativen Funktionsstörung von Bedeutung, daß die ergotropen Wirkungen auf Grund einer stark zentralisierten Organisation in der Regel den Gesamtorganismus umschalten; die mehr dezentralisierte Ordnung des parasympathisch-trophotropen Systems ermöglicht dagegen, mehr den Bedürfnissen von einzelnen Organen und von Teilsystemen des Organismus gerecht zu werden und bewirkt, daß Funktionsstörungen des Systems oder trophotrope Spar- und Entlastungsreaktionen sich oft nur in Teilgebieten des Organismus auswirken, in einzelnen Organen oder Organsystemen, z. B. vorwiegend nur am Herzen, am Gefäßsystem, am Verdauungstrakt usw.

In diesem Funktionsgefüge des vegetativen Systems bilden aber auch nervöse und humoral-endokrine Faktoren eine Wirkungsgemeinschaft, weshalb auch der Begriff neuro-endokrines System geprägt wurde. Wechselseitig beeinflussen sich die nervös-vegetativen und die endokrin-humoralen Geschehnisse und Reaktionen. Auf der Ebene des Zwischenhirnes werden das nervös-vegetative und das endokrin-vegetative System koordiniert und auf Funktionsziele ausgerichtet, wobei über cortical-diencephale Verbindungen auch psychisch-affektive Einflüsse wirksam werden können. In den beiden Systemen stehen untergeordnete und übergeordnete Anteile in gegenseitiger Abhängigkeit nach Art von Funktionskreisen; „das Regulierende wird vom Regulierten reguliert" hat V. v. WEIZSÄCKER in diesem Zusammenhang treffend formuliert. So wirken sich nicht nur Schädigungen des zentralen Funktionsgefüges in der Peripherie aus, sondern ebenso vermögen Tätigkeitsänderungen peripherer Funktionsorgane die Reagibilität und Steuerung des gesamten Systems zu ändern. So kann z. B. von der Peripherie her eine neuro-vegetative Fehlsteuerung gleicher Art erfolgen, wie wir sie bei einer Schädigung des Hypophysen-Zwischenhirnsystems zu sehen bekommen. Der Nachweis von hypophysär-diencephalen Fehlsteuerungen erlaubt also nicht schon den Rückschluß auf eine primäre Fehlleistung dieser zentralen Funktionsareale, auf eine „Diencephalose", sondern bedeutet nur eine Störung an irgendeiner Stelle des mehrgliedrigen neuro-endokrinen Funktionskreises, wie F. HOFF dies in bezug auf verschiedene Fehlsteuerungen dargelegt hat. Bei der Vielfältigkeit der Abhängigkeiten und Wechselwirkungen im vegetativen System sind wir vielleicht in der Lage, einzelne wesentliche Faktoren einer Störung zu erkennen, der ganze Funktionszusammenhang und damit die Pathogenese solcher Störungen aber bleibt in der Regel verborgen. Was wir sehen und mehr oder weniger vollständig erfassen können, sind aber die Auswirkungen vegetativer Fehlsteuerungen an einzelnen Organen oder Organsystemen, im Blut, in den Inkreten und Exkreten oder am Stoffwechsel. Wir können gewisse pathophysiologische Vorgänge verfolgen, die zeigen, was geschieht und wie der Organismus darauf reagiert. Die Aufgaben des vegetativen Systems sind zahlreich. Unter den Störungen von Organ- und Stoffwechselfunktionen, die vegetativ gesteuert werden, scheinen, soweit dies heute übersehbar ist, die folgenden auch zu cerebralen Anfällen führen zu können:

A. Störungen der Herz- und Gefäßregulationen,
B. Störungen im Wasser- und Mineralhaushalt,
C. Störungen im Kohlehydratstoffwechsel,
D. Störungen in der Schlaf-Wach-Regulation.

A. Die cerebralen Anfälle bei Störungen der Herz- und Gefäßregulation

Die vegetative *Steuerung des Kreislaufs*, von der man ausgehen muß, um die möglichen Fehlsteuerungen entwickeln zu können, haben wir uns heute etwa folgendermaßen vorzustellen (ich halte mich bei meinen Ausführungen an die zusammenfassenden Darstellungen und Gedankengänge von R. W. Hess):

Das ganze Zirkulationssystem ist durchsetzt mit Nervenendapparaten, mit Effectoren, vermittels derer alle regulatorischen Funktionen geleistet werden. Wir finden sie in allen Capillaren, Arterien und Venen, in allen als Blutspeicher dienenden Organen und im Herzen vor. Sie halten einen gewissen Eigentonus im Gefäßsystem aufrecht und sind in der Lage, auf peripher angreifende Reize, Gefäßaktionen im betreffenden Gefäßabschnitt in Gang zu setzen und so in gewissen Grenzen selbständige regulatorische Funktionen zu erfüllen (periphere Stufe). Diese Reaktionen sind abhängig von der Reizqualität und der Reizintensität und teilen sich entlang der Strombahn, vor allem stromaufwärts auch parallelgeschalteten Gefäßgebieten mit. So können Erregungen des Gefäßnervensystems durch Induktion auf Gebiete höherer Ordnungsstufen übergreifen und größere periphere Stromgebiete zur Mobilisation der Abwehrkräfte und Herstellung eines neuen Gleichgewichts herangezogen werden. Auf diese Weise werden durch constrictorische oder dilatatorische Gefäßreaktionen in umgrenzten oder ausgedehnteren Strombahngebieten die Strömungs- und Durchblutungsverhältnisse verändert. Wenn durch unphysiologische Schwankungen des Eigentonus der Gefäße oder durch irgendwelche Gefäßreize pathologische spastisch-atonische Gefäßreaktionen auftreten, dann sprechen wir mit Pal von „Gefäßkrisen". Solche Gefäßkrisen können sich in den verschiedensten Gefäßgebieten abspielen und unter Umständen dann, wenn sie in zentralen Regulationsarealen Durchblutungsstörungen hervorrufen, auch zu cerebralen Anfällen führen.

Der zentralisierten Organisation des vegetativen Nervensystems entsprechend, werden *stufenweise* immer komplexere, den Kreislauf regulierende Wirkungen entfaltet, bis dann auf der meso-rhombo-spinalen Stufe, dem Vasomotorenzentrum in der Medulla oblongata, der Zusammenschluß der kreislaufregulierenden Kräfte vollendet ist und Gesamtumschaltungen des Kreislaufs möglich werden. Von hier aus kann nun je nach Erfordernis der Gesamtkreislauf und damit der Gesamtorganismus entweder auf *Leistungssteigerung* umgestellt oder es können zum Schutze der Zirkulationsorgane *Entlastungsmechanismen* eingeschaltet werden.

Gleichsam als die nächste Stufe setzt das Hypophysen-Zwischenhirn-System „die aufsteigenden Verknüpfungen synergistischer Kräfte fort". Es stellt die

Verbindungen der kreislaufregulierenden Apparate mit anderen vegetativen Regulationssystemen her und koordiniert vor allem die nervöse und humorale Regulation ebenfalls nach ergotropen und trophotrop-endophylaktischen Funktionszielen. Die von hier ausgehenden ergotropen und histiotropen Impulse beschränken sich deshalb auch nicht auf Kreislaufeffekte, sondern bewirken auch andere vegetative Umstimmungen. Umgekehrt werden aber durch periphere oder zentrale Kreislaufreflexe auch Funktionsänderungen im Hypophysen-Zwischenhirn-System induziert. Schließlich können über diencephal-corticale Verbindungen auch psychische, insbesondere affektive Einflüsse kreislaufwirksam werden und andere vegetative Begleiterscheinungen auslösen.

Die Repräsentationsfelder für alle auf Leistungssteigerung ausgerichteten vegetativen Funktionen finden sich, wie wir heute wissen, im mittleren und hinteren Hypothalamus, die Repräsentationsfelder auf Entlastung und Ökonomisierung abzielender Steuerungseinrichtungen im vorderen Teil des Hypothalamus. Durch die innige Verbindung von Zwischenhirn und Hypophyse können nervöse Impulse direkt der humoralen Steuerung vermittelt werden, und umgekehrt vermögen die Hypophyse und die von ihr stimulierten endokrinen Drüsen die Funktionen der hypothalamischen Zentren zu beeinflussen und durch Änderung des «Milieu interne» die Ansprechbarkeit der Nervenendapparate zu modifizieren. Das hier eingefügte Schema der vegetativen Regulation von F. HOFF (Abb. 1) zeigt in vereinfachter und übersichtlicher Form das Zusammenspiel und die Wechselwirkungen nervöser und endokriner, peripherer und zentraler Kräfte im Rahmen vegetativer Gesamtumschaltungen, auf die wir in den späteren Ausführungen gelegentlich noch Bezug nehmen werden. Es ist daraus ersichtlich, daß die Hypophyse in der Lage ist, einmal durch die Ausschüttung thyreotropen und adeno-corticotropen Hormons eine Steigerung der Schilddrüsen- und Nebennierenfunktion hervorzurufen und dadurch die vegetative Reaktionslage in ergotroper Richtung zu verändern (Stellung A nach F. HOFF), zum anderen kann sie aber auch durch Sekretion gonadotropen Hormons und der Kohlehydrathormone, Hoden, Ovar und Pankreasinseln zu Tätigkeitssteigerungen anregen und so auch trophotrope Umstimmungen (Stellung B) in Gang setzen. In gleicher Weise wirken sich Überfunktionen der genannten Inkretdrüsen aus, z. B. Hyperplasien der Schilddrüse, Nebennierenmarktumoren oder Insulome oder Verschiebungen im Säure-Basen-Gleichgewicht, Änderungen des Kalium-Calcium-Verhältnisses, womit die wichtigsten Glieder der Funktionsketten aufgezählt sind, die von den peripheren zu den zentralen Steuerungseinrichtungen hin und rückläufig gespannt sind und wodurch verständlich wird, warum jede Bewegung eines Teiles dieser Kette in der einen oder anderen Richtung sich zwangsläufig dem gesamten in sich verbundenen Funktionsgefüge mitteilt.

Bei sogenannter *ergotroper* Funktionseinstellung wird über eine Sympathicuserregung die Herzarbeit in jeder Hinsicht aktiviert, gleichzeitig werden die Herzkranzgefäße erweitert, die Blutspeicher entleert und durch Kontraktion der Splanchnicus-Gefäßgebiete werden dem Kreislauf erhebliche Blutmengen zugeführt, die nun an den Orten, wo sie benötigt werden, zur Verfügung stehen. Die Nebenniere spielt dabei eine wichtige Rolle, da sie durch Ausschüttung des Sympathicusreizstoffes Adrenalin auf humoralem Wege den Gesamtorganismus in den Zustand höchster Leistungsbereitschaft setzt. Bei abnormer Labilität der vegetativen Steuerungseinrichtungen und abnormer Ansprechbarkeit der Kreislauforgane, insbesondere bei „sympathischer Hypertonie", kann durch eine plötzliche, weitere sympathicotone Spannungserhöhung ein krisenhafter Zustand in Form eines *sympathicotonen Anfalls* eintreten. Solche „sympathischen Anfälle" wurden von BIRKMAYER und WINKLER und anderen Autoren beschrieben. POLZER und SCHOBER haben von „sympathico-vasalen Anfällen" gesprochen. Die von PENFIELD als "*diencephalic autonomic epilepsie*" bezeichnete Anfallform dürfte ebenfalls hierher zu rechnen sein.

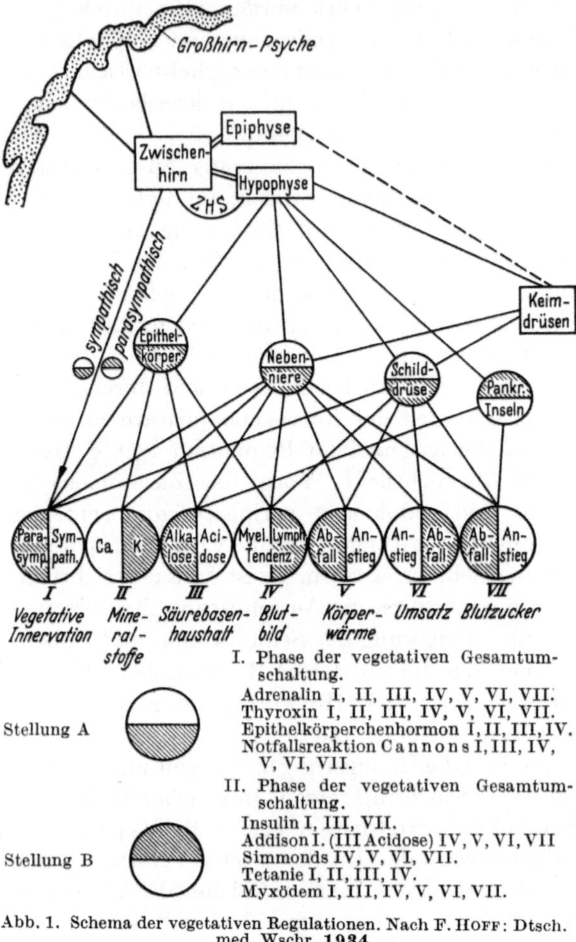

Abb. 1. Schema der vegetativen Regulationen. Nach F. HOFF: Dtsch. med. Wschr. **1934**

Im Rahmen dieser Anfälle wurden von den genannten Autoren Kopfschmerzen, Schwindel, Bewußtseinsstörungen, kurze Ohnmachten und längere Bewußtlosigkeiten beobachtet. Man kann die cerebralen Symptome dieser Art damit erklären, daß die Vasokonstriktion auf die Hirngefäße übergegriffen hat, was in erheblichem Ausmaß nur bei abnormer Erregbarkeit der Hirngefäße und bei Versagen der zentralen und hirneigenen Regulationsmechanismen oder auf Grund von Gefäßschädigungen vorstellbar ist. Es ist aber auch möglich, daß in dieser Situation extremer Kreislaufbelastung über den Carotis-Sinus in überschießender Weise Kreislaufentlastungsreflexe eingeschaltet werden, die, wie später noch besprochen wird, dann einen Vagus-Effekt darstellen und wodurch ebenfalls Ohnmachten entstehen können.

Die ergotropen Effekte werden in der Regel am Herzen und am Gefäßsystem gleichermaßen wirksam, doch können sich unter Umständen — man weiß nicht warum — auch nur Teilwirkungen geltend machen. Deshalb müssen wir *sympathico-vasale* und *sympathico-kardiale* Anfälle unterscheiden. Eine Erklärung hierfür ist vielleicht die Tatsache, daß das Herz bis zu einem gewissen Grad bei sympathischen und parasympathischen Erregungsimpulsen „eine eigene Funktionswahl zu treffen vermag" (HEINES). So tritt bei der sympathico-kardialen Anfallsform die sympathicotone Gefäßreaktion gegenüber der sympathicotonen Herzreaktion stark zurück, und wir sehen nur am Herzen sich die sympathische

Erregung auswirken. Dies ist z. B. bei der paroxysmalen Tachykardie der Fall. Da Kreislauf- und Atmungsregulation weitgehend gekoppelt sind und sich gleichsinnig verhalten, gehen die Kreislaufaktivierung mit Tachypnoe, die Kreislaufentlastungsreaktionen mit Bradypnoe oder Apnoe einher. Die ergotrope Erregungswelle wirkt sich zwar vor allem, aber nicht allein, am Herzen und Gefäßsystem aus, sondern ergreift auch andere vegetativ gesteuerte Bereiche. So sehen wir im Rahmen sympathicotoner Anfälle oder Krisen Pupillenreaktionen, Schweiß-, Speichel- und Tränensekretion oder Pilomotorenreaktionen auftreten und können Änderungen in der Flüssigkeitsausscheidung (Urina spastica), Fieberanstieg, Blutzuckeranstieg und Verschiebungen im Ionengleichgewicht feststellen, um nur einige wichtige Begleiterscheinungen zu nennen.

Zum Schutze der Kreislauforgane verfügt der Organismus, wie schon oben gesagt wurde, über Regulationseinrichtungen, die Überbelastungen entgegenwirken und so im Dienste des *trophotrop-endophylaktischen* Funktionssystems stehen. Diese Einrichtungen dienen, wie wir seit den grundlegenden Untersuchungen von HERING, E. KOCH, HEYMANS und BOUCKAERT wissen, der „Selbststeuerung des Kreislaufs". Sie werden gebildet durch die Blutdruckzügler im Carotis-Sinus und den vaso-sensiblen Zonen in der Aorta und einem zentralen Induktionsfeld in der Medulla oblongata, dem über afferente Verbindungen Erregungen zufließen und von dem aus über efferente Bahnen Entlastungsreflexe in Gang gesetzt werden können. Die afferenten Verbindungen vom Carotis-Sinus zur Medulla oblongata stellen die Sinusnerven her, während die Pressoreceptoren der Aorta durch die Nn. depress. vagi mit der Medulla verbunden werden. Drucksteigerung im Sinus-Caroticus und in der Aorta führt zu Erregung der Pressoreceptoren und durch eine reflektorische Beeinflussung des Herzregulationsareals und Vasomotorenzentrums über den Vagus zu einer Verlangsamung des Herzschlags und zur Vasodilatation in weiten Gefäßgebieten und damit zum Blutdruckabfall. Umgekehrt zieht Drucksenkung im Sinus und in der Aorta ein Nachlassen der Züglerwirkung nach sich und damit Herzfrequenzsteigerung und Blutdruckanstieg. Die genannten Einrichtungen sind es also vor allem, die den Blutdruck auf konstanter Höhe halten. Die Reflexwirkung auf die Atmung ist gleichsinnig. Hervorzuheben ist, daß die Hirngefäße selbst vom Carotis-Sinus nicht direkt beeinflußt werden (HERING, HEYMANS, BOUCKAERT), aber indem die Blutdruckzügler durch Beeinflussung der peripheren Strombahn und der Splanchnicusgefäßgebiete den Blutdruck regulieren, gewährleisten sie neben den Hirneigenreflexen „rein passiv" (D. SCHNEIDER) eine ausreichende Hirndurchblutung.

Die *Entlastungsreflexe* oder Bezold-Jarisch-Effekte betreffen also, in bezug auf den Kreislauf, wiederum sowohl das Herz als auch das Gefäßsystem. Die mehr dezentralisierte, auf Organrepräsentanz aufgebaute Organisation des trophotrop-endophylaktischen Funktionsanteils läßt verständlicherweise häufiger dissoziierte Herz- und Gefäßreaktionen entstehen, als dies bei ergotropen Fehlsteuerungen der Fall ist. Wir haben hier beim Einsetzen der Entlastungsreflexe deshalb vorwiegend mehr oder weniger isolierte Herz- und Vasomotoreneffekte zu erwarten.

Auf die Herzaktion wirken sich diese Reflexe hemmend aus, insbesondere hemmen sie die Reizbildung und Reizleitung des spezifischen Muskelgewebes des Herzens. Sie entfalten noch andere Herzwirkungen, z. B. setzen sie gleichzeitig den Sauerstoffverbrauch des Herzens herab (DIETRICH und SCHIMMERT, GOLLWITZER-MEIER, REIN) und entlasten damit das Herz in zweckmäßiger Weise, zweckmäßig allerdings nur so lange, als sich diese hemmenden Einflüsse in gewissen Grenzen halten.

Sinkt die Schlagfrequenz unter eine bestimmte kritische Schlagzahl ab oder wird die Herzaktion vorübergehend blockiert, dann wird die Blutförderung und damit auch die Blutversorgung des Gehirns unzureichend, und es resultieren daraus cerebrale Anfälle (Adams-Stokes-Syndrom), die, ihrem Entstehungsmechanismus entsprechend, im Gegensatz zu den sympathico-kardialen Anfällen, als *vago-kardiale* Anfälle zu bezeichnen wären. Die Hemmung und Unterbrechung der Reizbildung und Reizleitung des Herzens kann entweder vorwiegend kardiale oder nervöse Ursachen haben, so daß es berechtigt erscheint, eine *kardiale* von einer *neurogenen* Form des Adams-Stokes-Syndroms abzugrenzen, wie dies auch von PLETNEW, NAGAYO, HOCHREIN und anderen geschehen ist.

Ein Sonderstellung nimmt jene Form von Adams-Stokes-Syndrom ein, die nicht in erster Linie auf Schädigungen des Herzmuskels oder auf primäre, zentrale oder periphere Vagusreizwirkungen (vagale Einflüsse) zurückzuführen ist, sondern auf einer Hypersensitivität oder Hyperaktivität der Pressoreceptoren im Sinus caroticus und in der Aorta beruht. Beim Bestehen einer solchen Überempfindlichkeit des Carotis-Sinus werden unter Umständen endovasale Druckschwankungen oder Druckwirkungen von außen auf den Carotis-Sinus mit überschießenden Entlastungsreaktionen beantwortet, die *Carotis-Sinus-Syndrom* genannt werden. Überwiegt die reflektorische Herzwirkung und tritt infolgedessen Herzrhythmusverlangsamung bis zum vorübergehenden Herzstillstand ein, dann spricht man vom sogenannten *kardialen* Typ des Carotis-Sinus-Syndroms. Steht die Vasomotorenwirkung im Vordergrund, der Blutdruckabfall infolge reflektorischer, ausgedehnter allgemeiner Gefäßdilatation, dann handelt es sich um den sogenannten *depressorischen* Typ des Carotis-Sinus-Syndroms. Schließlich hat man noch einen cerebralen Typ aufgestellt, bei welchem, ohne daß die Herzschlagfolge aussetzt oder der Blutdruck absinkt, auf reflektorischem Wege Bewußtlosigkeit eintreten soll. Mir ist aber kein Krankheitsfall bekannt geworden, bei dem das nachweislich der Fall gewesen wäre. Immerhin hat man gewisse psychomotorische Hemmungseffekte durch Sinusdruck im Tierversuch erhalten (EB. KOCH, SCHWEITZER, TOURNADE und ROCHIZANI), so daß primäre cerebrale Reflexwirkungen im Sinne von Schutz- und Entlastungsreflexen doch zu bestehen scheinen. Im Grunde genommen handelt es sich um einen recht komplexen Vorgang, der nur durch das Überwiegen des einen oder anderen Faktors (Herz-Vasomotoren-Psychomotorium) seine besondere Ausprägung erfährt.

Am Gefäßsystem lösen Entlastungsreflexe Vasodilatation aus, besonders im Splanchnicusgefäßgebiet, in den Hautgefäßen, den subpapillären Hautplexus (WOLLHEIM) und den als Blutspeicher dienenden Systemanteilen. Die Folge davon ist Verminderung der strömenden Blutmenge, Absinken des Blutdrucks und so Entlastung des Herzens und Kreislaufs. Wird auf diese Weise aber der Rückfluß des Blutes zum Herzen und die Förderungsleistung des Herzens ungenügend und damit die Blut- und Sauerstoffversorgung des Gehirns unzureichend, dann können daraus cerebrale Anfälle resultieren. Die cerebralen Anfälle dieser Art wären dann, wie dies bereits LEWIS, GOWER, BOLTEN, POLZER und SCHOBER getan haben, als *vago-vasale* Anfälle zu bezeichnen. Dabei haben wir zu unterscheiden zwischen solchen vago-vasalen Anfällen, die als trophotrope Gegenregulation bei akuter oder chronischer ergotroper Überlastung aufzufassen sind und solchen, die dadurch zustande kommen, daß eine entsprechende sympathicotone Vasomotorenreaktion nicht rasch genug oder nicht ausreichend kräftig und anhaltend wirksam wird, wenn bei vagotoner Tonuslage Anforderungen an den Kreislauf gestellt werden.

Zuerst will ich mich der Besprechung der vago-vasalen Anfälle, dieser wohl häufigsten und bekanntesten Gruppe vegetativer cerebraler Anfälle, zuwenden.

1. Die vago-vasalen Anfälle

Die ersten klinischen Beschreibungen und Analysen vago-vasaler Synkopen hat LEWIS vorgelegt. Er beobachtete Anfälle, die durch psychische Einflüsse, durch Überraschung, Erregung und Schreck ausgelöst wurden und mit Blutdruckabfall und Bradykardie (Bezold-Jarisch-Effekt) einhergingen und die durch Atropingabe zu beseitigen waren. BOLTEN vertrat die Ansicht, daß die vago-vasalen Anfälle Folge einer ,,Insuffizienz des vasomotorisch-sympathischen Systems" sind; bei unzureichender sympathicotoner Vasomotorenreaktion versacke das Blut in die Bauch- und Beckengefäße. Dadurch falle der Blutdruck ab, obwohl durch Beschleunigung der Herzschlagfolge versucht werde, diesem Blutdruckabfall entgegenzuwirken. In ähnlicher Weise hat WELTZ 2 Typen vago-vasaler Anfälle unterschieden und den Synkopen vom ,,Typ der *Entlastungsreaktion*" die ,,Synkopen vom *Versagenscharakter*" gegenübergestellt. Auch die Untersuchungsergebnisse PARADES müssen hier genannt werden. Er fand beim orthostatischen Kollaps EKG-Veränderungen, die auf eine Minderdurchblutung des Herzens schließen ließen, bei anderen Fällen von Kollaps — er spricht von einem ,,natürlichen Kollaps" — blieb dagegen die Herzdurchblutung ausreichend. PARADE knüpft daran die Vermutung, daß hier offenbar die Synkope als zweckmäßige Notfallreaktion das Eintreten einer coronaren Mangeldurchblutung verhindert, indem die Ohnmacht die horizontale Lage erzwingt, wodurch sich die Kreislaufverhältnisse leichter wieder normalisieren können. Übrigens hat auch SCHÄFER unterschieden zwischen synkopalen Anfällen vom Bezold-Jarisch-Typ und Synkopen auf Grund eines Vasomotorenkollapses. Die letzteren treten seiner Ansicht nach *bei*, die ersteren *nach* Anstrengungen auf. Die Anfälle der einen Art gehen mit Tachykardie einher und werden durch Flachlagerung des Kopfes gebessert, die anderen seien durch Bradykardie ausgezeichnet und Aufrichten bringe Erleichterung.

W. SCHULTE hat das Verdienst, durch seine umfassende klinische Studie ,,*Synkopale Anfälle*" die große praktische Bedeutung der Gruppe der nichtepileptischen cerebralen Anfälle gezeigt und eine breite Grundlage für die weitere wissenschaftliche Bearbeitung derselben geschaffen zu haben. Gestützt auf ein großes Beobachtungsgut hat W. SCHULTE treffend das vielgestaltige klinische Bild der synkopalen Anfälle entworfen. Die Frage nach der Pathophysiologie dieser Anfälle wurde von W. SCHULTE bewußt als vorerst unbeantwortbar zurückgestellt. Dazu ist zu sagen, daß den als synkopal, als Ohnmacht in Erscheinung tretenden cerebralen Anfällen zwar eine Hypämie bzw. Hypoxydose des Gehirns gemeinsam ist, daß diese aber auf unterschiedliche Weise zustande kommen kann, daß die dazu führenden pathophysiologischen Vorgänge recht verschieden sein können. Nur durch die besondere Auswahl des Krankengutes, durch Ausscheidung aller jener Fälle mit nachweisbar organischen Schädigungen am Herzen, am Kreislauf und Gehirn, durch Aussondern aller Anfallsträger mit manifesten endokrinen Störungen oder mit allergischen Erkrankungen, hat W. SCHULTE eine einheitliche Anfallsgruppe, die Gruppe der vago-vasalen Anfälle, in den Blick bekommen und ist der Gefahr entgangen, synkopale Anfallsformen verschiedener Entstehungsart miteinander zu vermengen. Die Klinik dieser Anfallsart hat W. SCHULTE ausführlich behandelt, so daß sich ins einzelne gehende Darstellungen zu diesem Kapitel erübrigen. Es ist jedoch festzustellen, daß sich um die von W. SCHULTE beschriebene Kerngruppe noch viele andere Anfallsformen konstitutioneller und symptomatischer Art gruppieren; dann, wenn man diese hinzunimmt, gewinnt man erst das richtige Bild von der klinischen Mannigfaltigkeit und der Bedeutung dieser vago-vasalen Anfallsform.

Unter den *konstitutionellen* Faktoren, die zu vago-vasalen Anfällen disponieren, sind zu nennen:

1. eine *vegetative Labilität* oder Ataxie, eine abnorme Ansprechbarkeit der Schutz- und Entlastungsreflexe.

2. eine *Schwäche des sympathisch-ergotropen Systems* nach Art einer sympathischen Hypotonie.

Ist die konstitutionelle Labilität und Schwäche der Vasomotorenfunktionen ausgeprägt, dann bedarf es kaum außergewöhnlicher Beanspruchungen, sondern es genügen die verschiedensten alltäglichen Belastungen (psychische, endokrine, vestibuläre, physikalische, chemische u. a.), um Dysregulationen der genannten Art herbeizuführen. Diese Arten von Anfällen stellen meiner Ansicht nach eine Kerngruppe dar und entsprechen der von W. SCHULTE beschriebenen Gruppe der „synkopalen Anfälle".

3. In gleicher Weise können dann, wenn der Blutdruck an sich schon, wie bei der konstitutionellen Hypotension, erniedrigt ist, durch geringen weiteren Blutdruckabfall unter alltäglichen Belastungen kritische Verhältnisse geschaffen werden. Solche vago-vasalen Anfälle bei konstitutioneller Hypotension haben z. B. KLEMPERER und LANGE, SCHELLONG und HEINEMEYER beschrieben.

In einem anderen Teil der Fälle wird dagegen die zentrale vegetative Labilität oder die sympathische Hypotonie oder die Hypotension für eine Zeit oder für die Dauer durch exogene Schädigung erst *erworben*, wie durch psychische und körperliche Erschöpfung, Infektionskrankheiten, Fokalintoxikose, allergische Umstellungen, Stoffwechselkrankheiten, endokrine Leiden, Mangelernährung, Insolation und traumatische Hirnschädigungen, um nur die wichtigsten Faktoren zu nennen, und damit die Bereitschaft zu vago-vasalen Anfallreaktionen geschaffen. Man wird in diesem Sinne von *vorwiegend konstitutionellen* (idiopathischen) und *vorwiegend symptomatischen* vago-vasalen Anfällen zu sprechen haben.

Nachdem nun gezeigt wurde, welche Faktoren zu vago-vasalen Anfällen disponieren, wollen wir jetzt überlegen, welche äußeren Anlässe zu einer besonderen Belastung des Kreislaufs führen können und dann vago-vasale Anfälle hervorzurufen vermögen. Auch W. SCHULTE hat, bei der nach klinisch-symptomatologischen Gesichtspunkten durchgeführten Aufstellung von „Sonderformen synkopaler Anfälle" den jeweiligen *Belastungsmodus* berücksichtigt. So hat er a) eine *reflektorische Schmerz-* und *Schreckreaktion* und b) eine *Erschöpfungsreak-*

tion gesondert aufgeführt. Beide Male handelt es sich um „parasympathische Rückschlagphänomene vor dem Hintergrund eines sympathischen Erregungszustandes", um vago-vasale Kreislaufentlastungsreflexe, wie das außer JARISCH auch H. H. SEIDEL und F. ZIPF vertreten haben.

Eine besondere Beachtung haben die orthostatischen Kreislaufbelastungen gefunden, vor allem von JANZEN. Auch W. SCHULTE hat c) der *orthostatischen Anfallsform* eine Sonderstellung zugewiesen. Die orthostatische Kreislaufbelastung stellt ja auch eine besonders häufige und alltägliche Beanspruchung der kreislaufregulierenden Steuerungsapparate dar. Bei jedem Lagewechsel, besonders beim Wechsel vom Liegen oder Bücken in die aufrechte Körperstellung bedarf es prompter und zweckentsprechender Vasomotorenreaktionen, um stärkeren Blutverschiebungen entgegenzuwirken. Bleibt auf Grund einer vegetativen Fehlsteuerung die erforderliche Vasomotorenregulation aus — WOLLHEIM spricht von „Capillarbetriebsstörung" — dann versackt das Blut in den abhängenden Körperteilen und den Bauchgefäßen, und mit der cerebralen Hypämie und Hypoxydose setzt der vago-vasale Anfall ein.

Seit den grundlegenden Untersuchungen von SCHELLONG hat sich die orthostatische Belastung rasch als Kreislauffunktionsprüfung durchgesetzt und wird als einfach durchführbare und brauchbare Untersuchungsmethode der vegetativen Steuerung heute allgemein angewandt. SCHELLONG unterschied ursprünglich eine *„hypodyname"*, zentral-nervöse Kreislaufregulationsstörung von einer *„hypotonen Dysregulation"* auf Grund einer „peripheren Regulationsbehinderung". Die Untersuchungen von DIETRICH, HOCHREIN und SCHLEICHER haben aber gezeigt, daß auch diese Form der Dysregulation zentraler Genese sein kann, ebenso wie eine weitere, die sogenannte *„tachykarde"* Störungsform, bei der die Herzfrequenzerhöhung einen Versuch darstellt, das Minutenvolumen des Herzens und damit den Kreislauf aufrechtzuerhalten. Daß auch diese beiden Störungsformen zentralen Ursprungs sind, haben besonders die von TÖNNIS und Mitarbeitern an einem großen Material von Schädeltraumatikern gewonnenen Erfahrungen eindrucksvoll gezeigt. Bei 156 Hirntraumatikern fanden sich in einem hohen Prozentsatz hypotone, tachykarde und gemischt hypoton-tachykarde Regulationsstörungen, überraschenderweise jedoch keine hypodynamen. Die hypodyname Fehlsteuerung dürfte also relativ selten sein. An unserer Klinik werden seit Jahren bei fast allen Schädeltraumatikern Kreislauffunktionsprüfungen durchgeführt, insbesondere bei der gar nicht so kleinen Zahl von Schädelverletzten mit posttraumatischen vago-vasalen Anfällen. Auch wir haben dabei ganz vorwiegend hypotone, tachykarde oder kombiniert hypoton-tachykarde Störungen festgestellt. Soweit unter der orthostatischen Belastung Kollapse, vago-vasale Anfälle auftraten, ging der schlagartige Abfall des systolischen und diastolischen Blutdrucks fast immer aus einer hypotonen Blutdruck- oder tachykarden Pulsveränderung hervor.

Nun wäre eine weitere vago-vasale Anfallsform zu behandeln, die zwar in anderem Zusammenhang bekannt ist, doch hier ihre Stelle finden muß, nämlich d) die *vago-vasale Anfallsform bei Hyperaktivität des Carotis-Sinus* oder auch der *„depressorische Typ des Carotis-Sinus-Syndroms"*.

Dieser Anfallstyp ist offenbar seltener als die kardiale Form des Carotis-Sinus-Syndroms, von der später die Rede sein wird. Dort erst werde ich die Aufgaben

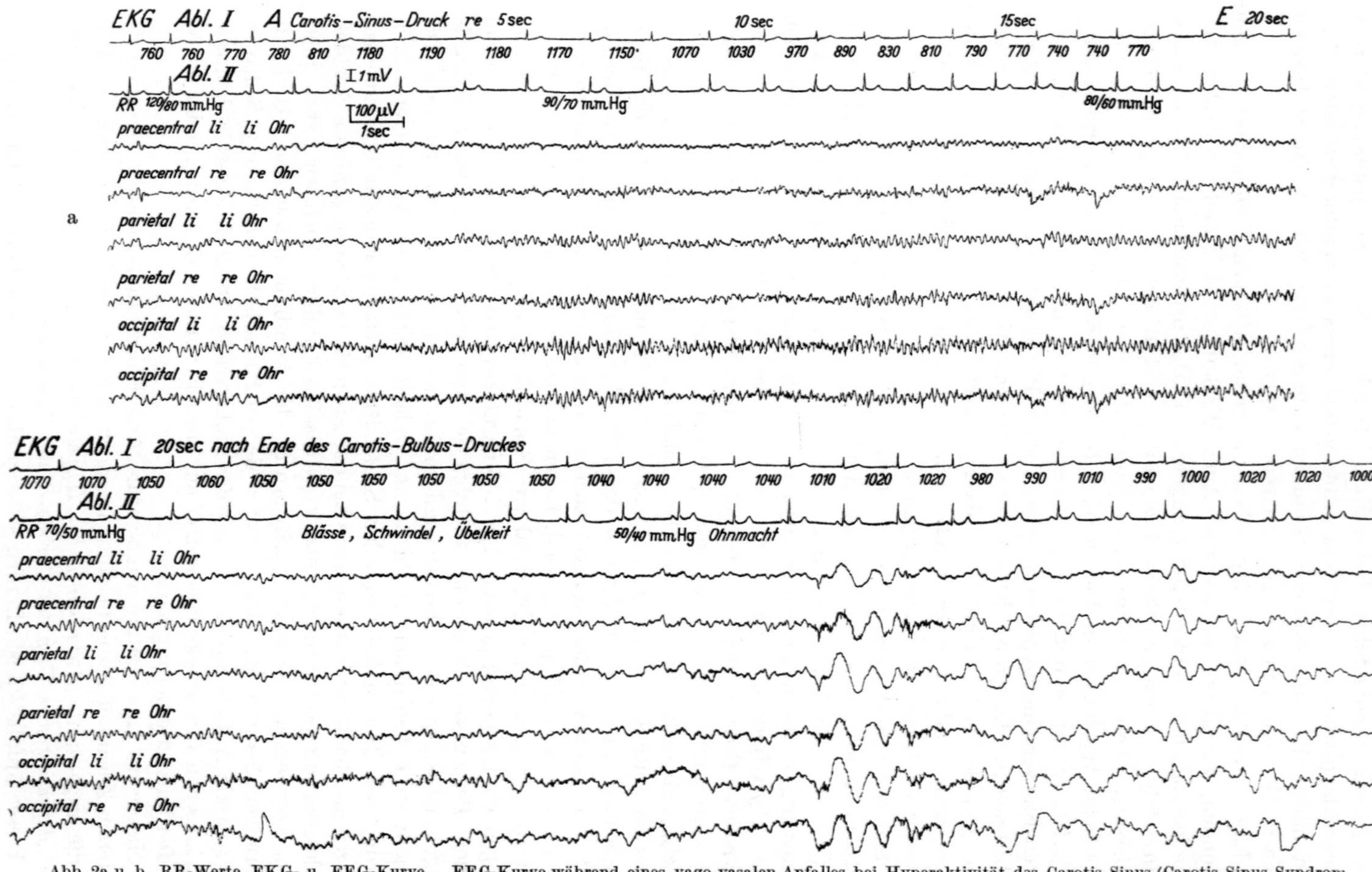

Abb. 2a u. b. RR-Werte, EKG- u. EEG-Kurve. EEG-Kurve während eines vago-vasalen Anfalles bei Hyperaktivität des Carotis-Sinus (Carotis-Sinus-Syndrom depressorischen Typs), A=Beginn, E=Ende des Carotis-Bulbus-Druckes

und die Funktionsweise der Carotis-Sinus-Reflexe, die Ursachen für eine pathologische Reizempfindlichkeit der Receptoren des Carotis-Sinus und deren Auswirkungen auf Kreislauf und Gehirn besprechen. Hier muß nur gesagt werden, daß beim kardialen Typ des Carotis-Sinus-Syndroms mit der Hemmung bzw. mit dem Sistieren der Schlagfolge des Herzens eo ipso auch der Blutdruck abfällt. Es können aber vom hyperaktiven Carotis-Sinus auch ziemlich isolierte vagale Vasomotoren-Reaktionen ausgelöst werden. Es wirkt sich dann der Vagus-Effekt im wesentlichen nur auf die Vasomotoren-Funktion und nicht, oder zumindest nur in geringerem Maße, auf die Herzfunktion aus, und die Folge ist dann eine vago-vasale Synkope.

Einen solchen Kranken haben wir vor kurzem beobachtet. Durch Druck auf den rechten Bulbus caroticus, der sich verhärtet anfühlte, waren solche Synkopen mit ziemlicher Regelmäßigkeit hervorzurufen. Die dabei abgeleitete EKG- und EEG-Kurve, ergänzt durch eine laufende Messung der Blutdruckwerte (Abb. 2 a u. b) belegt dies eindrucksvoll. Sie zeigt, daß der Einfluß des Druckreizes auf die Herzaktion ganz gering ist, daß bei praktisch wieder normaler Herzfrequenz die Blutdruckwerte laufend absinken. Der Kranke wurde dabei blaß, klagte über Übelkeit, Schwindel und begann unaufhaltsam zu gähnen. Es brach Schweiß aus, und der nun leichenblaß gewordene Kranke sank ohnmächtig in sich zusammen. Zur gleichen Zeit, die Latenz betrug 30 sec, verkleinert und verlangsamt sich der Alpha-Rhythmus über allen Hirnregionen, dann erscheinen kleine Zwischenwellen, die rasch in große Delta-Wellen von 2,5 ja 1,5/sec übergehen mit Betonung über der hinteren Schädelhälfte. Bei anderen Druckversuchen war die Latenz noch kürzer, traten die Kollapssymptome und EEG-Veränderungen schon nach 10—20 sec, also noch während des Bulbus-Druckes auf. Der Blutdruckabfall hielt oft minutenlang an (80/60 mm Hg), wobei weiter Blässe bestand, dazu Übelkeit, Schweißausbrüche und unentwegtes Gähnen zu beobachten waren. Das EKG ist insofern noch bemerkenswert, als auch im Stadium schwerer Hirnanämie nicht nur die Herzfrequenz ziemlich unverändert bleibt, sondern daß auch keine Zeichen einer Verschlechterung der coronaren Durchblutung feststellbar sind, daß keine ST-Senkung und auch keine Rhythmusstörung eintritt und die T-Zacke sich nicht abflacht, sondern sogar höher wird als vorher.

Man muß also bei synkopalen Anfällen, besonders dann, wenn sie sich bei älteren Leuten einstellen, auch an das Vorliegen einer solchen Hypersensitivität des Carotis-Sinus, an eine depressorische Form des Carotis-Sinus-Syndroms, denken. Zu einer solchen Art vago-vasaler Anfälle kann es unter Umständen auch, wie sich leicht ableiten läßt, im Liegen kommen. Durch Druck auf den Bulbus caroticus einer Seite (etwa 30 sec lang, natürlich nicht derart, daß der Carotispuls abgedrückt wird) läßt sich relativ einfach klären, ob eine solche vago-vasale Anfallform in Frage kommt oder nicht. Damit kann gegebenenfalls auch ein Carotis-Sinus-Syndrom kardialen Typs erfaßt werden, das später im Kapitel über die vago-kardialen Anfälle besprochen wird. Die depressorische Reaktion wird natürlich dann deutlicher, wenn man den Versuch im Sitzen durchführt; die orthostatische Komponente, die ja auch unter physiologischen Verhältnissen eine Rolle spielt, verstärkt dann den depressorischen Effekt. Beide Reaktionen, die vagale reflektorische Vasomotorenreaktion und die

Hemmung der Herzschlagfolge können sich natürlich auch kombinieren und gegenseitig verstärken. Therapeutisch empfiehlt es sich, in solchen Fällen von depressorischem Carotis-Sinus-Syndrom, neben einem peripheren Kreislaufmittel wie Peripherin, ebenso wie beim kardialen Typ des Carotis-Sinus-Syndroms, das die vagalen Effekte hemmende Atropin in Kombination mit einem zentralen Sedativum wie Prominal oder Luminal zu verordnen.

e) Als weiteres Belastungsmoment, das auch gelegentlich Anlaß zu vago-vasalen Anfällen geben kann, wäre die Essensaufnahme und die damit verbundene Blutfüllung der Splanchnicusgefäße anzuführen. Daß die „*postcenalen Ohnmachten*", zumindest soweit sie in den ersten 10—20 Minuten nach größeren Mahlzeiten auftreten, auf Kreislaufregulationsstörungen beruhen, haben SCHRADE und HEINECKER, gestützt auf Untersuchungen von HOFFMANN und HERMAN, vertreten. Durch die Blutverschiebung und gleichzeitige osmotisch bedingte Wasserverschiebungen werden, wie leicht einzusehen ist, bei entsprechender Disposition trophotrope Entlastungsreaktionen begünstigt. SCHRADE und HEINECKER haben dafür die Bezeichnung „*alimentäre* Kollapsneigung" vorgeschlagen. Ähnliches wurde auch bei Kranken nach Magenresektion als „Dumping-Syndrom" von MIX u. a. beschrieben. Auch der „gastrointestinale Symptomenkomplex" von ROEMHELD hat hierzu Beziehungen sowie die Beobachtungen von F. HOFF bei Ärophagie, die durch experimentelle Untersuchungen von DIETRICH und SCHWIEGK, MORRISON und SWAHN, BAYER und REINDELL ergänzt werden. Die vom Magen-Darm-Trakt ausgelösten „peripheren neuro-reflektorischen Mechanismen" (F. HOFF) wirken sich allerdings nicht einheitlich vagotonisch aus, sondern stehen in Abhängigkeit von der jeweiligen Reaktionslage, so daß also unter Umständen auch die sympathicotone Einstellung verstärkt werden kann.

Kasuistik vago-vasaler Anfälle

Um diese mehr theoretischen Ausführungen anschaulicher zu machen, möchte ich hier die Krankengeschichten einiger eigener Beobachtungsfälle[1] einfügen, die das Verflochtensein konstitutioneller und exogener Faktoren zeigen und die gleichsinnigen Auswirkungen verschiedener Kreislaufbelastungen bei der Entstehung vago-vasaler Anfälle.

Fall 1. Werner F., geb. 18. 1. 41 (klin. Aufn. 6. 11. 52). Schon als Kleinkind während der ersten Gehversuche mehrmals plötzlich blaß geworden und erbrochen. Einmal auch kurz ohnmächtig. Seit er zur Schule geht, leidet er anfallsweise an linksseitigen Kopfschmerzen mit den für Migräne typischen Begleiterscheinungen. Er verträgt kein Auto- und Karussellfahren, hat eine sehr empfindliche Haut. Seit einigen Jahren treten in unregelmäßigen Abständen von mehreren Wochen Ohnmachten auf, und zwar dann, wenn er längere Zeit, z. B. in der Kirche, stehen muß, wenn er sich in überheizten Räumen mit verbrauchter Luft aufhält, wenn er frühmorgens aufsteht. Es wird ihm plötzlich „schummerig, schwarz vor den Augen", er erblaßt und sinkt um, kommt nach 2—3 min wieder zu sich, schwitzt dann, erbricht auch manchmal. Es handelt sich um einen jetzt 11 jährigen, überdurchschnittlich intelligenten, lebhaften, vielleicht etwas nervösen und sensiblen Jungen. Er ist schlank, von leptosomem Habitus, hat lebhafte Reflexe, und es findet sich eine ausgesprochene respiratorische Arrhythmie. RR 120/65 mm Hg, Puls 96/min. Beim Schellong 110/60 : 88 min. Ausgangswert. Sofort nach dem Aufrichten 110/70 : *124*/min. In der 4. min plötzlicher Abfall des systolischen und diastolischen Blutdrucks (90/60 : 84/min) und unmittelbar darauf Kollaps.

[1] Alle mitgeteilten Beobachtungen beziehen sich auf Kranke, die in den letzten 5 Jahren die Universitäts-Nervenklinik Würzburg zur Behandlung oder Begutachtung aufsuchten.

Fall 2. Robert A., geb. 29. 2. 22 (klin. Aufn. 8. 2. 55). Leidet gelegentlich an vasomotorischen Kopfschmerzen. Erste Ohnmacht mit 30 Jahren an einem Neujahrsmorgen, nachdem er nur kurz geschlafen und am Silvesterabend viel geraucht und auch etwas getrunken hatte. Bald darauf zweiter Anfall, als er nachts aufstand, um auf die Toilette zu gehen. Dritte Ohnmacht beim Arzt, während ihm dieser eine Spritze verabfolgte. Seither in größeren Abständen immer wieder einmal nach Anstrengungen, Übermüdung, längerem Stehen u. ä. Ohnmachten. Asthenischer Habitus, neigt zum Erblassen und zu Schweißausbrüchen. Früher angeblich erniedrigter Calciumwert i. S. (8,7 mg%), jetzt normal. RR 130/90 mm Hg, Puls 84/min. Nach längerem Liegen 110/70 : 56/min. Nach Aufrichten kombiniert hypotontachycarde Regulationsstörung (100/85 : 84/min). Im EKG orthostatische Veränderungen.

Fall 3. Friedrich K., geb. 14. 10. 23 (klin. Aufn. 28. 7. 55). Neigte schon immer zu Kopfschmerzen, schwitzt leicht, regt sich leicht auf. Vor 5 Jahren, als er nach überstandenem grippalen Infekt aufstand, erster Ohnmachtsanfall. Danach noch 2 weitere Anfälle, dann 4 Jahre anfallsfrei. In der letzten Zeit etwas überarbeitet. Anfang 1955, frühmorgens beim Aufstehen, schwarz vor den Augen und hingestürzt; als er wieder zu sich kam, Hitzegefühl, Herzklopfen, Schweißausbruch. Athletischer Körperbau., blasse Hautfarbe. RR. 105/75 mm Hg. Bei der Kreislaufprüfung nach SCHELLONG kombiniert hypoton-tachykarde Regulationsstörung (105/195 : 100/min). Normales Verhalten bei Belastung.

Fall 4. Friedrich H., geb. 11. 3. 14 (klin. Aufn. 31. 3. 55). Während der Schulzeit mehrmals Ohnmachtsanfälle, später nie mehr bis vor 2 Jahren. Seit 1953 insgesamt 4 Synkopen. Immer waren körperliche Überlastungen vorausgegangen. Das erstemal nachts beim Gang zur Toilette. Das zweitemal abends nach Feierabend; das drittemal während einer Essenspause im Betrieb; das viertemal frühmorgens bald nach dem Aufstehen. H. leidet seit vielen Jahren an einer Migräne mit Erbrechen. Busfahren konnte er schon als Junge nicht vertragen. In verbrauchter Luft stellen sich leicht Kopfschmerzen und Erbrechen ein. Beim Arbeiten in gebückter Stellung wird ihm ebenso wie bei raschem Lagewechsel schwindelig, „es dreht sich dann alles rund". Asthenischer Habitus, reduzierter Allgemeinzustand. Thyreotoxische Zeichen: Glanzauge, leichter Exophthalmus, Fingertremor, GU + 51%. In der Ruhe RR 135/85 mm Hg: 72/min. Bei orthostatischer Belastung wechselnde RR- und Pulswerte bis 150/205 mm Hg : 100/min.

Es bedarf der besonderen Erwähnung, daß unter den Kranken mit vago-vasalen Anfällen, die wir an unserer Klinik in den letzten 5 Jahren sammeln konnten, die Zahl der *posttraumatischen* Fälle alle anderen, symptomatische und konstitutionelle vago-vasale Anfallformen zusammengenommen, übersteigt. Sie stehen etwa im Verhältnis 60:40 Prozent. Wie die Krankengeschichten zeigen werden, verloren sich bei einem Teil der Kranken die vago-vasalen Anfälle einige Monate oder zwei bis drei Jahre nach dem Unfall. Bei einem anderen Teil bestehen die, erstmals nach einem Schädeltrauma aufgetretenen, Ohnmachtsanfälle aber schon bis zu 10 Jahren und sind nur mit der Zeit seltener geworden. In solchen Fällen wird man eine besondere konstitutionelle Labilität der Kreislaufregulation vermuten dürfen, die der Bahnung solcher Entlastungsreflexe entgegen kam.

Fall 5. Karl-Heinz S., geb. 29. 3. 44 (klin. Aufn. 25. 4. 55). Mit 9 Jahren Schädeltrauma mit kurzer Bewußtlosigkeit. Wurde von einem Pferdeschlitten überfahren. Lief anschließend nach Hause, sank dort ohnmächtig um. Einige Monate später frühmorgens, er war rasch zum Bäcker um Brötchen gelaufen, plötzliche Schwäche, Übelkeit, schwarz vor den Augen und Ohnmacht. Weitere Ohnmachten noch mehrfach nach Anstrengungen, während des Turnunterrichts, einmal nach einem Kopfstand, mehrmals nach raschem Aufrichten aus dem Liegen. Nach $1^1/_2$ Jahren verloren sich die Anfälle, kehrten aber 1955 nach einer Grippeerkrankung einige Male wieder, deshalb Einweisung in unsere Klinik. Graziler, schmächtiger Junge. Lebhafte Dermographie, Chvostek beiderseits, RR 120/80 mm Hg, Puls 60/min. EKG[1]:

[1] Die elektrokardiographischen und elektroencephalographischen Untersuchungen und deren Auswertung erfolgten in der EEG-Abteilung unserer Klinik. Herrn Dr. Dr. STÜHLER bin ich für die freundliche Unterstützung bei meinen Untersuchungen zu großem Dank verpflichtet.

starke respiratorische Arrhythmie. Neurologischer Befund, Liquor, Encephalogramm o. B. EEG: Dysrhythmie, die das altersübliche Ausmaß übersteigt. Schellongsche Kreislaufprüfung: Ausgangswert nach längerem Liegen 100/65 mm Hg, Puls 60/min. Nach Aufrichten in der 3. min 95/85 mm Hg, Pulsfrequenz laufend ansteigend bis 112/min mit deutlichen Kollapserscheinungen. Bei Wiederholung Amplitudenverkleinerung von 110/75 auf 95/80 mm Hg und Pulsanstieg von 64 auf 80/min ohne Kollapssymptome.

Fall 6. Bruno K., geb. 26. 4. 21 (klin. Aufn. 23. 2. 53). Früher nie Ohnmachtsanfälle. Passionierter Sportler. 1941 Streifschuß li. Stirnbein ohne nachweisbare Knochenverletzung. Längere Bewußtlosigkeit. Erster synkopaler Anfall noch im Lazarett. Bis 1944 insgesamt etwa 8, in den Jahren 1945/52 etwa je ein Anfall im Jahr, seither anfallsfrei geblieben. Vor den Anfällen „komisches Gefühl und Schwäche in den Gliedern, Schleier vor den Augen". Hat sich beim Sturz mehrfach verletzt. Im Anfall ganz blaß, zumeist wie leblos, gelegentlich auch leichte Unruhe und unkoordiniertes Schlagen mit den Gliedern. Einmal etwas Stuhlabgang. Nie Zungenbiß oder Einnässen. Kopfschmerzen in der heißen Jahreszeit. Verträgt keinen Alkohol mehr. Klinische Beobachtung zuerst 1954. Neurologischer Befund und EEG regelrecht. Keine Zeichen besonderer vegetativer Labilität. RR 140/90 mm Hg, Puls 76/min. Erste Schellongsche Kreislaufprüfung: nur geringe hypotone Reaktion. Bei Wiederholung zuerst auch keine Reaktion, in der 4. min wird K. plötzlich ganz weiß im Gesicht und sinkt um. Zeigte leichte Bewegungsunruhe mit den Armen, kam nach etwa 3 min wieder langsam zu sich, begann stark zu schwitzen und zu erbrechen. Fühlte sich etwas benommen im Kopf. Nach einer Ruhepause von einer Stunde Wohlbefinden.

Fall 7. Josef B., 28 J. (klin. Aufn. 7. 7. 55). 1945 erhielt B. einen Schlag mit einem Eisenhammer gegen den Hinterkopf. War mehrere Stunden bewußtlos. Commotio, 4 Wochen im Krankenhaus. Nach Wiederaufnahme der Arbeit in den nächsten Monaten mehrere Ohnmachtsanfälle. Herbst 1953 Angina. Bald darauf eines Feierabends daheim am Tisch Übelkeit. Als er aufstand, um sich etwas hinzulegen, wurde ihm schwarz vor den Augen und er fiel ohnmächtig um. Einige Wochen später in einem Kaufhaus, wo viel Trubel und Hitze herrschte, Übelkeit, Schwäche, er erblaßte und stürzte wieder um. Später noch 2 Anfälle, einmal auf der Heimfahrt von der Arbeit im Zug. Schwitzt in der letzten Zeit viel, klagt über Hitzewallungen und auch Kopfdruck. Untersuchung Sommer 1955: Neurologisch o. B. EEG und EKG normal. RR 150/90 mm Hg. Bei Schellongscher Kreislaufprüfung Ausgangswert 125/75 mm Hg, Puls 80/min, nach Aufrichten Amplitudenabnahme (130/90 : 100. 130/100 : 92, 120/90 : 96) und plötzlicher Kollaps in der 8. min. Nach Umlagerung Puls anfänglich nicht zählbar, RR danach 90/60 mm Hg, nach einer Minute war der Ausgangswert wieder erreicht. Bei Wiederholung der Kreislaufprüfung einige Tage später praktisch normales Ergebnis!

Fall 8. Heinrich E., geb. 15. 7. 27 (klin. Aufn. 26. 11. 52). Dystrophie in russischer Kriegsgefangenschaft. In diesem Zustand Sommer 1946 Steinschlag gegen den Kopf mit anschließender halbstündiger Bewußtlosigkeit. Einige Tage später Ohnmacht beim Aufstehen, was sich von da an wöchentlich 2—3 mal wiederholte. Blieb bis zu seiner Entlassung im Sommer 1948 dystrophisch. In den folgenden 2 Jahren Anfälle im Abstand von 3—4 Wochen, später von 8—10 Wochen, besonders nach körperlichen Anstrengungen, wenn er lange stehen, wenn er sich in überfüllten, schlecht gelüfteten Räumen aufhalten mußte. E. bekommt Kopfdruck und es wird ihm plötzlich heiß und schwarz vor den Augen und er sinkt um. Auch beim Bücken wird ihm oft schwindelig und schwarz vor den Augen. Hat oft Kopfschmerzen. Bei Anstrengungen Herzklopfen und Beklemmungsgefühle. Jetzt, Frühjahr 1955, guter Allgemeinzustand. Angedeuteter Turmschädel, feuchte kalte Hände und Füße, lebhafter Dermographismus. RR 140/70 mm Hg, Puls 68/min. EKG: respiratorische Arrhythmie, Sinusrhythmus 54/min. Normaltyp T I und III pos., ST I—III isoelektrisch. Im Stehen Abflachung von T I und II. Kein Anhalt für Belastungsinsuffizienz. Regelrechter neurologischer Befund. Liquor o. B. Encephalogramm: Ventrikelsystem, insbesondere 3. Ventrikel, etwas weit. Vermehrte subarachnoideale Luftzeichnung. EEG: α-Aktivierung rechts temporal, parietal und occipital als Herdhinweis (contre-coup ?). SCHELLONG: Ruhewerte: 110/60 : 48/min. Nach passivem Aufrichten 120/70 : 76 in der 2. min. Erblassen, Schweißausbruch und Kollaps. Dabei nach 2 min wieder zu sich. RR 125/70 mm Hg, Puls 48/min.

Fall 9. Gustav G., geb. 1. 9. 13 (klin. Aufn. 19. 6. 52; 30. 6. 53; 18. 7. 55). 24. 5. 52 Sturz mit dem Motorrad, Verletzung li. Schläfenseite. Etwa $^1/_4$ Std. bewußtlos, anschließend selbständig nach Hause gefahren. Dort Erbrechen und Kollaps. Als er nach 8 Tagen aufzustehen begann, stellten sich Schwächezustände ein mit Schweißausbruch, aufsteigender Hitze zum Kopf, Schwindel, Schwarzwerden vor den Augen, Beklemmung, Gefühl, als drücke es ihm die Luft ab. Gelegentlich auch Ohnmachten. Außerdem mehrmals anfallsweise Pelzigkeit der rechten Hand und Wangengegend, Verkrampfungen der rechten Hand mit vereinzelten klonischen Zuckungen (Jacksonanfälle). Deshalb Ende Juni 1952 Einweisung in unsere Klinik. Hypotonie 100/65 mm Hg. Bradykardie von 48/min (Letzteres soll schon vor Jahren beim Militär festgestellt worden sein). Anosmie beiderseits, Papillenödem links, Hornersches Syndrom links, Mayerscher Grundgelenksreflex links lebhafter als rechts, Babinskisches Zehenphänomen rechts. Kollabierte einige Male, wenn er sich nur im Bett aufrichtete. Antriebslos, apathisch, aber euphorischer Stimmung. Im Liquor 236/3 Zellen, vorwiegend große und kleine Rundzellen, vereinzelt Plasmazellen, Gesamteiweiß auf das Doppelte vermehrt, Eiweißquotient 0,7. Normomastixreaktion: Zacke bis VIII im 4. Röhrchen. Im EEG Dysrhythmie, auf 7—8 Hz verlangsamter Grundrhythmus mit Einlagerung von Zwischenwellen und 2—3 Hz träger Wellen über occipitalen Abschnitten. Bei bipolarer Reihenableitung Deltawellenfocus links hochfrontal mit Phasenumkehr als Herdhinweis. Also Contusio cerebri mit anhaltendem Hirnödem und meningealer Reaktion. Entwässerungsmaßnahmen, Hg-Schmierkur, Reizkörpertherapie. Verschwinden der Herdsymptome, keine Jacksonanfälle mehr, Rückgang der Pleocytose auf 27/3 Zellen. 1 Jahr nach dem Unfall Kopfschmerzen, Schwindel, Schwächeanwandlungen mit Augenflimmern nach körperlichen Anstrengungen, beim Schwerheben, Bücken und bei raschem Aufstehen. Immer noch von Zeit zu Zeit Ohnmachtsanfälle. Organische Wesensänderung, antriebsgestört, affektlabil. Liquor jetzt o. B. EEG: normales Hirnstrombild, keine Herdzeichen mehr. Im Encephalogramm diffuse Erweiterung des gesamten Ventrikelsystems. Nur spärliche subarachnoideale Luftzeichnung. Hypotone Kreislaufregulationsstörung. Letzte Ohnmacht $1^1/_2$ Jahre nach dem Trauma. Jetzt allerdings immer noch Kopfschmerzen und Schwindel und Augenflimmern für Augenblicke bei Belastungen und Lagewechsel. Immer noch leichte hypotone Kreislaufreaktion bei der Kreislaufprüfung nach SCHELLONG.

Fall 10. Heinrich B., geb. 1. 1. 07 (klin. Aufn. 27. 4. 53). Dezember 1944 Granatsplitterverletzung li. Schläfengegend, die zu einer Fraktur in der linken Temporalschuppe und einem Rindenprellungsherd führte mit vorübergehender Parese des rechten Armes. B. leidet seit dieser Zeit viel unter Kopfschmerzen. Anfang 1945 trat erstmals eine Ohnmacht auf. Weitere Anfälle dieser Art wiederholten sich anfangs alle paar Wochen, später alle paar Monate. Es überfällt ihn eine plötzliche Schwäche, und es wird ihm schwarz vor den Augen; alles geht so schnell, daß er keine Zeit mehr findet, sich hinzulegen oder zu setzen. Hat sich im Anfall mehrere z. T. erhebliche Verletzungen zugezogen und auch eine Gehirnerschütterung. Die Bewußtlosigkeitszustände dauern hier oft bis zu einer Viertelstunde. B. ist in diesen Zuständen ganz blaß, manchmal etwas unruhig, wenn er langsam wieder zu sich kommt. Oktober 1955: Regelrechter Befund an den Hirnnerven und normaler Reflexbefund. EEG: gut ausgeprägter, regelmäßiger Alpharhythmus. Kein Herdbefund. Normaler Liquor. Encephalogramm: keine Füllung der inneren Liquorräume, nicht seitendifferente, feinstreifige Subarachnoidalzeichnung. RR 135/80 mm Hg, Puls 68/min. Bei orthostatischer Belastung in der 9. min Amplitudenverkleinerung durch Abfall des systolischen und Anstieg des diastolischen Blutdrucks, Pulsverlangsamung, Blässe, Schwitzen, Übelkeit und Kollaps.

Auf ins einzelne gehende Ausführungen zur Klinik und Therapie dieser vago-vasalen Anfälle kann wohl verzichtet werden, nachdem W. SCHULTE in seiner, weiten ärztlichen Kreisen bekannten und leicht zugänglichen Schrift über die „synkopalen Anfälle" darauf ausführlich eingeht. Es ist nur vielleicht zu sagen, daß man beim Überblicken des Krankengutes dann, wenn man außer der von W. SCHULTE aufgestellten „Kerngruppe" von Patienten mit vago-vasalen Synkopen auch noch die Gruppen der „konstitutionellen Hypotoniker" und die der Patienten mit symptomatischen vago-vasalen Anfällen betrachtet, häufiger schweren und länger anhaltenden Ohnmachtszuständen begegnet als W. SCHULTE angibt. Pupillen- und Atemstörungen, motorische Entäußerungen, Unruhezustände und Bilder, die kurzen Dämmerzuständen ähneln, führen dann oft vorschnell zur Annahme eines epileptischen Krampfleidens.

Die vestibuläre vago-vasale Anfallsform

Diesen bereits beschriebenen Formen vago-vasaler Anfälle kann, wie an Hand einiger Beobachtungen gezeigt werden wird, eine weitere, eine f) „*vestibuläre vago-vasale Anfallsform*" an die Seite gestellt werden.

Von der Seekrankheit, der Überempfindlichkeit gewisser Personen gegenüber dem Auto-, Eisenbahn-, Karussellfahren und dgl., wissen wir, in wie hohem Maße vom Vestibularapparat aus das gesamte vegetative System beeinflußt und in Mitleidenschaft gezogen werden kann. Die Rückwirkungen vestibulärer Reize auf das vegetative System haben insbesondere Marburg und seine Schüler, Leidler und Loewy, Spiegel und Sommer, sowie Mies studiert. Sie konnten zeigen, daß über das Labyrinth die verschiedensten Anteile des autonomen Nervensystems reflektorisch beeinflußbar sind, *daß insbesondere zwischen dem Vestibularapparat und dem Kreislauf feste Korrelationen bestehen*, derart, „daß die normale Funktion des einen Organs an die Unversehrtheit des anderen geknüpft ist". Mies spricht deshalb sogar von der Vestibularreizung als „brauchbare Methode zur Prüfung der vegetativen Regulationen". Dies hat seinen Grund darin, daß dem Vestibularapparat einmal die wichtige Aufgabe zufällt, bei jeder Lageänderung des Kopfes und Körpers, bei jeder Dreh- oder Progressivbewegung Labyrinth-, Haut-, Muskel-, Eingeweidereize und optische Reize aufzunehmen und entsprechend diesen Reizen Augen- und Körperbewegungen zu koordinieren, zum anderen ist es aber auch seine Aufgabe, die dabei notwendigen Kreislaufregulationen zu gewährleisten. Hier interessieren besonders jene Untersuchungen, die dem Verhalten des Blutdrucks und der Blutdruckzüglertätigkeit bei Labyrinthreizung gewidmet waren. Man konnte dabei vor allem Blutdrucksenkungen erzielen, die durch reflektorische Erweiterung der Splanchnicusgefäßgebiete zustande kommen und, wie man sehen konnte, den vestibulären Reiz überdauern (Literatur bei Roselli del Turco). „Der *labyrinthäre Gefäßtonus hat danach parasympathischen Charakter* und wirkt in diesem Sinne als Antagonist des Halssympathicus", schreiben Leider und Loewy. Man fand des weiteren, daß die auf das Konstanthalten des Blutdrucks gerichteten Funktionen der Blutdruckzügler gehemmt bzw. aufgehoben werden. Die Labyrinth- bzw. vestibulären Reflexe werden dabei aller Wahrscheinlichkeit nach über den Nucleus triangularis durch vestibulo-reticulare Bahnen den vegetativen Zentren in der Substantia reticularis und damit dem Mittelhirn und Thalamus vermittelt (Held). Neben diesen direkten Reflexwirkungen dürften übrigens auch indirekte eine Rolle spielen, weil z. B. das Schwindelerlebnis, also ein psychischer Faktor, zusätzliche vegetative Reaktionen auslöst.

Das Ausmaß vestibulär ausgelöster parasympathischer Reflexvorgänge ist somit abhängig von der jeweiligen vegetativen Reaktionslage und der angeborenen bzw. erworbenen vegetativen Stabilität oder Labilität und außerdem vom Funktionszustand des Vestibularsystems. Funktionsstörungen in dem einen System bedeuten zwangsläufig erhöhte Empfindlichkeit des anderen. Je nach den individuell vorhandenen Kompensationsmöglichkeiten wird der zentrale

Ausgleich besser oder schlechter gelingen. Wenn wir von den Störungen der Vestibularapparate ausgehen, dann können vermutlich sowohl periphere, labyrinthäre als auch zentrale, retrolabyrinthäre Funktionsstörungen vegetative Fehlsteuerungen nach sich ziehen. Durch reflektorisch-parasympathicotone Blutdrucksenkung kann so die Hirndurchblutung plötzlich unzureichend werden und es kann zum vago-vasalen Anfall kommen, oder aber es werden mit dem gleichen Ergebnis die gesamten Reflexmechanismen in Gang gesetzt.

Im otologischen Schrifttum finden sich manche Hinweise auf die klinische Bedeutsamkeit dieser vestibulären Reflexwirkungen. So schreibt LEIDLER: „Im Gefolge von Schwindel kommen leichte, rasch vorübergehende Ohnmachten vor, z. B. auch bei Labyrintherkrankungen". STIER hebt mehrfach das häufige Auftreten schwerer vasomotorischer Symptome und auch von Ohnmachten bei Patienten mit zum größten Teil traumatisch entstandenen Blickabweichungen, Formänderungen des Nystagmus und Lagenystagmus hervor. Schließlich äußern sich SPIEGEL und SOMMER bei der Besprechung der Menière-Attacken in der Folge von akuten Zirkulationsstörungen im Labyrinth folgendermaßen: „Die dabei evtl. anfallsweise auftretenden Bewußtlosigkeitszustände dürften durch Hirnanaemie infolge vestibulär ausgelöster reflektorischer Blutdrucksenkung hervorgerufen sein". Vielleicht darf in diesem Zusammenhang daran erinnert werden, daß erstmals im Jahre 1922 LEIDLER und LOEWY, ausgehend von Untersuchungen „über das Symptom des Schwindels", den Begriff des „vegetativen Anfalls" für „krisenhafte, den ganzen Organismus erschütternde Vorgänge", gebraucht haben. Bei nicht weniger als 70% ihrer mit Schwindel behafteten Kranken waren ohnmachtsähnliche Bewußtseinsstörungen mehr oder weniger häufig aufgetreten.

Kasuistik vestibulärer vago-vasaler Anfälle

Nachfolgend sollen hier die Krankengeschichten von 3 eigenen Beobachtungsfällen eingefügt werden, die zu dieser Form vestibulär ausgelöster vago-vasaler Anfälle einen Beitrag liefern. Es handelt sich um Kranke, die bei Explosionstraumen Trommelfell-, Cochlearis- und Vestibularisschädigungen erlitten. Zwei Kranke waren nach dem Unfall nicht bewußtlos gewesen, bei ihnen hat eine Hirnerschütterung wohl nicht stattgefunden. Bei allen drei Kranken bestanden von Anfang an erhebliche Schwindelerscheinungen und waren Vestibularisstörungen nachzuweisen. Später traten häufig, besonders nach vestibulären Belastungen, anfallsweise im Zusammenhang mit Drehschwindel-Attacken, Ohnmachten auf, die in gleichem Maße seltener wurden, wie sich ein zentraler Ausgleich der Vestibularisstörung anbahnte.

Fall 11. Hugo D., geb. 16. 5. 1899 (klin. Aufn. 15. 7. 52; 9. 1. 53; 26. 11. 53). Seit mehr als 30 Jahren als Steinbrecherpolier tätig. Fürsorglicher Familienvater, etwas still und empfindsam. Im Juni 1952 Arbeitsunfall durch vorzeitige Explosion einer von D. gesetzten Sprengladung etwa 1 m neben ihm. Erlitt Pulverstaubverletzungen und Verbrennungen im Gesicht, blutete aus dem linken Ohr. Keine Bewußtlosigkeit, kein Brechreiz. Vorübergehend taub, starkes Dröhnen im Kopf. Deshalb Einweisung in die Universitäts-Ohrenklinik Würzburg. Man stellte beiderseitige Trommelfellperforationen und beiderseits eine hochgradige kombinierte Schalleitungs- und Schallempfindungsschwerhörigkeit fest. D. klagte über heftigen Schwindel und, als er aufzustehen begann, über ohnmachtsähnliche Schwächezustände.

4 Wochen später wurde D. wegen anhaltender Schwindelzustände und Ohnmachtsanfälle uns überwiesen. Er klagte über „Motorengeräusche" in beiden Ohren, Kopfschmerzen und Schwindel. „Jede Erschütterung, jeder Schritt schmerzt im Kopf". Schwindel beim Bücken, nach Lagewechsel, „alles kreist vor den Augen", es wird ihm übel, er beginnt zu schwitzen. Drehschwindel beim Blick nach oben. D. ist im Zusammenhang mit solchen Schwindelanfällen 8mal ohnmächtig geworden. Auto- und Eisenbahnfahrten zur Klinik lösten für 2 Tage Beschwerden wie bei einer Seekrankheit aus.

Befund: Leptosomer Habitus, reduzierter Allgemeinzustand. Wechselt die Gesichtsfarbe, schwitzt vermehrt, starke respiratorische Arrhythmie. RR 110/70 mm Hg, Puls 60/min. Normales Verhalten bei der Kreislaufprüfung. Neurologischer Befund regelrecht. Im EEG leichte Allgemein- und Hyperventilationsveränderung. Keine Herdzeichen, kein sicher pathologischer Befund.

Ohrenärztlicher Befund (Hals-Nasen-Ohrenklinik Würzburg, ehem. Dir. Prof. Dr. M. Mayer,): rechts kleine zentrale, links praktisch totale Trommelfellperforation. Unveränderte kombinierte Schwerhörigkeit, links mehr als rechts. Konzentrisch eingezogenes Hörfeld. Audiometrisch: Herabsetzung des Tongehörs, besonders im mittleren und hohen Tonbereich, bei über der Luftleitungskurve liegender Knochenleitungskurve.

Gleichgewichtsprüfung: Kein Spontan- aber feinschlägiger Schüttelnystagmus nach links und richtungswechselnder Lagenystagmus. Blässe, Schweißausbruch und Augenflimmern nach Aufrichten aus Kopfhängelage. Linkes Labyrinth gegenüber dem rechten bei rotatorischer Prüfung „deutlich stärker erregbar". (Nachnystagmus nach rechts von 41 sec, nach links von 67 sec. Dauer.) Dabei treten Blässe, Brechreiz und Schweißausbruch und Bradykardie (50/min) auf, die stundenlang anhält. Das Untersuchungsergebnis wird als „Übererregbarkeit des linken Labyrinths" gewertet. Psychisch recht labil und klagsam. Äußerungen, wie „das eigene Sprechen löse unerträgliches Dröhnen im Kopf aus, die Ohrgeräusche seien fürchterlich", kennzeichnen seine innere Haltung.

Nachuntersuchung $1^1/_2$ Jahre nach dem Explosionstrauma. Hat im Januar 1953 seine Arbeit als Steinmetz in beschränktem Umfang wieder aufgenommen. Die Schwindelerscheinungen haben nachgelassen, kaum mehr Schwindel beim Bücken oder bei Lagewechsel, keine Drehschwindelanfälle mehr. Erschütterungen des Körpers, rasche Körper- und Kopfdrehbewegungen lösen allerdings immer noch leichten Schwindel und Benommenheit im Kopf aus. Gelegentlich auch noch leichte Schwächeanwandlungen, aber seit Beginn des Jahres 1953 keine Ohnmachtsanfälle mehr. Verträgt Autofahren nicht, auch das Hinsehen auf einen sich drehenden oder schwingenden Gegenstand löst immer noch Unsicherheit und Schwindelgefühl aus.

1954. Geringe Besserung des Hörvermögens rechts. Links praktisch unverändert. Bei der Funktionsprüfung des Gleichgewichtsapparates kein Kopfschüttel- oder Lagenystagmus mehr. Bei rotatorischer Reizung seitengleiche Erregbarkeit. Nachnystagmus nach links 42 sec., nach rechts 41 sec. Die rotatorische Übererregbarkeit des linken Labyrinths hat sich also inzwischen auf zentralem Wege ausgeglichen. Verhalten des D. jetzt undemonstrativ. Er ist viel lebhafter und frischer als bei der Untersuchung im Jahr vorher.

Fall 12. Adam H., geb. 3. 7. 95 (klin. Aufn. 21. 8. 51). Ebenfalls Steinbrecher von Beruf. 1917 erlitt er bei einer Minenexplosion in seiner unmittelbaren Nähe wie durch ein Wunder lediglich eine Handverletzung, wurde nicht zu Boden geschleudert, verlor das Bewußtsein nicht. War zunächst beiderseits taub. Nur geringe Hörverbesserung. Taubheit links, hochgradige, an Taubheit grenzende Schwerhörigkeit am rechten Ohr. Die Prüfung der Vestibularapparate ergab „starke rotatorische Übererregbarkeit bds.", schon nach einigen Umdrehungen trat „hochgradiges Schwindelgefühl" auf. Erhielt wegen „Cochlearis- und Vestibularisschädigung" eine 60%ige KB-Rente.

1918 trat erstmals ein Ohnmachtsanfall auf. Solche Anfälle wiederholten sich 6—8mal im Jahr. Nach 3—4 Jahren wurden sie seltener. In den letzten 11 Jahren sind insgesamt nur noch 2 Anfälle vorgekommen. Sie laufen folgendermaßen ab: H. verspürt plötzlich einen Kopf-Schläfendruck, dann „wirbelt im Kopf alles durcheinander, es dreht sich alles" um ihn, und er sinkt bewußtlos um. Er ist dabei ganz blaß. Wenn er nach 2—3 min wieder zu sich kommt, fühlt er sich etwas müde und abgeschlagen, kann aber weiter seiner Beschäftigung nachgehen. Verletzte sich einmal im Sturz vom Fahrrad. Auch 1953 noch öfters plötzliche Schwindelanwandlungen für einige Sekunden. Sonst keine Beschwerden.

Untersuchungsbefund: 1951: Innere Organe o. B. RR 155/100 mm Hg, Puls 80/min. EKG normal. Bei der Schellong'schen Kreislaufprüfung überschreiten die Schwankungen des Blutdrucks und des Pulses nicht das physiologische Maß. Nach Belastung RR 160/105 mm Hg, Puls 92/min Rückkehr zur Ausgangslage (140/90) nach $3^1/_2$ min.

Neurologischer Befund, Liquorbefund und EEG normal. Ohrenärztlicher Befund: Rechts Trommelfell große zentrale Narbe, linkes Trommelfell stark retrahiert, mit der medialen Paukenwand verwachsen, hinten unten randständige Perforation. Links Taubheit, rechts hochgradige Innenohrschwerhörigkeit. Bei der Drehprüfung jetzt keine Funktionsstörung mehr nachweisbar. Auf kalorische Kontrolluntersuchung mußte wegen der Trommelfellperforation verzichtet werden. Hervorzuheben ist die sachliche und völlig unneurotische Einstellung des H. Die Untersuchung stand nicht mit dem KB-Rentenverfahren in Zusammenhang.

Fall 13. Franz B., geb. 11. 9. 1904 (klin. Aufn. 12. 5. 52). Im Februar 1945 wurde die Baracke, in die B. sich bei einem überraschenden Fliegerangriff geflüchtet hatte, von einer Bombe getroffen. B. war eine Stunde bewußtlos, war, als er zu sich kam, praktisch taub, hatte heftige Ohrenschmerzen und Ohrensausen. Er litt unter heftigem Schwindel, sobald er sich nur im Bett aufrichtete oder rasch von einer auf die andere Seite bewegte. Als er etliche Monate später (Becken- und Oberschenkelfraktur) erstmals aufstand, wurde er ohnmächtig. Von da ab alle Monate etwa ein Anfall. Die Anfälle begannen regelmäßig mit einem Drehschwindel nach links und Schweißausbruch. Wenn B. sich nicht sofort setzte oder legte, stürzte er ohnmächtig um. War im Anfall „blaß, spitz und wie leblos". Mehrfach traten solche Anfälle nach körperlichen Erschütterungen, beim Autofahren auf, auch nach raschen Kopf- und Augenbewegungen, besonders beim Blick nach oben. B. hat früher gern getanzt, mußte es wegen der dabei auftretenden Drehschwindelattacken und Ohnmachtsanfälle aufgeben. B. leidet seit der Verschüttung an linksseitigen Kopfschmerzen, besonders in der warmen Jahreszeit. Dann auch immer vermehrt Anfälle. Verträgt Alkohol nicht mehr. Wegen der Ohnmachtsanfälle mußte B. einen eigenen Fuhrbetrieb aufgeben. Bewirtschaftet einen kleinen Hof und arbeitet nebenher im Gemeindeforst.

Klinische Untersuchung: Mann von pyknischem Habitus. Kleine Struma. An inneren Organen kein krankhafter Befund. RR 125/80 mm Hg, Puls 78/min. Kreislaufprüfung ergab keine Regulationsstörung. Neurologischer Befund normal. EEG: Hirnstrombild mittlerer Aktivität und Kontinuität. Keine Allgemein- oder Hyperventilationsveränderung, kein Herdbefund.

Ohrenärztlicher Befund: Rechtes Trommelfell intakt, links große zentrale Perforation. Rechts leichte Innenohrschädigung, die sich im Sprachgehör nicht auswirkt. Links mittelgradige kombinierte Schwerhörigkeit. Differenter Einstellnystagmus, beim Blick nach links feinschlägiger und anhaltender als nach rechts. Lagenystagmus nach links unter der Leuchtbrille in Rücken-, Rechts-, Links- und Kopfhängelage. Bei wiederholter rotatorischer Prüfung zeigt sich konstant eine deutliche Seitendifferenz, und zwar Nystagmusbereitschaft nach links (Nachnystagmus nach links 75 sec, nach rechts 40 sec). Auf calorische Prüfung mußte auch hier wegen der Trommelfellperforation verzichtet werden.

Ob die vestibuläre Schädigung in diesen 3 Fällen in zentralen oder peripheren Teilen der Gleichgewichtsapparate zu lokalisieren ist, läßt sich, da auf die calorische Gegenprüfung verzichtet werden mußte, nicht eindeutig klären. Nach den eingangs angestellten Überlegungen dürfte aber sowohl die zentrale Vestibularisschädigung wie die periphere Labyrinthschädigung — die ja zwangsläufig zentrale Ausgleichsreaktionen nach sich zieht — bei entsprechender vegetativer Labilität vegetativ-vasomotorische Dysregulationen hervorrufen oder verstärken. Ob ein vestibulärer Reiz reflektorisch durch eine Blutdrucksenkung zu einer mangelhaften Hirndurchblutung führt, die ihrerseits die Vestibularisreizsymptome verstärkt und so fort, oder ob eine vasomotorische Fehlsteuerung über eine Durchblutungsstörung vestibuläre Reizsymptome auslöst und erstere wiederum reflektorisch verschlimmert, dürfte im Endeffekt auf das gleiche hinauslaufen. In beiden Fällen ist die Möglichkeit der gegenseitigen Funktionsbeeinträchtigung im Sinne eines Circulus vitiosus gegeben. Das Ergebnis kann dann, wie in unseren Fällen, ein vago-vasaler Anfall sein.

Was hier am Beispiel vago-vasaler Anfälle nach Explosionstraumen gezeigt wurde, bedarf der Ergänzung durch weitere klinische Beobachtungen. So vermute ich, daß auch bei der Entstehung posttraumatischer vago-vasaler Anfälle der vestibuläre Faktor bisher nicht genügend Berücksichtigung gefunden hat. Die posttraumatischen verstibulären Störungen dürften aller Wahrscheinlichkeit nach nicht so ausschließlich, wie bisher angenommen wurde, Folge funktioneller Kreislaufstörungen sein, sondern umgekehrt in manchen Fällen auch die Kreislaufstörungen Folge einer Labyrintherschütterung (z. B. Statolithenschädigung) oder einer retrolabyrinthären Vestibularisstörung. Es dürften also nicht nur die vasomotorischen Störungen die vestibulären, sondern ebenso die vestibulären die vasomotorischen Störungen unterhalten.

Symptomatologie der vestibulären vago-vasalen Anfallsform

Diese Sonderform vago-vasaler Anfälle ist durch gewisse Eigentümlichkeiten gekennzeichnet, auf die in aller Kürze eingegangen werden muß.

Die hier gemeinten Anfallsformen dürften wohl seltener sein als diejenigen, die im letzten Abschnitt behandelt wurden. Vorbedingung dazu, daß schon ein physiologischer vestibulärer Reiz zur Synkopenreaktion führt, ist offenbar eine erhebliche Vasomotorendysfunktion oder eine manifeste Vestibularisstörung. Daraus folgt, daß es sich hierbei vorwiegend um symptomatische, durch exogene Schädigungen erworbene Leidenszustände handeln dürfte.

Als auslösende Faktoren sind vestibuläre Reize und Belastungen der verschiedensten Art zu nennen: plötzliche Lageänderungen des Kopfes oder Körpers, Vorwärts-, Rückwärts-, Seitwärts-Beugungen, plötzliche Kopf- und Körperwendungen, Bücken, Aufstehen, Dreh- und Vorwärtsbewegungen, Fahrstuhl-, Auto- und Eisenbahnfahren, Schaukeln, Karussellfahren u. ä. Auch rasche Blickwendungen, die Nystagmus hervorrufen, auch das Hinsehen auf schwingende, sich drehende, vorbeifahrende Gegenstände scheinen u. U. in der Lage zu sein, vestibuläre Reflexvorgänge auszulösen. Es ist dabei zu berücksichtigen, daß ein Teil der genannten Belastungen nicht allein einen Reiz auf das vestibuläre System ausübt, sondern auch die Blutumlaufverhältnisse ändert und so in zweifacher Weise die vegetativen Regulationseinrichtungen beansprucht. Dies gilt auch für die Schellongsche Kreislaufprüfung. Sie ist ebenfalls eine doppelte Belastung und wohl auch aus diesem Grunde eine brauchbare Methode zur Prüfung der vegetativen Regulation.

Bemerkenswert ist in unseren Fällen, daß den Anfällen ziemlich regelmäßig ausgesprochene vestibuläre Sensationen vorausgehen und auch zwischen den Anfällen über mehr oder weniger lästige Schwindelerscheinungen und über eine Überempfindlichkeit gegenüber vestibulären Reizen geklagt wird. Der Schwindel, der die Anfälle unserer Kranken einleitet, ist als typischer Drehschwindel oder Schwankschwindel zu bezeichnen, dem Übelkeit, Schweißausbruch und andere vasomotorisch-vegetative Erscheinungen nachfolgen. Der vestibuläre Reiz ist auch in diesen Fällen ja nur ein Faktor unter anderen, er kann sehr wohl auch bereits Symptom einer Blutumlaufstörung sein und, indem er reflektorisch diese verstärkt, mit in die Ohnmacht führen.

Die Mehrzahl vestibulärer Funktionsstörungen, seien sie labyrinthärer oder retrolabyrinthärer Art, gleichen sich auf zentralem Wege mehr oder weniger vollständig aus. Die Zeitspanne, in der dies erreicht wird, kann Wochen, aber auch Jahre betragen (J. KOCH). Dies hängt offenbar nicht nur von der Art der Schädigung selbst ab, sondern auch von den individuell vorhandenen Kompensationskräften, die konstitutionell bestimmt sind. Entsprechend dem Tempo des fortschreitenden Ausgleichs der vestibulären Störung werden die reflektorischen Störungen vestibulärer Reize auf das Vasomotorium geringer werden müssen. Nach einem gewissen Zeitpunkt wird also mit einem fortschreitenden zentralen Ausgleich ein Nachlassen der Anfallhäufigkeit und Anfallbereitschaft, evtl. sogar ein Sistieren der Anfälle zu erwarten sein, so wie dies auch bei unseren drei Kranken eintrat.

Als besondere Charakteristica der vestibulär ausgelösten vago-vasalen Anfälle haben demnach zu gelten: anfallauslösend wirken vor allem vestibuläre Belastungsmomente, die Anfälle werden durch vestibuläre Reizsymptome eingeleitet, es bestehen im Intervall vielfach subjektiv Schwindelsensationen, und es lassen sich objektiv Gleichgewichtsstörungen nachweisen. Im gleichen Maße, wie sich die Gleichgewichtsstörungen auf zentralem Wege ausgleichen, treten auch die reflektorischen vegetativ-vasomotorischen Störungen zurück, und damit schwinden auch die vestibulär ausgelösten vago-vasalen Anfälle.

2. Die vago-kardialen Anfälle

Bei der nun zu besprechenden Gruppe vegetativer cerebraler Anfälle stehen nicht die entlastenden Vasomotoreneffekte, sondern die hemmenden Einflüsse des Vagus auf die Herztätigkeit im Vordergrund. Es können durch den N. vagus die Erregbarkeit und die Kontraktionsleistung des Herzens herabgesetzt, die Schlagfolge des Sinusknotens vermindert und die Erregungsleitung gebremst werden. Der Sinusknoten steht dabei vorwiegend unter dem Einfluß des rechten Vagus, der tiefer gelegene Abschnitt des Reizleitungssystems vorwiegend unter dem Zügel des linken Vagus. Dadurch wird bei Reizung des rechten Vagus vor allem die Herzfrequenz, bei Reizung des linken Vagus die Erregungsleitung gebremst. Starke Vaguseffekte können sowohl den Sinusrhythmus als auch die Überleitung der Sinusimpulse erheblich hemmen oder vorübergehend ganz blockieren und zum kompletten Herzstillstand oder Herzblock führen. Sinkt auf diese Weise die Herzfrequenz und damit die Blutförderungsleistung des Herzens kritisch ab oder wird sie vorübergehend unterbrochen, dann kommt es rasch zur Hirnanaemie und Hypoxydose und damit zum vago-kardialen Anfall oder Adams-Stokes-Syndrom. Je nachdem, ob für das Auftreten des Adams-Stokes-Syndroms vorwiegend kardiale Faktoren, wie Herzmuskelschädigungen, manifeste Reizbildungs- oder Reizleitungsstörungen verantwortlich gemacht werden können oder vorwiegend extrakardiale, über den Vagus vermittelte Impulse, hat man eine *kardiogene* von einer *neurogenen* Form des Adams-Stokes-Syndroms zu unterscheiden, wie dies von PLETNEW, NAGAYO, HOCHREIN u. a. auch geschehen ist.

Dadurch, daß z. T. das Adams-Stokes-Syndrom mit der kardiogenen und das Morgagni-Adams-Stokes-Syndrom mit der neurogenen Anfallform gleichgesetzt werden, z. T. aber auch die Bezeichnung Morgagni-Adams-Stokes-Syndrom dazu gebraucht wird, um den mit Konvulsionen, tonisch-klonischen Krampferscheinungen einhergehenden Herzanfall von dem mehr einer Ohnmacht gleichenden Adams-Stokes-Anfall zu unterscheiden, entstand eine gewisse Begriffsverwirrung. Hier ist zum Zweck der Verständigung eine Übereinkunft notwendig. Mir erscheint es am zweckmäßigsten, Morgagni-Adams-Stokes-Anfälle diejenigen vago-kardialen Anfälle zu nennen, die mit Krampferscheinungen einhergehen, und als Adams-Stokes-Anfälle die zu bezeichnen, die mehr einer Ohnmacht ähneln. Da nun aber beide Formen sowohl kardiogen wie neurogen sein können, so muß man eine neurogene Art und eine kardiogene Art der Adams-Stokes-Anfälle und der Morgagni-Adams-Stokes-Anfälle unterscheiden. Im folgenden sollen die Bezeichnungen auch in diesem Sinne gebraucht werden.

a) Die kardiogene Anfallsform

Bei der kardiogenen Form wird ein sogenannter *Reizleitungstyp* und ein *muskulärer Typ* unterschieden (Pletnew, Hering, Erlanger, Nagayo). Im ersten Fall ist das spezifische Muskelgewebe des Herzens selbst geschädigt, beim muskulären Typ dagegen soll das Reizleitungssystem intakt sein, aber das übrige Myokard infolge schwerer Schädigung auf die an sich regelrechten Reizimpulse des Reizleitungssystems vorübergehend nicht ansprechen können. Auch darin ist ein Bezold-Jarisch-Effekt zu erblicken; das geschädigte Herz wird auf „Schongang" umgeschaltet bzw. durch reflektorische Blockierung der Reizbildung oder Reizübertragung extrem entlastet (Polzer und Schober, Schäfer, Zipf, Welz).

Die kardiogenen Fälle von Adams-Stokes-Syndrom werden verständlicherweise, da sie in der Regel klinisch und elektrokardiographisch nachweisbare Herzschädigungen aufweisen, häufiger zum Internisten als zum Nervenarzt in Behandlung kommen. Immerhin konnte Mollweide in der Kölner Nervenklinik innerhalb von zwei Jahren 8 solche Kranke mit cerebralen Anfällen beobachten. Bei 7 Kranken ergab die Herzuntersuchung einen „schweren Herzschaden". In 2 Fällen lag eine Thrombose der Herzkranzarterie vor, in einem anderen fand sich eine völlige Dissoziation zwischen Vorhof- und Kammertätigkeit. Bei 2 Kranken bestand ein partieller Herzblock, bei einem weiteren ein Schenkelblock bei Nodalrhythmus und einmal eine Extrasystolie bei Myokardschädigung. Nur bei einer Kranken ergab sich keine namhafte Herzschädigung.

In dem von Nagayo mitgeteilten ersten Fall handelte es sich um einen kompletten Herzblock bei allgemeiner Arteriosklerose. Im zweiten Fall stellte er bei nicht sicher geschädigtem Reizleitungssystem eine Myokardschädigung besonders in der Umgebung des vorderen Papillarmuskels und im Septum interventriculare fest. Schuster beobachtete Adams-Stokes-Anfälle bei einem 4jährigen Mädchen mit infektiöser Myokarditis und Binhold bei Schädigung des Hisschen Bündels durch Stecksplitter in der Herzkammerwand. Die angeführte Kasuistik erhebt keinen Anspruch auf Vollständigkeit, sondern soll nur einen gewissen Überblick vermitteln.

In der Mehrzahl dieser Fälle sind die Herzmuskelschädigungen durch coronare Durchblutungsstörungen hervorgerufen, durch Gefäßspasmen, thrombotische oder embolische Gefäßverschlüsse, insbesondere infolge von Gefäßsklerose. Aber auch an luetische Gefäßveränderungen muß gedacht werden. Des weiteren können entzündliche Herzmuskelerkrankungen, Myokarditiden, bei Rheumatismus, bei Diphtherie, Scharlach, Influenza, Typhus, Strepto- und Staphylomykosen Reizbildungs- und Reizleitungsstörungen und damit Adams-Stokes- oder Morgagni-Adams-Stokes-Anfälle nach sich ziehen. Auch bei gewissen Fehlbildungen des Herzens wurden sie beobachtet (SZERREIKS). Von besonderer Wichtigkeit ist die Tatsache, daß auch Digitalisüberdosierung zum Herzblock führen kann. Dabei spielt allerdings nicht nur ein kardialer, sondern auch ein extrakardialer Faktor, die vaguserregende Wirkung der Digitalisglykoside, eine Rolle (TABORA). Bei der Besprechung der Therapie muß darauf nochmals Bezug genommen werden.

Die kardiogene Form des Adams-Stokes- bzw. Morgagni-Adams-Stokes-Syndroms wird also, wenn man es sich zur Regel macht, bei allen Kranken mit atypischen cerebralen Anfällen und allen „Spätepilepsien" eine eingehende Herzuntersuchung vornehmen zu lassen, in der Mehrzahl der Fälle erkannt oder zumindest vermutet werden können. Dies ist aber für die richtige Wahl der Behandlung entscheidend.

b) Die neurogene Anfallsform

Herzblock und vorübergehender Herzstillstand durch künstliche Vagusreizung konnten von LANGENDORF und ZANDER im Tierexperiment erzeugt werden. VAN BOGAERT erreichte das gleiche bei Reizung des Bodens des 3. Ventrikels. Bei Menschen, und zwar nach Encephalographien, haben F. HOFF und FLUCH, ABELES und SCHNEIDER, KEHRER und auch STURM intraventrikuläre Leitungsstörungen und Herzstillstände beobachtet. Auch an den bei der Elektronarkose auftretenden Herzstillstand ist hier zu erinnern, und zwar besonders deshalb, weil, wie PATERSON und MILLIGAN gefunden haben, diese alarmierende Komplikation durch vorbeugende Atropingaben verhindert werden kann.

Die Vaguserregung, die zur Blockierung der Herztätigkeit führt, kann offenbar durch Prozesse hervorgerufen werden, die den Nervenstamm, das bulbäre Kerngebiet des Vagus oder die vegetativen Areale des Hypothalamus in Mitleidenschaft ziehen.

Adams-Stokes-Anfälle bei Prozessen, die den zum Herzen ziehenden N. vagus beeinträchtigen, wurden mehrfach beschrieben. So berichtet HEINE über einen Kranken, bei welchem der Vagus von einem Drüsentumor umwachsen war. Im Fall von STACKLER war der Nerv bei Aortendilatation in induriertem Bindegewebe eingeschlossen. Bei den Kranken von ZURHELLES und von FLAUM und KLIMA lagen Entzündungsprozesse am Schildknorpel vor. Anaesthesierung des Sinus piriformis, also des vagischen Nervus laryngeus superior beseitigte vorübergehend die Adams-Stokes-Anfälle und nach Abklingen der Entzündung blieben auch die Anfälle von Herzstillstand ganz aus. Im Falle von LANNOIS komprimierten verkäste Bronchialdrüsen den linken Vagus. SPERBER fand bei Adams-Stokes-Syndrom nach Diphtherie degenerative Veränderungen am N. vagus. Weitere Beobachtungen, bei denen es sich allerdings auch um reflektorische Vagus-Effekte, um Carotis-Sinus-Syndrome, gehandelt haben kann, haben WEISS und FERRIS, CORRELL und LINDERT (Oesophagusdivertikel), GERHARDT (Carcinom), HEINECKE, VON HOESSLIN und MÜLLER (Drüsenvereiterung) mitgeteilt. In allen diesen Fällen waren Herzschädigungen namhafter Art, soweit sie zur Sektion kamen, auch anatomisch nicht nachzuweisen.

Bei einer Reihe weiterer Beobachtungen lagen Prozesse im verlängerten Mark, in der Nachbarschaft der Vaguskerne vor: Komprimierung der Brücke und der

Medulla oblongata durch eine „vorspringende Apophysis basilaris" (LÉPINE), durch einen Tumor (OPPENHEIM), durch Verengung des oberen Endes des Spinalkanals (HOLBERTON). BOYER fand ein Gumma im Boden des 4. Ventrikels, BRISSAUD im mittleren Kleinhirnschenkel. KAHLER konnte luetische Zelldegenerationen im dorsolateralen Vaguskern, PORTAL eine Meningopathia circumscripta adhaesiva im Bereich der Medulla nachweisen. Im Falle von NEUBÜRGER und EDINGER bestand ein Varixknoten im verlängerten Mark, der Kranke von DOENNECKER und HERZ litt an einer bulbomedullären Syringomyelie und bei der Kranken BREUS fanden sich Blutungsherde am Boden des 4. Ventrikels, am Herzmuskel dagegen keinerlei krankhafte Veränderungen.

Erst vor kurzem hat PÜTZ aus der Klinik von A. STURM einen besonders eindrucksvollen, hierhergehörenden Krankheitsfall mitgeteilt: Bei einer 43jährigen Frau von psychopathischer Wesensart traten im Zusammenhang mit psychischen Erregungen paroxysmal schwere Herzrhythmusstörungen, darunter auch kurzdauernde Herzstillstände, auf. Dabei war das Herz klinisch gesund, das EKG zwischen den Anfällen „völlig normal". Während des Anfalls wechselten in bunter Folge Sinusarrhythmie, Extrasystolen, Kammerflattern bis zu 300 Kontraktionen/min, niedergespannte QRS-Komplexe in Abständen von mehreren Sekunden, av-Blöcke, Schenkelblöcke und auch totale Herzasystolien einander ab. Die Herzanfälle waren von cerebralen Krämpfen nach Art eines Morgagni-Adams-Stokes-Syndroms begleitet. Es wurde ausschließlich Prominal gegeben und damit ein durchgreifender und anhaltender Effekt erzielt. PÜTZ sieht darin einen Beweis für die „extrakardiale, zentralnervöse Pathogenese der Herzanfälle" und zeigt damit, in welchem Ausmaß die Herztätigkeit durch vegetativ-zentralnervöse Impulse störbar ist.

Ein charakteristisches Beispiel für die neurogene Form Adams-Stokesscher bzw. Morgagni-Adams-Stokesscher Anfälle stellt der nachstehende Krankheitsfall dar, über den der Verfasser gemeinsam mit R. STÜHLER an anderer Stelle berichtet hat. Die Krankengeschichte und die Untersuchungsbefunde dieses Patienten erscheinen wert, hier nochmals mitgeteilt zu werden, da bei dem Kranken ein Morgagni-Adams-Stokes-Anfall beobachtet und im EKG und EEG festgehalten und damit die Anfallgenese bewiesen werden konnte (Abb. 3b).

Fall 14. Alois L., geb. 12. 3. 1897 (klin. Aufn. 12. 1. 1954, Nachuntersuchung 3. 5. 1955). Der 55jährige Mann wurde uns nach einer Durchuntersuchung in einer internen Abteilung, wo er als „herz- und kreislaufgesund" beurteilt worden war, unter der Verdachtsdiagnose „Spätepilepsie" überwiesen.

Anfallsleiden waren bisher in der Familie nicht aufgetreten, L. hatte in seinem bisherigen Leben keine ernsthaften Erkrankungen durchgemacht, insbesondere hatte er nie über Herzbeschwerden zu klagen gehabt.

In seinem 52. Lebensjahr war eines Abends plötzlich, als er sich eben zu Bett gelegt hatte, ein Anfall aufgetreten. Er hatte aufgestöhnt, mit den Händen auf der Bettdecke herumgenestelt, dann mit Armen und Beinen einige jaktationsartige Bewegungen ausgeführt. Im gleichen Augenblick verfärbte er sich, wurde leichenblaß, sank schlaff in sich zusammen. Für einige Momente lag er bewegungslos, wie tot, da, schien nicht mehr zu atmen. Dann bekam er rasch wieder Farbe, die Atmung setzte ein, er schlug die Augen auf, war hellwach und ohne alle Beschwerden. Er wußte nur, daß er eben eine von der Magengrube zum Kopf hin aufsteigende Hitzewelle verspürt hatte und dann wohl für einige Augenblicke das Bewußtsein verlor. Solche, von ihm so benannte, „großen Anfälle" hatten sich in großen Abständen insgesamt 6mal wiederholt, zumeist abends, als er sich eben zu Bett gelegt hatte. 3 Anfälle hatten längere Zeit gedauert. Es waren einmal 15 min, ein andermal fast eine halbe Stunde vergangen, bis L. wieder bewußtseinsklar geworden war. Der Puls war dabei „sehr schwach und langsam" und wurde erst nach einiger Zeit kräftiger. In dem noch bewußtseinsgetrübten Zustand machte er z. T. ungezielte Abwehrbewegungen, warf sich im Bett hin und her, blickte, als er zu sich kam, wie verwundert um sich und fragte, was denn los sei. Er gab an, er habe in diesem Stadium die Stimmen seiner Angehörigen „wie aus weiter Ferne" vernommen und „eine ganze Weile Mühe gehabt, sich zurechtzufinden". Danach bestand einige Zeit Benommenheit im Kopf und große Müdigkeit, auch am darauffolgenden Tage noch. In einem Anfall, der ihn im Stehen überraschte, stürzte er und verletzte sich leicht. Zu Zungenbiß oder Einnässen war es nie gekommen. Einmal schäumte er auch und ging etwas Stuhl ab. Vor einem solchen Anfall hatte er Alkohol getrunken, ein andermal war eine psychische Erregung vorausgegangen.

Neben diesen großen Anfällen waren seit der gleichen Zeit, tageweise gehäuft, eine Vielzahl „kleiner Anfälle" aufgetreten, die ähnlich einer Absence geschildert wurden. Diese Zustände wurden ebenfalls von einer Aura eingeleitet, von einer zum Kopf hin aufsteigenden Hitzewallung mit dem Gefühl, als ob der „Hemdkragen zu eng" würde. Auch Übelkeit trat manchmal auf. Gleichzeitig erschien ihm die Umgebung „wie verändert, schwer zu beschreiben, wie heller". Auch bei diesen kleinen Anfällen wurde er regelmäßig leichenblaß, hielt im Laufen oder Sprechen inne und wiederholte mehrfach stockend die zuletzt gesprochenen Worte. Er starrte wie abwesend vor sich hin. Nach Sekunden war alles wieder vorbei. L. fühlte sich wohl wie vorher und setzte seine Arbeiten als Landwirt fort, als ob nichts gewesen wäre. Nach Hinlegen oder Aufstehen traten irgendwelche Schwindel- oder andere Sensationen nicht in Erscheinung. Kopfdrehbewegungen, Druck gegen den Hals oder enger Kragen haben solche Anfallszustände nie ausgelöst. Beim Bücken allerdings geschah es öfters, daß „im Kopf für einen Moment eine Leere eintrat, wie wenn plötzlich ein Blatt herausgerissen wäre".

Er hatte gelegentlich über Kalt- und Taubwerden der Hände und Füße zu klagen. Er mußte feststellen, daß in den letzten Jahren seine Merkfähigkeit und sein Gedächtnis nachgelassen haben. Er war gezwungen, sich laufend Notizen zu machen, weil er sich „auf seine Merkfähigkeit nicht mehr verlassen konnte". Weiter zurückliegende Ereignisse waren ihm besser erinnerlich. Er litt unter einer gewissen „Rührseligkeit und Unbeherrschtheit", die früher seinem Wesen fremd war. Die Frau äußert: „Die letzten zwei bis drei Jahre darf ich nichts mehr sagen, früher dagegen war so leicht mit ihm auszukommen".

Allgemein körperlicher und neurologischer Befund: Guter Allgemeinzustand, altersentsprechendes Aussehen, keine Verhärtung der peripheren großen Gefäße. Normale Verhältnisse am Augenhintergrund, insbesondere keine Veränderungen an den Retinagefäßen. Herzbefund auskultatorisch und perkussorisch und röntgenologisch regelrecht. RR 135/80 mm Hg. Pulsfrequenz schwankend zwischen 60 und 72/min. Rechtsseitige BHR durchgehend abgeschwächt, sonst neurologisch o. B. Psychischer Befund: Amnestisches Syndrom: L. hat Mühe, die Kriegs- und Nachkriegsereignisse zu reproduzieren und zeitlich einzuordnen. Bei unerwarteten, auf die Merkfähigkeit abzielenden Fragen versagt er oft, leistet aber bei experimenteller Prüfung noch Ausreichendes. Kann bei entsprechender Bemühung die vorhandene Merkschwäche ausgleichen. L. ist leicht gerührt, leicht aus der Fassung zu bringen und davon bedrückt.

Das Ruhe-, Steh- und Belastungs-EKG war zunächst, abgesehen von einer leichten Sinusbradykardie, normal. Später, als die Natur der Anfälle geklärt war, gelang es, bei wiederholten Ableitungen auch größere Periodenschwankungen des Sinusrhythmus und auch vereinzelt ventrikuläre Extrasystolen abzuleiten (Abb. 3 a).

Die Kreislaufprüfung nach SCHELLONG ergab unterschiedliche Werte. Zum Teil war das Ergebnis ganz normal, z. T. pathologisch im Sinne einer hypotonen Kreislaufstörung; Absinken der Amplitude von 45 (125/80 mm Hg) auf 5 (105/100 mm Hg) mit Kollapserscheinungen. Nach Umlegen trat einmal plötzlich eine Bradykardie von 48 Schlägen/min auf. Normaler Druck und Pulsanstieg und rasche Rückkehr zur Ausgangslage nach Belastung. Das EEG wies keinerlei pathologische Veränderungen auf.

Zur weiteren diagnostischen Klärung führten wir die in unserer Klinik gebräuchliche Methode der peroralen Cardiazolprovokation durch. L. erhielt 12 mg Cardiazol pro Kilogramm Körpergewicht, insgesamt 8 Tabletten. Bei Epileptikern treten dabei in einem hohen Prozentsatz im EEG um die 10.—35. min nach Cardiazolgabe Dysrhythmien sowie Krampfpotentiale auf (BROSER, HANN, LEUBE). Bei unserem Patienten blieb das EEG zunächst normal. In der

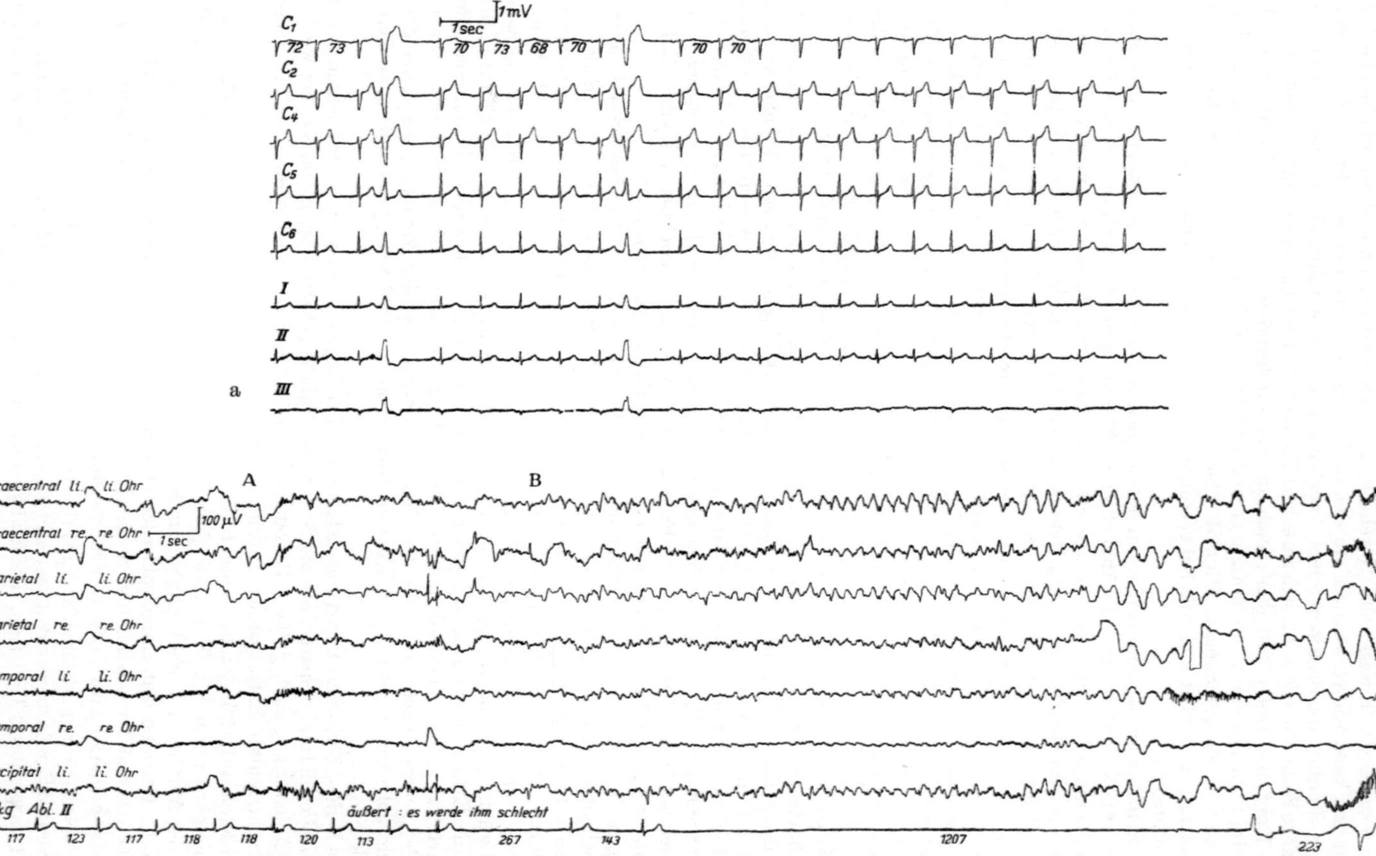

Abb. 3a u. b. a Ruhe-EKG, b EEG und EKG während eines Adams-Stokesschen Anfalles; Herzstillstand von 12 sec (die großen unregelmäßigen trägen Wellen über der vorderen Schädelhälfte zwischen *A* und *B* sind Bewegungsartefakte)

29. min äußerte der Patient plötzlich, daß es ihm schlecht werde. Zur gleichen Zeit trat im EKG ein Vorhof-Kammerblock auf, dann folgten noch 2 normale Herzschläge, und nun setzte ein 12 sec anhaltender Herzstillstand ein, ein typischer Morgagni-Adams-Stokesscher Anfall. Im EEG erschienen schon während der ersten Asystolie träge Wellen über allen Hirnregionen, die rasch an Frequenz ab- und an Amplitude zunahmen. Schon in der 3. sec der Kammerasystolie erkennt man Potentialformen, die sehr an atypische, kleine spikes and waves erinnern. Schließlich erscheinen große Deltawellen, die an Frequenz bis zu 1,5/sec abnehmen, während die Herzaktion bereits in Form eines ausklingenden Adams-Stokesschen Anfalles mit Kammerextrasystolen wieder einsetzt (Abb. 3b). Beim Umlagern des Patienten lösten sich leider die Kopfelektroden. Einige Minuten später war das EKG und EEG wie vorher wieder normal.

Der Patient war, als ihm schlecht wurde, plötzlich wachsfarben geworden und in sich zusammengesunken. Unmittelbar darauf führte er einige jaktationsartige Bewegungen mit Armen und Beinen aus, die er ruckartig beugte und hochriß. Danach bestand für etwa eine Viertelminute Regungslosigkeit, auch die Atmung sistierte vorübergehend. Kurz nach dem Wiedereinsetzen der Herzaktion schlug der Patient die Augen auf und fragte verwundert, was denn eben los gewesen sei. Er war frisch und ohne alle Beschwerden, insbesondere verneinte er, eben irgendwelche Herzsensationen verspürt zu haben.

Um zu sehen, ob den Anfällen des Patienten nicht ein Carotis-Sinus-Syndrom zugrunde liegt, führten wir mehrere Carotisdruckversuche aus. Dabei konnten wir gelegentlich eine das physiologische Maß überschreitende Pulsverlangsamung erzielen, Verlängerung der Periodendauer von 90 auf über 200. Dieser Effekt reicht jedoch für die Annahme eines Carotis-Sinus-Syndroms nicht aus, denn er war auch nicht konstant auszulösen und durch Sensibilisierung mit Digitalis nicht namhaft zu verstärken.

In der folgenden Zeit führten wir eine allgemeine Gefäßtherapie mit gefäßerweiternden Mitteln und Kaliumjodat durch, verordneten nach Angabe von Franke als Mischpulver Atropin. sulf. 0,0005, Luminal 0,015 und Chinidin (Pur. Merck) 0,15 g 2—3mal täglich je 1 Pulver. L. fühlt sich seither wesentlich wohler, große Anfälle sind in den inzwischen vergangenen 2 Jahren ausgeblieben; es ist lediglich einmal noch ein „absenceähnlicher Zustand" aufgetreten.

Für die Zuordnung dieses Krankheitsfalles zur neurogenen Form des Morgagni-Adams-Stokes-Syndroms sprechen die zentral-vegetativen und psychischen Störungen (amnestisches Syndrom und emotionelle Labilität) einerseits und der in jeder Hinsicht regelrechte Herzbefund andererseits. Zudem macht die Tatsache, daß Cardiazol vorwiegend zentral angreift, in diesem speziellen Fall die zentral-vegetative bzw. neurogene Auslösung des Morgagni-Adams-Stokes-Anfalls wahrscheinlich. Nach Gremels, Hahn, Müller und Rummel, Gellhorn und Darrow und Osterwald bewirkt das Cardiazol Stimulierung der neuro-vegetativen Zentren, besonders eine zentrale Vagus-Erregung und Hemmung des zentralen Acceleranszentrums. Bei den kardialen Formen des Adams-Stokes-Syndroms, ebenso wie beim Carotis-Sinus-Syndrom kardialen Typs, sind, wie Franke und Hann zeigen konnten, die EEG-Veränderungen und die anderen cerebralen Symptome ausschließliche Folge der unterbrochenen Hirndurchblutung. Deshalb treten in diesen Fällen die EEG-Veränderungen immer erst nach einer gewissen Latenz in Erscheinung (siehe Abb. 4a u. b). Hier dagegen setzt Rhythmusverlangsamung im EEG fast gleichzeitig mit dem Herzstillstand ein, die zu einem Zeitpunkt, zu dem sich eine reine „transportative Hypoxydose" noch nicht ausgewirkt haben könnte. Auch dies läßt auf primär cerebrale Vorgänge schließen.

Die allgemeine Hirnschädigung, auf die bei diesem Kranken aus dem amnestischen Syndrom und der affektiven Labilität geschlossen werden konnte, dürfte auf eine Sklerose der Hirngefäße zurückzuführen sein. Die Entstehung der vagokardialen Anfälle wird man sich bei diesem Patienten so vorzustellen haben, daß bei einer schon bestehenden Schädigung der zentral-vegetativen Steuerungsfelder gelegentlich cerebrale Durchblutungsschwankungen, vielleicht auch einmal Carotis-Sinus-Effekte, zu extrem vagotoner Steuerungsrichtung und damit zur Blockierung des Herzrhythmus führen.

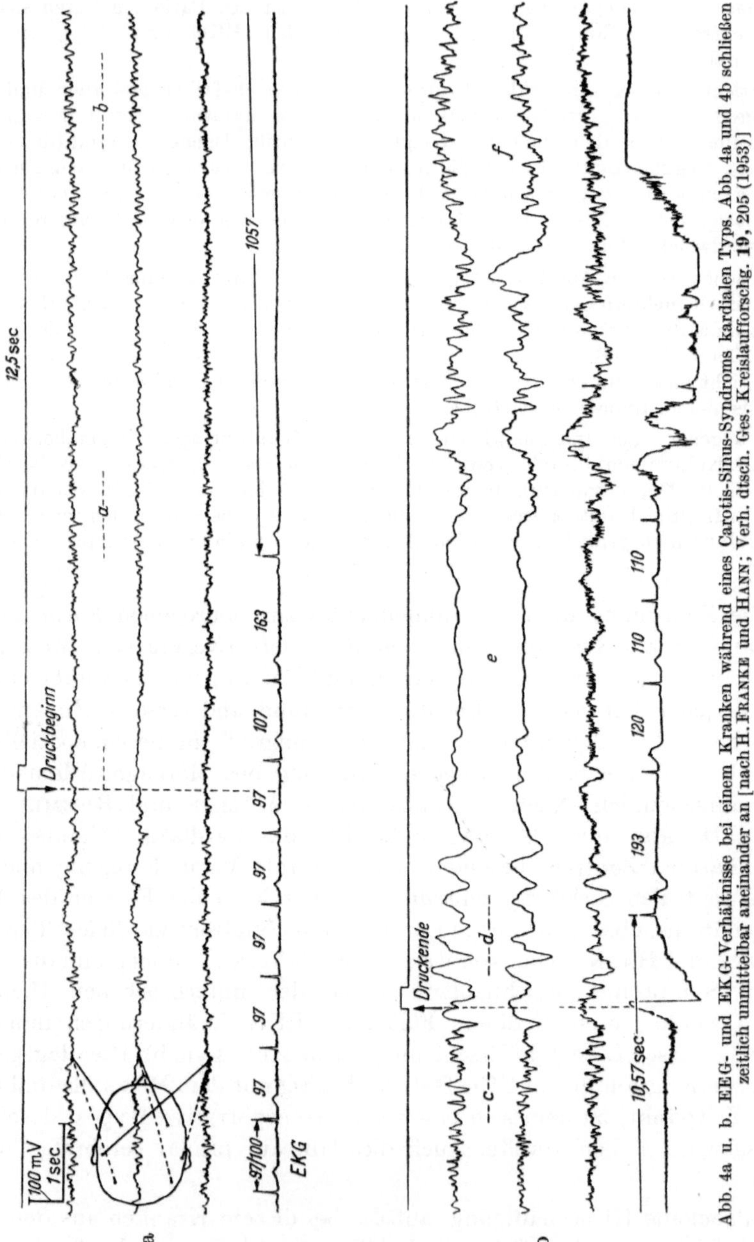

Abb. 4a u. b. EEG- und EKG-Verhältnisse bei einem Kranken während eines Carotis-Sinus-Syndroms kardialen Typs. Abb. 4a und 4b schließen zeitlich unmittelbar aneinander an [nach H. Franke und Hann; Verh. dtsch. Ges. Kreislaufforschg. **19**, 205 (1953)]

c) Die reflektorische Anfallsform
(Das Carotis-Sinus-Syndrom)

Ehe ich die Klinik und Therapie der kardiogenen und neurogenen Form des Adams-Stokes-Syndroms bespreche, will ich auf das soeben mehrfach erwähnte *Syndrom der Hypersensitivität des Carotis-Sinus* eingehen, da Anfallsbild, kardiale und cerebrale Erscheinungen der genannten drei Formen gleich sind.

Das Carotis-Sinus-Syndrom beruht auf einer abnormen Reizüberempfindlichkeit der drucksensiblen Receptoren im Bulbus caroticus und der Aorta. Diese Hypersensitivität wird vorwiegend durch lokale Veränderungen in der Gefäßwand des Bulbus und der Aorta hervorgerufen. Am häufigsten sind es sklerotische Gefäßeinlagerungen; aber auch andere spezifische und unspezifische Entzündungsvorgänge an den Gefäßwänden oder Prozesse in der Nachbarschaft, wie Abscesse, Narbenbildungen oder Geschwulstbildungen, sind in der Lage, solche Reizzustände hervorzurufen.

Die Reflexwirkung auf den Vagus betrifft einmal das Herz und zum anderen das Vasomotorium (*kardialer*, *depressorischer*[1] oder *kombinierter* Typ). Der Reflex läuft über den Sinusnerv und den Nervus depressor zentripedal via Nervus glossopharyngeus zum Herz- und Vasomotorenzentrum in der Medulla und von hier dann zentrifugal über den Nervus vagus zum Herzen.

Weiss, der 1933 gemeinsam mit Baker erstmals über Beobachtungen von „Hyperaktivität des Carotis-Sinus-Reflexes" Mitteilung gemacht hat, konnte 3 Jahre später schon über 32 Kranke dieser Art berichten, bei denen spontan Schwindel, Schwächeanfälle und Bewußtlosigkeit aufgetreten waren. Der Arbeit von Rossier aus dem Jahre 1939 lagen 21 Krankheitsfälle zugrunde. H. Franke, der in den letzten Jahren mehrfach über dieses Thema gearbeitet hat, verfügte 1951 über 40, 1953, wie er schreibt, bereits über fast 250 Beobachtungsfälle von Hypersensitivität des Carotis-Sinus. Allerdings hatten sich nur bei einem Teil der Kranken auch spontan Anfälle dieser Art ereignet. Es handelt sich also, wie daraus zu ersehen ist, beim Syndrom der Hypersensitivität des Carotis-Sinus nicht um eine vielleicht nur theoretisch wichtige Rarität, sondern um ein Syndrom von erheblicher praktischer Bedeutung, was leider noch nicht hinreichend bekannt ist. Einen Überblick über die neuere, auch ausländische einschlägige Fachliteratur geben die Arbeiten von Franke, Heinsen und Janzen.

Diese Anfälle werden ausgelöst durch plötzlichen Druckanstieg im Bulbus caroticus entweder durch Druck oder Zug von außen, enger Kragen, Kopfbewegungen, Schluckakt (Starling und Lewis) oder durch endovasale Druckänderung beim Wechsel zwischen aufrechter und horizontaler Lage, beim Bücken, Husten, Pressen, bei körperlichen Anstrengungen, evtl. in Verbindung mit abnormen Blutdruckschwankungen bei labilem Hypertonus, wobei angenommen werden muß, daß überschießende Gegenregulationen einsetzen (Siegler, Olmer, Jouvé et Vague).

Die folgende *Kasuistik* von zwei typischen Krankheitsfällen möge die Klinik dieser vago-kardialen Anfälle bei Herzstillstand einleiten und illustrieren.

Fall 15: Wenzel R., geb. 28. 9. 93 (klin. Aufn. 22. 11. 54, Nachuntersuchung 11. 8. 55). Der 61jährige Landwirt wurde uns wegen „epileptiformer Anfälle" zur Durchuntersuchung und Behandlung überwiesen. Keine Anfallsleiden in der Familie. R. war bis zu seinem

[1] Siehe dazu Seite 13 die vago-vasalen Anfälle, d) bei Hyperaktivität des Carotis-Sinus.

59. Lebensjahr praktisch immer gesund. Vor $2^1/_2$ Jahren setzten Beschwerden beim Wasserlassen ein, man fand ein Prostatacarcinom und führte eine Prostatektomie aus. Im gleichen Jahr traten gelegentlich Anfälle von Herzklopfen, Beklemmung, Übelkeit und Schwindel auf. R. mußte sich rasch hinsetzen oder legen, um nicht zu stürzen; dann ging die Schwächeanwandlung schnell wieder vorbei. 6 Monate später trat nachts aus dem Schlaf heraus der erste „schwere Anfall" mit Bewußtlosigkeit auf. Die leichten Anfälle häuften sich im letzten Jahr, besonders bei körperlich anstrengender Arbeit und beim Bücken. R. war dann für Augenblicke „schneeweiß" im Gesicht. Mehrfach waren schwere Anfälle aufgetreten, nachdem er nachts zum Austreten aufgestanden war und sich eben wieder hingelegt hatte. Auch bei den schweren Anfällen bestand Blässe des Gesichts, keine Cyanose. R. zuckte krampfhaft mit Armen und Beinen, einmal mehr, das andere Mal weniger. Kein typisch tonisch-klonischer Ablauf, keine charakteristische Lösung des Krampfes mit plötzlichem Wiedereinsetzen tiefer, schnarchender Atmung, sondern langsames Anheben derselben. Einige Male Zungenbiß. R. hat über Nervosität, unruhigen Schlaf, zunehmende Reizbarkeit und ein erschreckendes Nachlassen der Merkfähigkeit und des Gedächtnisses zu klagen.

Körperlicher Befund: Altersentsprechendes Aussehen. Kräftig, muskulös gebaut. Vorspringende Temporalarterien, leicht verhärtete Radialgefäße. Röntgenologisch etwas verbreitertes Gefäßband, Herzschatten normal. Herz percussorisch und auskultatorisch regelrecht. Hypotonie von 110:70 mm Hg und Bradykardie um 50 Schläge/min (!). MKR II im Serum negativ.

Neurologischer Befund: Abgesehen von einer angeborenen leichten Ptosis beiderseits, regelrecht.

Psychischer Befund: Erhebliche Gedächtnis- und Merkschwäche; kann z. B. Anfang und Ende des letzten Krieges, auch das Jahr seiner Ausweisung aus dem Sudetenland nicht angeben; eine vierstellige Merkzahl ist ihm nach einer Zwischenfrage nicht mehr erinnerlich. Recht affektlabil, kann die Tränen nicht zurückhalten, wenn er auf den Tod seiner Frau, den Verlust seiner Heimat und ähnliches zu sprechen kommt, ist aber ebenso rasch durch einen kleinen Scherz zum Lachen zu bringen.

Röntgenaufnahmen des Schädels o. B.

Kreislaufprüfung nach Schellong: Ausgangswert 110/70 mm Hg, Puls 48/min. Nach passivem Aufrichten 105/80 mm Hg, Puls 60/min. Nach 20 Kniebeugen RR 125/70 mm Hg, Puls 68/min. Rückkehr zur Ausgangslage in der 2. Minute. Hypotone und bradykarde Ausgangslage, keine Regulationsstörung.

EKG: Sinus-Bradykardie, leichte Sinus-Arrhythmie. Kein Anhalt für Myokardschädigung.

EEG: Mäßig bis gut ausgeprägter Alpharhythmus. Nur vereinzelt flache Zwischenwellen eingestreut. Keine verwertbaren Seitendifferenzen. Leichte Hyperventilationsveränderung: es erscheinen paroxysmal Gruppen flacher Zwischenwellen. Die Wellenformen sind unregelmäßig. Man könnte an eine paroxysmale Dysrhythmie denken, wie man sie öfters bei Epilepsie findet; jedoch sind die EEG-Veränderungen zu geringfügig, um die Diagnose einer Epilepsie hinreichend zu stützen. Fortschreitende Cerebralsklerose, kein Anhalt für Hirnmetastase. Verdacht auf Anfälle bei Hypersensitivität des Carotis-Sinus.

Carotis-Druckversuch: Bulbus, besonders rechts, etwas verhärtet. Pathologische Sinus-Bradykardie. Zweimal Herzasystolien von 3,2 sec, von Blässe, Beklemmung und Schwindel begleitet, wie bei den „leichten Anfällen". Bei Wiederholung nach Digitalis-Sensibilisierung fast 8 sec anhaltende Herzasystolie (Abb. 5), mit den Erscheinungen einer Ohnmacht einhergehend. Keine Konvulsionen im Sinne eines Morgagni-Adams-Stokes-Syndroms.

Damit erschien das Vorliegen vago-kardialer Anfälle bei Carotis-Sinus-Überempfindlichkeit hinreichend wahrscheinlich. Neben einer allgemeinen Gefäßtherapie wurden anfangs 3, später 2 Mischpulver (Atropin — Luminal — Chinidin) täglich verordnet. Während die vordem versuchte Zentropilbehandlung ohne Einfluß auf die Anfälle war, bleiben nun seit mehr als einem Jahr die schweren Anfälle aus und leichte Schwindel- und Beklemmungszustände treten nur noch vereinzelt auf.

Fall 16. Ernst Z., geb. 11. 4. 1897 (klin. Aufn. 5. 10. 54). Z. weiß sich zu erinnern, daß er in jungen Jahren zweimal ohnmächtig wurde, einmal während eines Schulausflugs, das andere Mal nach einer anstrengenden Feldübung. Seit einer Gasvergiftung im 1. Weltkrieg leidet er unter Kopfschmerzen. Sonst war er nie krank, hatte später nie mehr Ohnmachtsanfälle. Seit Herbst 1953 treten in unregelmäßigen Abständen „Schwächeanfälle" auf. Es schnürt Z. plötzlich die Kehle zu, es wird ihm schwarz vor den Augen, und er sinkt ohnmächtig um. Er ist dabei für Sekunden leichenblaß, bekommt aber gleich wieder Farbe und ist damit auch schon wieder ganz bei sich und ohne alle Beschwerden. Daneben treten auch mehr einer Absence ähnliche Zustände auf, in denen Z. mitten im Sprechen, bei der Arbeit usw. innehält, ihn Ängstlichkeit befällt, ihm schwarz vor den Augen wird, er für den Augenblick nicht denken und nicht sprechen kann. Auch hierbei wird er regelmäßig ganz blaß. Z. hat manchmal das Gefühl des „Herzstolperns", er wird bei körperlicher Anstrengung leicht luftknapp.

Körperlicher Befund: Etwas vorgealtert, reduzierter Kräftezustand, asthenischer Habitus. Normaler perkussorischer und auskultatorischer Herzbefund. Röntgenologisch normal konfiguriertes Herz. Aorta etwas elongiert und verdichtet. Retrofelder frei. Labiler Hypertonus, Blutdruck schwankt zwischen 140/100 bis 170/110 mm Hg, Puls um 78/min, gelegentlich einige Extrasystolen mit kompensatorischer Pause.

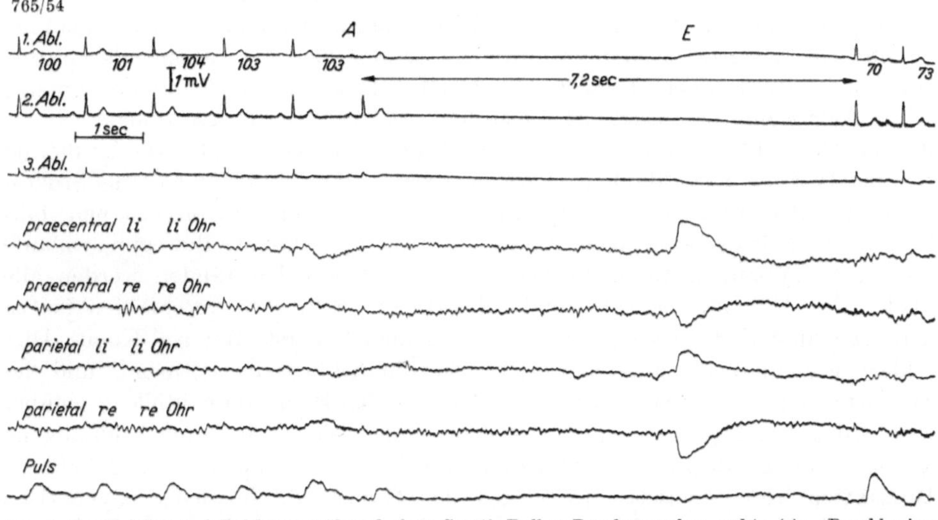

Abb. 5. EKG, EEG und Pulskurve während eines Carotis-Bulbus-Druckversuches rechts (A = Druckbeginn, E = Druckende) der Herzasystolie von 7,2 sec und Synkope auslöst (Fall 15, Wenzel R.)

Neurologischer Befund regelrecht.

Augenhintergrund: Angedeutete Kreuzungszeichen.

EKG: Sinus-Rhythmus. P: 0,1, PQ: 0,16, QT: 0,36, QRS: 0,08, ST: o. B., T: 3+. Angedeuteter Rechtstyp. Nach Aufstehen Frequenzanstieg auf 78/min und ventrikuläre Extrasystolen. Bei Wiederholung plötzlicher Druckanstieg über 200 mm Hg, Schwindel, Schwächegefühl, Blässe. Z. droht zu stürzen. Für einige Sekunden ist kein Puls zu fühlen. Wiedereinsetzen des Pulses nach Flachlagerung, jedoch vorübergehend arrhythmischer Puls (vago-kardialer Anfall ?).

EEG: Gut ausgeprägter, mittelgroßer Alpharhythmus, nur vereinzelt flache Zwischenwellen über der vorderen Schädelhälfte. Keine Seitendifferenzen, kein pathologischer Befund, insbesondere kein Anhaltspunkt für Epilepsie.

Zur Klärung der Anfallgenese wurden Carotis-Druckversuche im Liegen vorgenommen. Dabei konnten zwei Herzasystolien von 3 bzw. 5 sec ausgelöst werden, die von gleichen Sensationen, Beklemmung, Schwäche und Schwindel begleitet waren, die auch die Ohnmachtszustände einleiteten. Nachfolgend sank die Pulsfrequenz für längere Zeit auf 46/min ab.

In diesem Fall wurden neben Maßnahmen zur Blutdrucksenkung (salzarme Kost, Flüssigkeitsbeschränkung, Obstsafttage, Rauwolfiapräparate) auch Atropin-Chinidin-Mischpulver in Kombination mit Prominaletten verabfolgt. Auch Z. blieb seither anfallsfrei.

Symptomatologie und Therapie der vago-kardialen Anfälle

Aus dem *Anfallsbild* lassen sich irgendwelche Rückschlüsse auf die besondere Anfallsform (kardial, neurogen, reflektorisch) nicht ziehen. Das Erscheinungsbild ist vielgestaltig. Es ist bestimmt durch die Dauer der Ventrikelasystolie und die dadurch hervorgerufene Hirnhypoxydose einerseits und durch individuelle Reaktionseigentümlichkeiten andererseits. Der Anfall kann ohne Prodrome synkopal einsetzen, manchmal aber auch von einer Art Aura eingeleitet werden, von Oppression, von einem Gefühl, als werde die Kehle abgeschnürt, von einer Art Hitzewelle, die aus der Magengrube zum Kopf hin aufsteigt, durch Schwindel, Schwarzwerden vor den Augen und Übelkeit. Auch über sensorische Sensationen, Lichterscheinungen, donnerartige Geräusche u. ä. wurde gelegentlich berichtet. Präcordialangst, Schmerzen in der Herzgegend, Herzklopfen und andere Herzsensationen kommen vor, sind aber nicht die Regel, wie man vielleicht glauben könnte. Sie scheinen bei der kardiogenen Gruppe häufiger zu sein als bei den anderen beiden Formen. Diese kurzdauernden Prodromalerscheinungen können schon Anfallsymptome sein, bei Asystolien von 2 bis 4 sec erschöpfen sich die Anfälle allein darin (formes frustes nach HUCHARD). Dauert der Herzstillstand länger als 3 bis 4 sec, dann tritt in der Regel Ohnmacht ein (Adams-Stokes-Syndrom). Bei 6 und mehr Sekunden Herzpause können auch Konvulsionen, Jaktationen und Streckbewegungen und andere extrapyramidale Bewegungsabläufe erscheinen (Morgagni-Adams-Stokes-Syndrom). Unter Umständen werden alle Stufen des Abbaues corticaler und subcorticaler Schichten durchlaufen bis zu den sogenannten Erstickungskrämpfen und dem Sauerstoffmangel-Koma. Dies erklärt sich durch die unterschiedliche Empfindlichkeit der Hirnrinde und des Subcortex, durch die relative Resistenz der caudalen Hirnstammanteile gegenüber Sauerstoffmangel (SUGAR und GERARD). Zungenbiß, Urin- und Stuhlabgang kommen vor. Zu Beginn des Anfalls tritt regelmäßig Totenblässe ein. Sobald die Herzaktion wieder einsetzt, rötet sich das Gesicht rasch wieder. Cyanotisch werden die Kranken nur bei längerer Anfallsdauer oder dann, wenn die Durchblutungsverhältnisse von vornherein schon, wie bei manchen kardialen Fällen, schlecht waren. Die Atmung kann, muß aber offenbar nicht sistieren. Die Pupillen können bei längerer Anfallsdauer weit und starr werden. Bei Herzasystolien, die nicht länger dauern als 10 bis 15 sec, und bei Wiederkehr einer ausreichenden Herzschlagfolge erwachen die Kranken meist schlagartig. Der Anfall hinterläßt dann auch keinerlei Beschwerden. Er wird nicht als „Herzanfall" erlebt, sondern für eine „gewöhnliche Ohnmacht" gehalten, der weiter keine Bedeutung beigemessen wird. Nach längeren Asystolien kehrt das volle Bewußtsein allerdings nur allmählich wieder, und wenn die Asystolie von extremer Bradykardie oder Dysrhythmie gefolgt ist oder wenn dem Herzblock nach kurzer Pause weitere nachfolgen, dann kann sich eine Bewußtlosigkeit minutenlang hinziehen oder sich das Bewußtsein vorübergehend lichten und wieder trüben. Ausnahmsweise hat man Bewußtseinsstörungen von einer halben Stunde und mehr beobachtet. STRAJESKO beschrieb einen Kranken, der 12 Stunden lang bewußtlos war. Es bestand während dieser Zeit eine extreme Bradykardie (12—25 Schläge/min), Cheyne-Stokessches Atmen und von Zeit zu Zeit setzten immer wieder Zuckungen der Extremitäten ein.

Der totale Herzblock kann entweder den Normalrhythmus unterbrechen oder aber aus einem partiellen Block hervorgehen. Er endet damit, daß der Normalrhythmus wiederkehrt oder aber die Automatie tieferer Reizbildungsstätten einspringt, d. h. die unvollkommene atrio-ventrikuläre Dissoziation von der vollkommenen Dissoziation abgelöst wird. Treten bei komplettem Herzblock Adams-Stokes-Anfälle auf, dann muß man einen ,,Block im Block" annehmen.

Die Auswirkungen des Herzstillstandes im *Hirnstrombild* wurden von FRANKE und HANN an 20 Kranken unserer Klinik mit Hypersensitivität des Carotis-Sinus studiert. Es erwies sich, daß in solchen Fällen die cerebralen Symptome dabei ausschließlich Sekundärphänomene, Folge einer transportativen Hypoxydose sind. Bei Asystolien, die sich über mehr als 3 sec erstrecken, beginnen die Hirnstromkurven sich abzuflachen, etwa in der 6. bis 7. sec erscheinen Zwischenwellen, die langsam größer werden und bei Anhalten des Herzstillstandes in Deltawellen von 3 sec und darunter übergehen. Da die Lungen-Herz-Gehirn-Kreislaufzeit im Durchschnitt 5 bis 7 sec (GRUBNER, SCHNUR und GRAWFORD) beträgt, dauert es so lange, bis der wiedereinsetzende Blutumlauf das Gehirn erreicht und sich im Hirnstrombild auswirkt. In diesem Stadium sahen FRANKE und HANN auch Krampferscheinungen nach Art eines Morgagni-Adams-Stokes-Syndroms auftreten (Abb. 4 a u. b).

In unserem Fall 14 war dies anders; hier setzten fast gleichzeitig mit Beginn der Asystolie Konvulsionen ein und stellten sich Potentialformen nach Art kleiner spikes and waves dar (Abb. 3b). Diese Modifikation macht es wahrscheinlich, daß in gewissen Fällen weitere Faktoren, wie z. B. ein der Asystolie vorausgehender Blutdruckabfall oder primär cerebrale Vorgänge, eine Rolle spielen können. Auch FRANKE und HANN konnten bei ihren Bulbus-Druckversuchen zweimal als Sofortreaktion ,,Frequenzzunahme und Aktivierung der Hirnströme" beobachten und diskutieren gleichfalls die Möglichkeit primär cerebraler Reflexauswirkungen.

JUNG hat in zusammenfassender Form, unter Berücksichtigung der einschlägigen Literatur, die hirnelektrischen Veränderungen bei Kreislaufstörungen und Hypoxieschäden des Gehirns behandelt. Er schreibt, daß die EEG-Veränderungen im Adams-Stokes-Anfall denjenigen bei akuter vollständiger Ischämie entsprechen (vgl. auch ENGEL und FAINTING, KORNMÜLLER, PALME und STRUGHOLD, BERGER, DUENSING, ASENJO, BEIGEL). JUNG bringt auch die EKG- und EEG-Kurve eines eine Minute anhaltenden, eben ausklingenden Adams-Stokes-Anfalls, die zeigt, wie nach völliger hirnelektrischer Ruhe mit dem Einsetzen der Herzaktion sich das Hirnstrombild über langsame große Deltawellen und Zwischenwellen sukzessive normalisiert.

Es muß noch ein Wort über die *Beziehungen* von Morgagni-Adams-Stokes-Syndrom *zum epileptischen Syndrom* gesagt werden. Sicher ist, daß man das Morgagni-Adams-Stokes-Syndrom nicht gleichsetzen darf mit dem Auftreten eines symptomatischen epileptischen Anfalls bei Herzstillstand. Was bei ersterem an motorischen Erscheinungen sichtbar wird, ist nicht identisch mit dem tonisch-klonischen Krampfablauf des generalisierten epileptischen Anfalls. Wie ich schon sagte, stellen sich, entsprechend der größeren Empfindlichkeit der Hirnrinde, gegenüber dem Hirnstamm bei O_2-Mangel mit fortschreitendem Abbau höherer Schichten und der Enthemmung tiefer gelegener Schichten vor allem subcorticale, hyperkinetische Erscheinungen ein, schließlich Erstickungskrämpfe und Koma. Das Hirnstrombild zeigt auch in diesen Stadien schwerer Anoxie keine epileptischen Krampfpotentiale, sondern nach zunehmender rascher Verlangsamung der Hirnrhythmen tritt schnell völlige Hirnruhe ein, die elektrische Hirnrindentätigkeit hört ganz auf. NOËL und KORNMÜLLER, SIMPSON und DERBYSHIRE haben festgestellt, daß auch während der genannten Erstickungskrämpfe keine paroxysmalen Krampfabläufe auftreten, sondern daß dabei absolute elektrische Ruhe herrscht.

Es besteht aber natürlich die Möglichkeit, daß der akute Sauerstoffmangel eine allgemeine Krampfbereitschaft oder auch einen Krampffocus (Fall BIRKMAYER) aktiviert. Da, wie RUF nachwies, epileptische Krämpfe nur auftreten, wenn ein gewisses Sauerstoffangebot da ist und der Blutdruckwert von 70—80 mm Hg nicht unterschritten wird, sind symptomatisch-epileptische Anfälle nur im Durchgangsstadium von der Hypoxie zur Anoxie oder im Stadium der wiedereinsetzenden Herzaktion in der sogenannten „posthypoxydotischen Reizphase" (OPITZ und SCHNEIDER) zu erwarten, und zwar auch nur dann, wenn die dem gesunden Gehirn eigene Bremsfähigkeit verloren gegangen ist.

Es ist in diesem Zusammenhang zu erwähnen, daß es bei einer kleinen Zahl von Epileptikern möglich ist, durch Bulbusdruck epileptische Anfälle auszulösen. ROBINSON gelang dies bei 9 von 1000 Epileptikern. SELBACH nimmt an, daß der durch Carotis-Bulbus-Druck bewirkte Vagusreiz auf Grund einer konstitutionellen Schwäche des Epileptikers im Abfangen vegetativer Erschütterungen die vegetative Steuerung in extrem vagotoner Richtung entgleisen läßt und daß dann eine krisenhafte ergotrope Gegenregulation den epileptischen Anfall auslöst.

Was nun die *Behandlung* der vago-kardialen Anfälle anbetrifft, so ist vor der Verwendung von Digitalisglykosiden zu warnen, und zwar deshalb, weil sie einmal die Reizbildung und Reizleitung des Herzens direkt und über eine zusätzliche Vagusreizung indirekt hemmen, zum anderen, weil sie die Carotis-Sinus-Reflexe sensibilisieren (HEYMANNS, BOUCKAERT, REGNIERS). Man kann so durch Digitalis bei einem partiellen Herzblock eine komplette Blockierung provozieren. Liegt allerdings schon eine komplette Dissoziation vor und sind Dekompensationserscheinungen vorhanden, dann wird man zu deren Beseitigung unter Umständen auf eine vorsichtige Digitalismedikation nicht verzichten können (V. PEIN). Um einen Anfall zu coupieren, wird mechanische Erschütterung durch Beklopfen der Herzgegend oder auch Adrenalin (0,5—1,0 cm^3 einer Lösung 1:1000) intrakardial empfohlen. V. BRÜCKE warnt vor der Anwendung löslicher Bariumsalze und empfiehlt, bei Anfällen von Herzblock Isopropylnoradrenalin (Aludrin) zugeben, und zwar 10—15 mg sublingual im Abstand von 4 bis 6 Stunden, da es offenbar auf die höheren Automatiezentren erregend wirkt und die Erregungsleitung erhöht. Bei der neurogenen Form sowie beim kardialen Typ des Carotis-Sinus-Syndroms hat sich uns Atropin bewährt. Wir gaben es kombiniert mit Luminal und Chinidin (0,0005 Atrop. sulf., 0,015 Luminal und 0,15 Chinidin pur. Merck, 2—3 Pulver tgl.), wie FRANKE vorgeschlagen hat.

Auch andere parasympathicolytisch wirkende Mittel, wie Parpanit (ZIPF) und das zentral dämpfende Prominal und schließlich auch Dibutil, scheinen eine günstige Wirkung zu haben. Beim Block im Block und beim depressorischen Typ des Carotis-Sinus-Syndroms ist Ephedrin (3mal tgl. 0,03 bis 0,05g) das Mittel der Wahl. In schweren Fällen von Carotis-Sinus-Syndrom kardialen Typs haben CRAIG und SMITH in 11 von 13 Fällen mit Erfolg operativ den Carotis-Sinus entnervt. WEISS und Mitarbeiter empfehlen, die Denervation auch auf die Carotis interna, externa und communis auszudehnen. Schließlich hat STEVENSON mit gutem Erfolg bei 5 Kranken Röntgenreizbestrahlungen des Carotis-Sinus durchgeführt. Dies sollte man wohl bei Versagen der medikamentösen Behandlung immer erst versuchen, bevor man sich zum operativen Eingriff entschließt.

Wird über atypische Krampfzustände berichtet, dann sollte immer an vago-kardiale Anfälle gedacht werden, vor allem dann, wenn diese in vorgerücktem Lebensalter einsetzen, also bei allen sogenannten „Spätepilepsien". Es ist dann eine eingehende Herz- und Kreislaufuntersuchung nicht zu unterlassen, und man sollte auch häufiger, als dies wohl bis jetzt geschieht, bei Anfallskranken Carotis-Bulbus-Druckversuche vornehmen. Man wird gut daran tun, dies bei leicht pathologischem Effekt wiederholt durchzuführen, evtl. auch nach Sensibilisierung mit Digitalis (Digipuratum 2 mal $^1/_2$ Tabl., 5—6 Tage lang). Das Vorliegen vago-kardialer Anfälle ist besonders dann zu erwägen, wenn manifeste Reizleitungs- oder Reizbildungsstörungen gefunden werden, wie partielle oder komplette Dissoziation, schwere Herzmuskelschädigung, aber auch dann, wenn sich nur eine Verlängerung der PQ-Strecke oder in vorgerücktem Alter eine Sinus-Arrhythmie ergibt. Während die Sinus-Arrhythmie in jugendlichem Alter häufig und bedeutungslos ist, ist sie im Alter ein sicherer Hinweis auf eine Schädigung des Herzens. Es sei nochmals hervorgehoben, daß das Fehlen manifester Reizbildungs- und Reizleitungsstörungen im Intervall vago-kardiale Anfälle nicht ausschließt und Beschwerden von seiten des Herzens dabei zwar häufig, aber keine Vorbedingung sind.

3. Die sympathico-kardialen Anfälle

Wenn ich jetzt zur Besprechung der sympathicotonen Anfälle übergehe, dann muß ich meine früheren Ausführungen über die Einrichtungen, die dem Organismus zur Aktivierung des Kreislaufs dienen, insofern ergänzen, als noch nicht gesagt wurde, daß der *Sympathicotonus zentraler* und nicht wie der *Parasympathicotonus peripherer Natur* ist und daß außerdem der Symphaticotonus nicht wie der Parasympathicotonus durch mechanischen Druck, sondern ganz vorwiegend durch chemische Wirkungen des Blutes erregt wird. Und zwar führt eine Zunahme des CO_2-Gehaltes im Blut zu einer Reizung der sogenannten *Chemorezeptoren des Sympathicus.* Solche Chemorezeptoren befinden sich einmal im Glomus caroticum und der Aorta, zum anderen im Zwischenhirn. Erhält nun das Blut, das vom Herzen in den großen Kreislauf gebracht wird, zuviel CO_2, so werden über diese Chemorezeptoren ergotrope Herz- und Kreislaufeffekte ausgelöst: Durch Kontraktion peripherer Gefäßgebiete wird der Rückfluß des Blutes zum Herzen beschleunigt und außerdem kontrahiert sich der Herzmuskel rascher. Dadurch steigt, da ja CO_2 auch gleichzeitig anregend auf das Atemzentrum wirkt, der Sauerstoffgehalt im Blut an, der CO_2-Spiegel sinkt, und damit fällt der chemische Reiz auf die Rezeptoren fort.

Der Überträgerstoff des Sympathicus ist das *Sympathin,* das sich zu $^2/_3$ aus Noradrenalin und zu $^1/_3$ aus Adrenalin zusammensetzt. Adrenalin wirkt in hohem Maße sympathicomimetisch. Im Bedarfsfall kann das in den Zellen des Nebennierenmarks gebildete Adrenalin auf nervösem Wege in kürzester Zeit zur Ausschüttung und damit der gesamte Organismus in Alarmbereitschaft und ergotrope Leistungsfähigkeit gebracht werden. Dieser für Sofortreaktionen zur Verfügung stehende Adrenalineffekt ist jedoch nur von kurzer Dauer. Anhaltende, allerdings protrahierter einsetzende ergotrope Wirkungen werden deshalb auf humoralem Wege ermöglicht; durch Funktionssteigerung des Hypophysenvorderlappens, besonders durch Freisetzung des adrenocorticotropen Hormons und Aktivierung der Nebennierenrinde, was zur vegetativen Gesamtumschaltung in ergotroper Richtung (A-Stellung HOFFs) führt.

Wenn ich vorhin sagte, daß der Sympathicotonus vorwiegend durch Chemo-Sensibilitäten erzeugt wird, dann deshalb, weil der im Dienste ergotroper Herzwirkungen stehende sogenannte Bainbridge-Reflex darin eine Ausnahme macht und wie der Bezold-Jarisch-Reflex durch mechanisch-hydrodynamische Druckänderungen ausgelöst wird. Die Rezeptoren, die im Dienste dieses Reflexes stehen, befinden sich in der großen Hohlvene, den Venae pulmonales, den Vorhöfen und wahrscheinlich auch in der Muskulatur der rechten Kammer (NONIDEZ, ANREP und DEUTICKE, BOUCKAERT und PANNIER). Sie werden durch Dehnung der präkardialen Venen und des Myokards erregt und lösen reflektorisch — wobei der Vagus die zentripedale, der Sympathicus und die Nn. accellerantes die zentrifugale Reflexbahn bilden — Effekte aus, die einer Reizung der Nn. accellerantes entsprechen, also vor allem Tachykardie und Verkürzung der Überleitungszeit, dann aber auch Tachypnoe (HARRISON u. Mitarb., SASSA und MUYZAKA). Die Frage, ob sich der Bainbridge-Reflex auch auf den Vasomotorentonus auswirken kann, wird unterschiedlich beantwortet. Von McDOWALL, SCHÄFER wird eine solche Annahme abgelehnt. Wenn es so wäre, so könnte man damit das Auftreten mehr oder weniger isolierter Herzeffekte verständlich machen. Bei plötzlichen Stauungen in den blutzuführenden Venen des Herzens oder Übererregbarkeit dieser Receptoren dürften durch Bainbridge-Reflexwirkung anfallsweise Tachykardien zustande kommen. SCHÄFER z. B. nimmt an, daß paroxysmale Tachykardien bei gewissen Vasolabilen auf Hypersensitivität dieser Receptoren zu beziehen sind. Nach Sensibilisierung des Reizbildungssystems des Herzens mit Barium konnten ROTHBERGER und WINTERBERG durch toxische und reflektorische Reizung des Herzsympathicus paroxysmale Tachykardien mit Adrenalinausschüttung hervorrufen. Nach F. HOFF sind mehr als die Hälfte aller Anfälle von paroxysmaler Tachykardie von einer Urina spastica gefolgt, d. h. es werden große Mengen eines niedrig gestellten hellen Urins ausgeschieden. Dabei handelt es sich seiner Auffassung nach um eine „flüchtige funktionelle Miniaturform des Diabetes insipidus“, und eine Störung, die darauf hinweist, daß auch die paroxysmale Tachykardie Folge eines „vegetativen Krisenzustandes“ ist, bei welchem eine funktionelle Störung des Hypophysen-Zwischenhirn-Systems angenommen werden darf. F. HOFF sah übrigens auch paroxysmale Tachykardien mit Urina spastica öfters als Migräneäquivalente auftreten, und LAUTER hat ein Abwechseln von paroxysmaler Tachykardie mit anfallsweiser Speichel- und Schweißsekretion, anfallsweisen Durchfällen und plötzlich einsetzender Polyurie beschrieben. Diese und andere Beobachtungen haben F. HOFF, VOLHARD, VEIL, SCHÖNE u. a. veranlaßt, zentral-nervöse Mechanismen bei der Auslösung paroxysmaler Tachykardien in den Vordergrund zu stellen und dafür „krisenhafte neuro-hormonale

Fehlsteuerungen" verantwortlich zu machen. Ebenso betonen WRIGHT, A. HOFFMANN, O'FLYN, SALENIN, DOXIADES, PÜSCHEL u. a. die ausschlaggebende Bedeutung des vegetativen Nervensystems bei der Entstehung paroxysmaler Tachykardien. POLZER und SCHOBER haben im gleichen Sinne, wie auch ich es tue, vermutet, daß zumindest ein Teil der Fälle von paroxysmaler Tachykardie als „modifizierte sympathico-vasale Anfälle", ich würde sagen, als sympathico-kardiale Anfälle, zu gelten haben. Diese Auffassung wird dadurch gestützt, daß man nach zentral-nervöser Reizung, z. B. nach Encephalographien, Extrasystolien, Sinus-Tachykardien und paroxysmale Tachykardien beobachtet (HOFF und FLUCH, PAULIAN und CONSTANTINESCO, VEIL, ABELES und SCHNEIDER). Die Encephalographie stellt einen Eingriff dar, der als "stress" im Sinne von SELYE, als ergotrope Alarmreaktion des Organismus aufzufassen ist. Auch auf die Herzrhythmusstörungen bei Tumor cerebri, über die ASCHENBRENNER und BODECHTEL berichtet haben, ist hierbei hinzuweisen und die gleichfalls von ASCHENBRENNER beobachteten „zentral bedingten Dauertachykardien" bei schwer Fleckfieberkranken.

Symptomatologie, Kasuistik und Therapie sympathico-kardialer Anfälle

Wir selbst haben in unserer Klinik im Oktober 1954 einen Kranken mit einem Hirnstammtumor beobachten können, der leichte linksseitige Pyramidenbahnzeichen und einen extrapyramidalen Tremor an der linken Hand aufwies, bei dem seit Beginn der Erkrankung paroxysmal auftretende Sinus-Tachykardien sich ereigneten. Diese sind nach einer Röntgen-Tiefenbestrahlung, die auch zu einem Rückgang der neurologischen Störung führte, längere Zeit ausgeblieben.

Noch ein weiterer eigener Beobachtungsfall beweist, daß paroxysmale Tachykardien zentral ausgelöst werden können. Dieser Kranke litt an einem linksseitigen Schläfenlappentumor, — einem Oligodendrogliom, das die Fossa sylvii durchwachsen hatte — und bereits $1^1/_2$ Jahre lang an Anfällen, die sich zuletzt alle 2 bis 3 Stunden wiederholten und so genau beobachtet und auch elektroencephalographisch und elektrokardiographisch festgehalten werden konnten (Abb. 6, I—VI). Der Anfallablauf war folgender: Der Kranke, der im Intervall keinerlei aphasische Störungen hatte, konnte mit einem Mal nicht mehr sprechen, wurde blaß, bekam Speichelfluß und Übelkeit, eine starke Beklemmung und unangenehmes Herzjagen. Letzteres steigerte sich rasch bis 165/min, um innerhalb von etwa 2 min langsam wieder abzuklingen. Der Kranke verlor in diesem Zustand das Bewußtsein nicht und stürzte auch nicht hin, er soll aber dabei einige Male „ohnmächtig" geworden sein. Motorische Entäußerungen oder eine Atemstörung waren nicht vorhanden und können die Tachykardie nicht erklären. Mit Beginn des Anfalls flachte sich das Hirnstrombild zuerst ab, dann traten neben Muskelpotentialen träge Kurvenschwankungen und nach 20 sec große Deltawellen von 1,5 bis 3/sec auf. Innerhalb dieser 20 sec nahm die Herzfrequenz rasch von 90/min bis auf 165/min zu. Die Tachykardie überdauerte die EEG-Veränderung erheblich, die Sinustachykardie klang nur langsam ab, erst nach 80 sec war die Ausgangsfrequenz wieder erreicht. Mit der Tachykardie flachte sich T rasch in allen Ableitungen bis zur isoelektrischen ab, P_2 wurde hoch und breit (0,1—0,12/sec) und es bildete sich allmählich eine ST-Senkung heraus, die bei Anfallende, wenn die

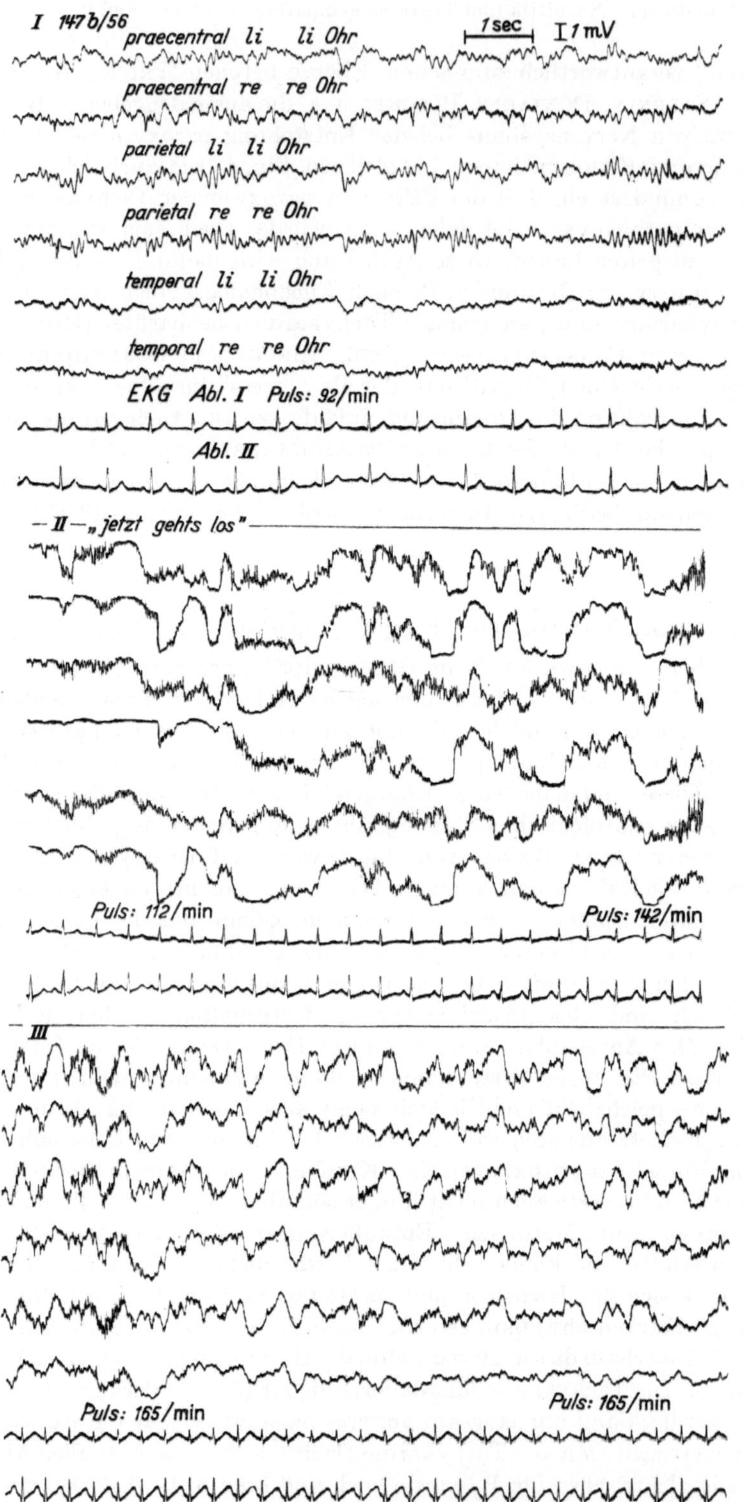

Abb. 6. Zentral ausgelöste paroxysmale Sinustachykardie

T-Zacken bereits wieder positiv und die Frequenz wieder auf normale Werte abgesunken waren, am ausgeprägtesten war. In dieser Phase traten vereinzelt ventrikuläre Extrasystolen mit nachfolgender kompensatorischer Pause auf (s. Abb. 6, VI).

Schließlich sind auch noch jene Störungen der Herzrhythmik zu erwähnen, die VAN BOGAERT, KORTH, MARX und WEINBERG durch Reizung des Hypothalamus, und BEATTIE, BROWN und LONG durch Reizung des zentralen Vagusstumpfes erzeugen konnten. Ebenso sind auch die Anfälle von Tachykardie und Aerophagie (LABERKE, F. HOFF) z. T. in Verbindung mit Urina spastica und Durchfällen (KISS) anzuführen, da sie ebenfalls auf die Bedeutung neuro-reflektorischer Mechanismen bei der Auslösung paroxysmaler Tachykardien hinweisen. Wie daraus zu ersehen ist, können also solche vegetativen Reflexwirkungen auch von der Peripherie aus in Gang gesetzt werden. Warum in diesen Fällen ergotrop-reflektorische Effekte erscheinen, in anderen trophotrope Entlastungsreaktionen, wie sie im vorstehenden Kapitel behandelt wurden, dürfte von teils extrakardialen, teils kardialen Faktoren abhängen. Je nach der Gewichtsverteilung hat man auch hier bei den sympathico-kardialen Anfällen wieder einer vorwiegend kardiogenen eine im wesentlichen neurogene Form paroxysmaler Tachykardien gegenüberzustellen.

Die Bedeutung *paroxysmaler Tachykardien* als Ursache von cerebralen Anfällen wurde bisher im einschlägigen nervenärztlichen Schrifttum kaum gewürdigt, obwohl das Auftreten von Synkopen bei paroxysmaler Tachykardie in den meisten Abhandlungen darüber erwähnt wird, so z. B., um nur einige Autoren zu nennen, von WINTERBERG, DOMARUS, WHITE, HOCHREIN.

Nur in einem kleinen Prozentsatz der Fälle von paroxysmaler Tachykardie findet man manifeste Herzschädigungen, wie Herzgefäß-, Herzmuskel- oder Herzklappenveränderungen (kardiogene Form). Bei der weitaus größeren Zahl ist das Herz aber offenbar organisch gesund, jedenfalls sind mit den zur Verfügung stehenden klinischen Untersuchungsmethoden organische Veränderungen nicht festzustellen, so daß die kardiale Genese solcher Ohnmachtsanfälle wiederum nicht ohne weiteres erkennbar ist. Dies ist vor allem auch dann schwierig, wenn das Herzjagen nur kurz dauert und so vom herbeigerufenen Arzt nicht mehr festgestellt werden kann. Die paroxysmale Tachykardie ist ja nur selten von einer Extrasystolie gefolgt (Typus Bouveret-Hoffmann), was dem Arzt einen Hinweis geben würde. Zumeist setzt die paroxysmale Tachykardie ebenso schlagartig ein wie aus und entzieht sich so der Beobachtung. Anders die Sinus-Tachykardie; diese pflegt langsam abzuklingen und kann so eher erfaßt werden.

Die *Blutförderung* des jagenden, gesunden, leistungsfähigen Herzens kann auch noch bei hohen Frequenzen überraschend groß sein und nur wenig subjektive Beschwerden verursachen. Bei sog. „kritischer Frequenz" von 180 Schlägen/min allerdings sistiert der Blutumlauf rasch; da hier Vorhof- und Kammersystolen zusammenfallen, gelangt kaum mehr Blut von den Vorhöfen in die Ventrikel und es resultiert daraus die nicht ungefährliche Vorhofspfropfung mit Einflußstauung und systolischem Venenpuls.

Anders liegen die Verhältnisse beim geschädigten, evtl. an der Grenze der Dekompensation stehenden Herzen. Hierbei genügt oft schon eine relativ geringe Zunahme der Herzschlagfolge, um das Minutenvolumen des Herzens und den

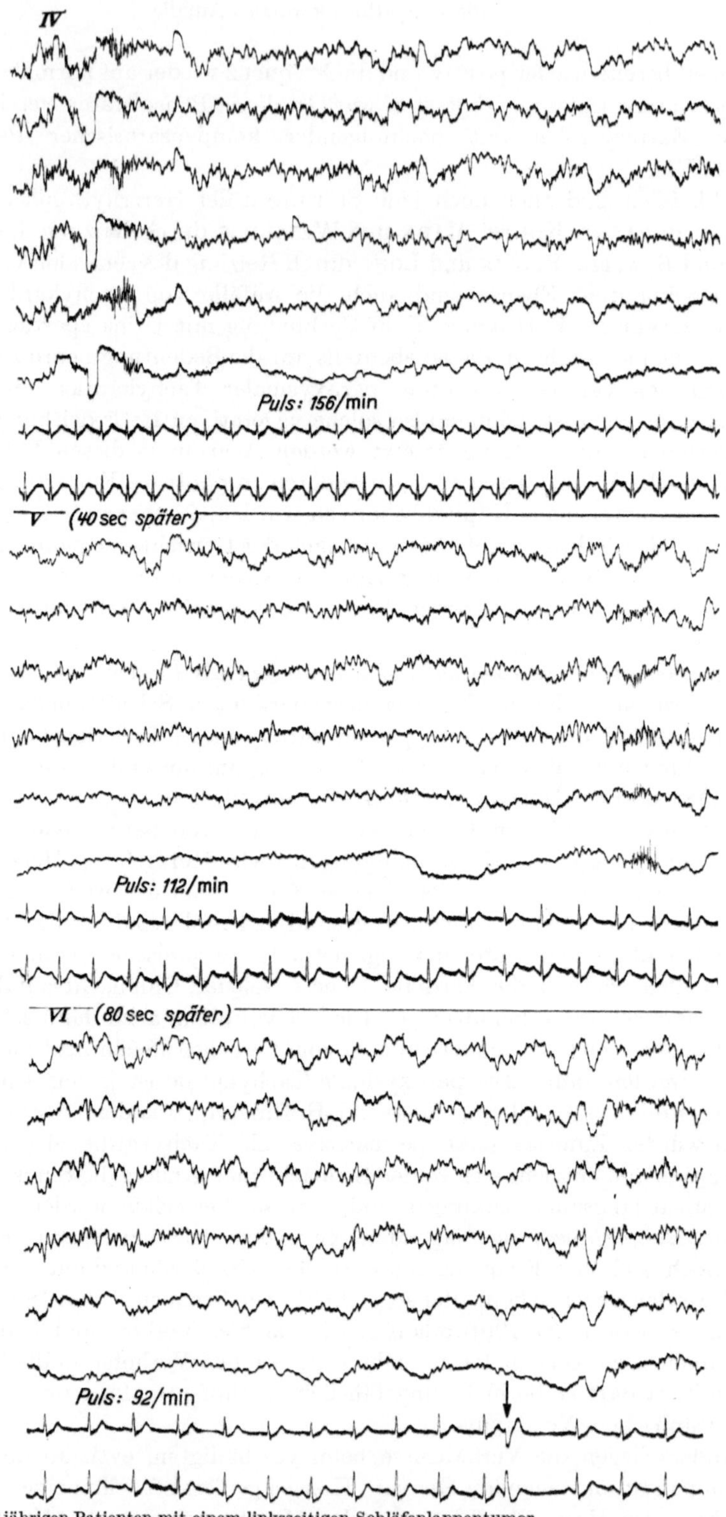

bei einem 41jährigen Patienten mit einem linksseitigen Schläfenlappentumor

Blutdruck so absinken zu lassen, daß Hirnanämie und damit Ohnmachten und Bewußtseinsstörungen eintreten.

Bei cerebralen Anfällen auf Grund paroxysmaler Tachykardien werden Herzsensationen kaum vermißt. Oft geht dem Anfall ein Unruhe- und Oppressionsgefühl voraus. Der schlagartige Beginn der Tachykardie wird häufig als Stoß oder Stich in der Herzgegend empfunden. Dann leiten Herzklopfen, Herzdruck, Beklemmung, auch anginöse Schmerzen, Schwäche und Schwindel unter Umständen schnell über in die Synkope. Die Ohnmacht wird, wie man sich denken kann, kein regelmäßiges Ereignis sein; ihr Auftreten hängt von den jeweiligen Kreislaufverhältnissen und der Herzfrequenz ab, sie wird evtl. auch dadurch verhindert werden können, daß sich der Betroffene hinsetzt oder hinlegt.

Die Kranken erblassen im Anfall, die Extremitäten werden kühl, auch cyanotisch, der Puls wird fadenförmig, kaum zählbar, oft nicht mehr fühlbar. Der Blutdruck ist mehr oder weniger niedrig. Die in entsprechend rascher Aufeinanderfolge hörbaren Herztöne sind hell und klingend, wie bei der Embryokardie dem Klang nach nicht voneinander zu unterscheiden. Während die Harnmenge im Anfall in der Regel vermindert ist, folgt dem Anfall charakteristischerweise eine Harnflut, oft auch Schweißausbruch, Frösteln oder Schüttelfrost. Manchmal kann die Polyurie aber auch gleichzeitig mit dem Anfall einsetzen, in seltenen Fällen sogar vorausgehen (F. Hoff). Diese und andere vegetativen Begleiterscheinungen zeigen, daß die paroxysmale Tachykardie eben keine auf das Herz beschränkte nervöse Störung ist, sondern nur eine „*herzbetonte Form*", innerhalb einer viel allgemeineren krisenhaft-ergotropen Dysfunktion.

Soweit es sich um herzgesunde Patienten mit paroxysmaler Tachykardie handelt, werden Zeichen vegetativer und nervöser Übererregbarkeit, Symptome einer sympathischen Hypertonie kaum vermißt. Schilddrüsenüberfunktion und Nicotinabusus fördern offensichtlich die Disposition zu anfallsweisem Herzjagen. Auch der Faktor einer allergischen Sensibilisierung ist jeweils in Betracht zu ziehen. Zweifellos haben vor allem anhaltende psychische Belastungen eine oft ausschlaggebende Bedeutung.

Unter den *auslösenden Faktoren* sind in erster Linie wiederum ergotrope psychophysische Belastungen zu nennen, seelische Erregungen, Erwartungsangst, Schreck, Schlafentzug, dann aber auch körperliche Anstrengungen, schließlich Magen-Darm-Störungen, Aerophagie, starke Magenfüllung, Meteorismus, Temperaturreize, besonders Kältereize. Wahrscheinlich spielen auch sympathische Reizzustände, die durch Veränderungen an der Halswirbelsäule erzeugt werden, manchmal eine Rolle (Schrade und Noeske). Oft allerdings sind äußere Anlässe für das Auftreten paroxysmaler Tachykardien nicht ersichtlich.

Man unterscheidet Sinus-Tachykardien, supraventrikuläre und ventrikuläre paroxysmale Tachykardien. Die häufigste Form ist die supraventrikuläre. Sie ist daran zu erkennen, daß sich im EKG der QRS-Komplex normal, die P-Zacke atypisch geformt darstellen. Die ventrikuläre Form ist viel seltener. Dabei ist der QRS-Komplex deformiert. Sie ist weitaus gefährlicher als die supraventrikuläre Form dadurch, daß sie in Kammerflattern und -flimmern übergehen kann.

Hochfrequente Ventrikelkontraktionen führen dazu, daß der Blutzufluß in die Ventrikel so gering wird, daß die Blutfüllung nicht mehr ausreicht, die Semilunarklappe zu öffnen. Dies aber bedeutet den praktischen Stillstand des gesamten Blutumlaufs wie im Herzblock. Die klinischen Bilder dieser Zustände gleichen deshalb dem Adams-Stokes- oder Morgagni-Adams-Stokes-Syndrom. Dies hat dazu geführt, daß dem Adams-Stokes-Syndrom bei Herzstillstand ein Adams-Stokes-Syndrom bei Tachykardie gegenübergestellt wurde (SCHERF, DE BOER, HATZENBERGER). Wenn das Kammerflattern oder -flimmern nicht in kürzester Zeit aufhört (Fälle von HOFFMANN, HALSEY, ROBINSON und BREDECK), führt es, wie verständlich ist, rasch zum Tode. Bei der schon erwähnten, von PÜTZ beschriebenen Kranken mit Anfällen von Bewußtlosigkeit, Schnauzkrampf und anderen extrapyramidalen Hyperkinesen traten ventrikuläre Extrasystolen, Kammerflattern, Herzstillstände und a.v.-Blöcke nacheinander auf, woraus ersichtlich wird, daß beide Störungsformen auch nebeneinander vorkommen können.

Das Anfallsbild ist auch bei der paroxysmalen Tachykardie durch das Ausmaß der cerebralen Mangeldurchblutung bestimmt. Es ist entsprechend vielgestaltig. Es kann einer Absence ähnlich sein, einer leichten oder schweren Ohnmacht, aber auch als tiefe anhaltende Bewußtseinsstörung mit Konvulsionen und extrapyramidalen Bewegungsabläufen in Erscheinung treten, wie dies von dem Morgagni-Adams-Stokes-Syndrom bei Herzstillstand bekannt ist (PFAUNDLER, BRUIN). Es darf hier eingefügt werden, daß nach Untersuchungen von LENOX u. Mitarb. Bewußtlosigkeit beim Absinken der Sauerstoffversorgung des Gehirns unter 24 Vol.-% eintritt. Das Ausmaß der cerebralen Mangeldurchblutung und damit die cerebrale Symptomatologie ist einmal abhängig vom Zustand und damit von der Leistungs- und Belastungsfähigkeit des Herzens und Kreislaufs, zum andern von der jeweiligen Frequenz und Dauer des Herzjagens.

Als Beispiel für sympathico-kardiale Anfälle bei paroxysmaler Tachykardie möge der folgende Beobachtungsfall genügen:

Fall 17. Otto T., geb. 28. 5. 1929 (klin. Aufn. 1. 7. 54). Die Anfälle, an denen T. seit Jahren litt, wurden bisher immer als „epileptiform“ bezeichnet. Die ältere Schwester des T. hat einmal auf eine schwere psychische Erregung mit einem Anfall — nach der Schilderung nicht epileptischer Art — reagiert. T. war schon als Kind körperlich schwächlich, nervös, psychisch labil und erregbar, wurde von den Mitschülern nicht für voll genommen, wegen seiner Schwächlichkeit und Empfindsamkeit viel gehänselt und als „halbertes Mädel“ verspottet. Bei Kriegsende hatte die Familie in Ungarn viel Schweres durchzumachen. Mit 16 Jahren wurde T. erst von Aufständischen, später von Russen verschleppt, geschlagen, zum Bestatten von Toten gezwungen u. ä. m. Damals setzten erstmals plötzliche Angstzustände mit Herzklopfen ein. Nach seiner Ausweisung arbeitete T. in der Landwirtschaft. Er erlitt im Winter 1946 einen Schädelunfall. Er stürzte von der Tenne und war einige Zeit bewußtlos. Anderthalb Jahre später stellten sich dann Bewußtlosigkeiten ein, zumeist im Zusammenhang mit Aufregungen, manchmal auch mit körperlichen Belastungen. Die Häufigkeit der Anfälle wechselt, manchmal vergehen nur einige Tage, manchmal Wochen bis zum nächsten Anfall. Die ohnmachtsähnlichen Anfälle werden regelmäßig eingeleitet von Herzklopfen, Übelkeit und Schwindel, oft sterben auch die Finger ab, die Füße werden kalt und „schlafen ein“, dann überfällt T. eine Schwäche, es wird ihm schwarz vor den Augen, und er stürzt, wenn er sich nicht rechtzeitig hinlegen kann. T. hat sich mehrfach verletzt, einmal schwer, als er vom Trittbrett einer Straßenbahn stürzte; unmittelbar vorher hatten die genannten Sensationen eingesetzt, und er hatte rasch auszusteigen versucht. Einige Male hat T. im Anfall Urin unter sich gelassen. In der Bewußtlosigkeit ist T. blaß und schlaff, nur manchmal treten auch leichte motorische Entäußerungen, Konvulsionen oder ungezieltes Schlagen und Greifen in Erscheinung. Ein tonisch-klonischer Krampf epileptischer Art wurde nie beobachtet. Die Bewußtlosigkeit dauert mehrere Minuten. Danach fühlt sich T. „wie abgeschlagen“, und es lösen Hitzewallungen und Frösteln einander ab.

Manchmal treten Herzklopfen, Übelkeit, Schwindel, Schwäche, Schweißausbruch und Harnflut auf, ohne daß das Bewußtsein schwindet. T. verträgt Hitze und Sonnenbestrahlung schlecht, in verbrauchter Luft wird ihm übel, ebenso bei Auto- und Eisenbahnfahrten. Rauchen verträgt er nicht, auf Alkohol reagiert er stark. Körperliche Arbeit erschöpft ihn rasch. Längeres Stehen, auch Bücken löst leicht vegetative Sensationen aus. Bei raschem Lagewechsel überfallen ihn Schwindel und Schwäche, begleitet von Flimmern und Schwarzwerden vor den Augen.

Körperlicher Befund: T. ist 25 Jahre alt, von asthenischem Habitus. Er bietet alle Zeichen einer erheblichen vegetativen Dystonie: häufiger Wechsel der Gesichtsfarbe, anhaltender roter Dermographismus, Glanzauge, feinschlägiger Tremor der Finger, respiratorische Arrhythmie, Pulsfrequenz sehr wechselhaft, geringste Erregungen führten zu Beschleunigung der Herzaktion. T. neigt zu Schweißausbrüchen. Haare weich, glänzend, zarte durchsichtige Haut, nur schwacher Bartwuchs.

Kein krankhafter Befund an den inneren Organen, insbesondere Herzbefund regelrecht. RR mit 105/75 mm Hg im Liegen etwas niedrig, Puls leicht tachykard (88/min).

EKG: Frequenz 90/min. P: 0,1, PQ: 0,2, QT: 0,33, QRS: 0,08, ST: in II, besonders in III etwas gehoben, T: +++. Nach Belastung Verschwinden der ST-Hebung in II und III, der QRS-Komplex sitzt eher etwas eingesenkt. Beurteilung: Sinus-Rhythmus, die Überleitungszeit erscheint mit 0,2 sec bei einer Frequenz von 90 etwas verlängert, sie nimmt jedoch nach Belastung ab. Kein sicherer pathologischer Befund.

Schellongsche Kreislaufprüfung: Ausgangswert 105/75:80. Nach Aufrichten 100/75:108, 105/80:100, 90/70:104, 100/80:96, 105/80:92 (arrhythmisch), 105/80:90. Nach Umlagerung 115/75:72, 110/70:68, 90/60:68, 100/65:68. Nach 20 Kniebeugen: 145/85:104, 115/75:80, 105/65:80. Also Labilität der Puls- und Blutdruckwerte bei hypotoner Ausgangslage, leichte kombinierte Kreislaufregulationsstörung.

Neurologischer Befund regelrecht.

Hirnelektrischer Befund: Gering ausgeprägter kleiner Alpharhythmus ohne verwertbare Seitendifferenz. In allen Ableitungen finden sich kleine Beta-Wellen. Flache, seitengleiche Potentiale aus dem Zwischenwellenfrequenzbereich kommen in langen Reihen in allen Ableitungen vor. Es sind wohl Artefakte. Keine für Epilepsie typischen Wellenformen. Derartige flache EEGs kommen auf konstitutioneller Basis vor, evtl. auch nach Schädeltraumen. Da der Unfall über 5 Jahre zurückliegt, ist kein Zusammenhang damit anzunehmen.

Während der Klinikbeobachtung konnten zwei, allerdings nur leichtere, Anfallszustände der geschilderten Art beobachtet werden: T. klagte plötzlich über ein Beklemmungsgefühl und unangenehmes Herzklopfen, war dabei blaß im Gesicht, die Extremitäten waren etwas cyanotisch, der Puls dünn, auf über 150/min beschleunigt. T. gab spontan an: „So fangen die Anfälle immer an.“ Dann trat Schweißausbruch und eine Art Schüttelfrost in Erscheinung. Es wurde versucht, ein EKG abzuleiten, doch war der Anfall schon wieder vorbei, die Herzfrequenz auf 100/min abgesunken, ehe der Patient ins Laboratorium gebracht worden war. Der Blutdruck im Anfall, im Liegen gemessen, betrug 90/60 mm Hg.

Bei diesem unserem Fall 17 handelt es sich um einen typischen Fall von paroxysmalem Herzjagen mit allen Zeichen vegetativer und sympathicotoner Übererregbarkeit. Bei einer neuropathischen und vegetativ-endokrin abnormen Anlage geriet der Kranke unter dem Einfluß chronischer psychischer und physischer Belastungen in den Zustand einer sympathischen Hypertonie und bekam nun sympathico-kardiale Anfälle charakteristischer Ausprägung, die mehrfach auch zu Synkopen führten.

Wenn ein Kranker wie der unsrige über paroxysmal auftretende Herzsensationen klagt, wenn Ohnmachtszustände von ausgesprochenen Herzsensationen begleitet werden, wenn schließlich noch im Anschluß an solche Anfälle Harnflut einzusetzen pflegt, dann darf, zumindest mit großer Wahrscheinlichkeit, auf sympathico-kardiale Anfälle geschlossen werden.

Noch kurz einige Hinweise auf die *Therapie*. Bei der Behandlung der sympathico-kardialen Anfälle sind Maßnahmen angezeigt, die direkt oder indirekt als Vagusreiz oder sympathicolytisch wirken. Zum Coupieren der paroxysmalen Tachykardie werden der Reihe nach zu versuchen sein: Carotis-Sinus-Druck (CZERMAK), Bulbusdruck (ASCHNER), Pressen bei geschlossener Glottis (VALSALVA), Husten, Würgen und Erbrechen. Um letzteres künstlich hervorzurufen, werden auch Apomorphingaben (0,01—0,02 mg subcutan) empfohlen. An vaguserregenden Mitteln kommen in Frage: Prostigmin 0,5—1,0 mg subcutan (maximale Wirkung nach 20 min), dann Acethyl-Cholin 20 mg intravenös, evtl. Wiederholung in 5 min in verdoppelter Dosis, oder Doryl 0,5 cm³ langsam intravenös und schließlich auch Physostigmin (STEPP, SCHLIEPHAKE, KISS, WRIGHT, HOLZMANN) oder die sympathicolytisch wirkenden Medikamente Gynergen, Hydergin und DHE 45.

Bei *supraventrikulären* paroxysmalen Tachykardien bewähren sich besonders die sowohl vaguserregenden als auch den Reizleitungsvorgang hemmenden Digitalis-Präparate; BOHNENKAMP empfiehlt, im Anfall 4,5 cm³ Digipuratum i.v., V. BRÜCKE bis zu 1,0 mg Digitoxin zu geben. Die volle Wirkung tritt erst in 1—2 Std. ein. Über eine zentrale Dämpfung wirkt Morphium (0,02 g s.c.). Dann ist vor allem das Chinin und Chinidin zu nennen; man gibt per os 0,2 g Chinidinum sulfuricum zweistündlich. Da nach 8 Std. der Blutspiegel sein Maximum erreicht, muß man dann, wenn der gewünschte Effekt ausgeblieben ist, die Einzeldosis erhöhen auf 0,4 g, ja evtl. bis auf 0,6 g. Von einer intravenösen Gabe sollte man lieber absehen, weil man damit u. U. Krämpfe hervorruft.

Chinidin wird auch als vorbeugendes Mittel empfohlen, kommt also in Fällen wie dem unsrigen in Frage und zwar in Kombination mit Barbituraten (Prominal und Luminal), wie dies z. B. im Chineonal der Fall ist, oder in Kombination mit Strychnin (Chinin. hydrochlor. 0,3, Strychnin. nitr. 0,002, tgl. abends ein Pulver, oder intermittierend 1—2mal die Woche bis zu 5mal 0,2 g Chinin).

Liegt eine *ventrikuläre* Tachykardie vor, dann ist die Verabreichung von Novocainamid (Procainamid) per os in hohen Dosen angezeigt, etwa drei- bis vierstündlich 0,5 g (HOLZMANN). Bei i.v.-Applikation ist Vorsicht geboten. Nach v. BRÜCKE sollten höchstens 100 mg/min und keinesfalls mehr als 250 mg insgesamt injiziert werden. Er rät, während der Injektion den Blutdruck und das EKG zu kontrollieren, um die Gefahr eines Herzstillstandes zu vermeiden. Sobald sich der QRS-Komplex verbreitere oder der Blutdruck stärker absinke, müsse die Injektion abgebrochen werden. Versagen alle diese therapeutischen Maßnahmen, dann kann evtl. auch noch Magnesiumsulfat 10—20%ig i.v. 10,0 bis 20,0 cm³ helfen. Wichtig ist, daß bei ventrikulärer Form der paroxysmalen Tachykardie Digitalispräparate kontraindiziert sind.

Mit dem neueren Rauwolfia-Reinalkaloid Reserpin (Sedaraupin, Serpasil), das den Tonus und die Erregbarkeit der sympathischen Zentren senkt und damit zu einer trophotropen vegetativen Umstimmung führt, scheint auch für die Behandlung der sympathico-kardialen Anfälle in Kombination mit dem Zwischenhirnnarkoticum Prominal ein geeignetes Mittel gefunden zu sein.

Es empfiehlt sich, über mehrere Wochen je nach individueller Ansprechbarkeit, 3mal tgl. 0,1—0,5 mg Reserpin und etwa zweimal eine halbe Tablette Prominal zu verordnen. Für die Behandlung solcher vegetativer Herzrhythmusstörungen ist offenbar auch das Phenothiazinpräparat Pacatal geeignet. Man kann ohne Bedenken Pacatal auch intravenös geben, nach DONAT 50—75 mg oder 1,5 mg/kg

Körpergewicht. Die Wirkung tritt bei intravenöser Gabe im allgemeinen in etwa 2—5 min ein. Zur Prophylaxe werden 50—150 mg per os täglich, also 2mal $^1/_2$ bis 3mal 1 Tablette Pacatal angegeben, eine Dosis, die auch als Dauermedikation beibehalten werden kann. Da Pacatal keine wesentlichen peripheren adrenolytischen Effekte ausübt (im Gegensatz zu Megaphen), ist bei extrem verschobener vegetativer Reaktionslage von diesem Mittel alleine allerdings nicht allzu viel zu erwarten.

Immer ist die Schilddrüsenfunktion zu überprüfen und bei thyreotoxischen Zeichen eine thyreostatische Behandlung einzuleiten. Von Kaffee-, Tee- und Nicotingenuß ist dringend abzuraten.

4. Die sympathico-vasalen Anfälle

Bei den sympathico-vasalen Anfällen stellt die paroxysmal einsetzende Tachykardie und Tachypnoe nur ein Teilsyndrom dar im Rahmen eines allgemeinen krisenhaften ergotropen Entladungsvorgangs, der mit einer Adrenalin- und Noradrenalinausschüttung verbunden ist. Auch diese Anfälle setzen zumeist plötzlich mit Herzklopfen, unangenehmem Schlagen der Hals- und Kopfgefäßpulse ein, mit retrosternalem Schmerz, der auch, wie beim Angina-pectoris-Anfall, in den Arm ausstrahlen kann. Es treten Oppression, ja Vernichtungsgefühl und quälende Erstickungsangst auf, oft auch Übelkeit und Erbrechen. Durch ausgedehnte Vasokonstriktion steigt sprunghaft der Blutdruck an — weshalb man auch von „Blutdruckkrisen" gesprochen hat —, der systolische Wert oft um mehr als 100%; er kann Werte über 200, ja 300 mm Hg erreichen. Der diastolische Druck erhöht sich dagegen nur gering, kaum mehr als um 20—40 mm Hg, wodurch sich die Blutdruckamplitude in der Regel erheblich vergrößert. Die Tachykardie steigt nach Polzer und Schober kaum über 160/min an, zum Unterschied von der paroxysmalen Tachykardie, bei der die Frequenz gewöhnlich um 200/min liegt. Auch die Hautgefäße verengen sich und bewirken allgemeine Blässe, besonders des Gesichts, Marmorierung der Haut und parästhetische Mißempfindungen. Gleichzeitig erhöht sich die Körpertemperatur, was mit Frösteln oder auch ausgeprägtem Schüttelfrost verbunden ist. Wezler und Thauer haben über Muskelzuckungen berichtet, die mit der Herzaktion synchron waren. Oft überlaufen mehrfach Piloarrektionswellen den ganzen Körper. Die Pupillen sind in diesem Zustand maximal weit. Im Blut findet man eine Leukocytose oft erheblichen Grades, außerdem eine Hyperglykämie und im Urin zumeist Zucker und Eiweiß. Kopfdruck oder ein Gefühl, „als wolle der Kopf platzen", werden nur selten vermißt. Der Kopfschmerz dürfte dabei auf eine passive Dehnung der Kopfgefäße infolge des paroxysmalen Blutdruckanstiegs zurückzuführen sein bzw. auf die nachfolgende kompensatorische Spannungserhöhung der Kopfgefäße und auf mehr oder weniger ausgedehnte cerebrale Gefäßkrisen. Es können dann migräneartige Kopfschmerzen, Schwindel, auch Drehschwindel, Ohrensausen, flüchtige Sehstörungen, ja Amaurosen, evtl. auch passagere Lähmungen, dann kolikartige Bauch- oder Nierenschmerzen, verbunden mit Anurie, schließlich auch Einschlafen oder Absterben der Gliedmaßen auftreten, je nachdem, welche Gefäßgebiete von den Gefäßkrisen betroffen werden.

Besteht wie bei der Migräne eine konstitutionelle Gefäßdyspraxie oder ist eine erworbene Bereitschaft zu spastisch-atonischen Gefäßkrisen vorhanden infolge funktioneller Störungen der Gefäßregulation oder infolge von Gefäßschädigungen verschiedenster Art, dann hat man unter Umständen auch mit vorübergehenden Störungen des Bewußtseins, mit Trübung des Sensoriums, Verwirrtheit, Bewußtlosigkeit und evtl. auch symptomatisch-epileptischen Anfällen zu rechnen. Besonders SCHERF und BOYD haben auf solche, durch lokale Gefäßspasmen hervorgerufene Komplikationen aufmerksam gemacht. Auch BIRKMAYER und WINKLER äußern sich dahingehend, daß die bei der sympathischen Hypertonie auftretenden Anfälle von Schwindel und Bewußtlosigkeit, Sehstörungen usw. auf passageren Gefäßspasmen beruhen. Die Dauer solcher Bewußtseinsstörungen ist verschieden, beträgt oftmals nur weniger als eine Minute, manchmal auch viele Minuten. Sie können einer Ohnmacht gleichen, aber auch einem organischen Verwirrtheitszustand oder einer Dämmerattacke, je nach Lokalisation, Dauer und Intensität der cerebralen Gefäßkrise. Über Beobachtungsfälle dieser Art wird später noch berichtet werden. In dem von BIRKMAYER und WINKLER beschriebenen Fall Nr. 6 schwanden die Sinne für etwa 15 min. Über Verwirrtheitszustände und epileptiforme Anfälle im Verlaufe von sympathicotonen Krisen bei Phäochromocytom haben HOFFMEYER, MORTEL und WHITE, BIEBL und WICKELS berichtet.

Im Sympathico-vasalen Anfall, auf der Höhe der Adrenalin-Wirkung gewinnt dann durch barorezeptive Reflexwirkungen eine kräftige, oft überschießende parasympathische Gegenregulation die Oberhand. Es setzen starke Haut- und Gesichtsrötung, diffuse Schweißausbrüche, oftmals auch Aufstoßen, Übelkeit und Erbrechen ein, und es sinken die Herzfrequenz und der Blutdruck zusehends zur Norm ab. Häufig werden nun reichlich große Mengen Urin von niedrigem spezifischen Gewicht und dünnflüssiger Stuhl entleert. Manchmal kann diese Gegenregulation aber auch schlagartig nach Art eines Entlastungsreflexes erfolgen und auf diese Weise zur Synkope führen.

Nach vorübergehendem Überwiegen des Vagotonus gewinnt in der Regel die periphere Adrenalinwirkung wieder das Übergewicht und es erfolgt eine erneute Gefäßverengung, die für die dem Anfall nachfolgenden Kopfschmerzen, die Müdigkeit, allgemeine Abgeschlagenheit und das Schlafbedürfnis verantwortlich sein dürfte.

Der sympathico-vasale Anfall stellt eine über das Ziel hinausschießende ergotrope Reaktion dar, eine Mobilisation aller auf Leistung und Abwehr gerichteten vegetativen Kräfte. Den Boden für solche extremen, ungebremsten Reaktionen bildet entweder eine abnorme Labilität der vegetativen Steuerung oder ein abnormer sympathischer Spannungszustand. Letzterer, die sog. „sympathische Hypertonie", bedeutet, daß die Mittellage des vegetativen Tonus dauernd in sympathicotoner Richtung verschoben ist und daß durch den damit verbundenen „Funktionswandel der vegetativen Regulation" die Reizschwelle für sympathische Reize absinkt und so normalerweise unterschwellige Reize wirksam und ergotrope Reize jeder Art inadäquat heftig beantwortet werden (sympathische Hyperreflexie nach BIRKMAYER und WINKLER).

Von physiologischen Faktoren, welche die vegetative Tonuslage in sympathicotoner Richtung verschieben, wären zu nennen: die periodische tageszeitliche und jahreszeitliche (Frühjahr und Sommer) Umstellung, die sympathische Spannungserhöhung im Prämenstruum, die unmittelbar vor Menstruationsbeginn kritisch ansteigt und mit der Menstruation parasympathische Richtung einschlägt. Schließlich das Klimakterium. Mit dem Nachlassen der Keimdrüsenfunktion, die das trophotrop-endophylaktische Funktionssystem tonisiert, setzt eine kompensatorische Steigerung der Hypophysentätigkeit ein, und durch vermehrte Ausschüttung von thyreotropem und adreno-corticotropem Hormon gerät das vegetative System in eine oft sehr ausgesprochene sympathische Hypertonie und Hyperreflexie (HANNAN, MEYERS und KINGS, PREISSECKER).

An weiteren Faktoren, die zur *sympathischen Hypertonie* führen, sind vor allem schwere, anhaltende psychische und physische Belastungen anzuführen, dann hormonale Dysfunktionen, Überfunktion der Hypophysentätigkeit oder der Schilddrüse und der Nebennieren, entweder sekundär durch die Hypophyse hervorgerufen oder primär durch Funktionssteigerung dieser Inkretdrüsen selbst entstanden; ferner Unterfunktion der dem histiotrop-cholinergischen Funktionssystem angehörigen Keimdrüsen und Inselzellapparate des Pankreas. Dabei ist aber zu berücksichtigen, daß Entgleisungen in der einen oder anderen Richtung immer auch eine gewisse konstitutionell präformierte regulatorische Schwäche des Hypophysen-Zwischenhirn-Systems anzeigen, denn ein funktionstüchtiges zentrales Regulationssystem ist in der Lage, Dysfunktionen der untergeordneten Hormondrüsen weitgehend auszugleichen.

In einem anderen Teil der Fälle liegen Prozesse vor, die das Diencephalon in Mitleidenschaft ziehen: Gefäßprozesse arteriosklerotischer oder entzündlicher Art, Polioencephalitis haem. sup., Encephalitiden, Tumoren, toxische Schädigungen, CO-Vergiftungen u. a. m.

Auch die Wirkungen der *sympathicomimetischen Substanzen*, die in den Genußmitteln Kaffee und Tee enthalten sind, und die Gefäßwirkungen des Nicotins sind zu berücksichtigen und des weiteren der Vorgang der Sensibilisierung, da die allergisch-hyperergische Umstimmung des Organismus eine Erhöhung der sympathischen Spannungslage bedeutet.

Infolge des erniedrigten Schwellenwertes für ergotrope Reize sind die Menschen mit sympathischer Hypertonie in hohem Maß reizüberempfindlich, und es genügen alltägliche Belastungen, evtl. auch schon die Schwankungen der vegetativen Tonuslage, die sich physiologischerweise vollziehen, um gelegentlich sympathische Krisen nach Art sympathico-vasaler Anfälle zu provozieren.

Man muß damit rechnen, daß auch vom Herzen und den herznahen Gefäßen aus auf dem Wege des Bainbridge-Reflexes gelegentlich sympathico-vasale Anfälle ausgelöst werden. LEWIS, SCHERF, SCHWARTZ und PAL haben solche anfallweise auftretenden Blutdruckkrisen bei Aorteninsuffizienz und Aortenstenose sowie bei Koarktation der Aorta beschrieben.

Es ist notwendig, nun auf die sympathico-vasalen Anfälle bei Tumoren des chromaffinen Systems, den *Phäochromocytomen* und *Paragangliomen* einzugehen.

Die schlagartige Aktivierung der energetischen Kräfte des Organismus erreicht das vegetative System durch die Freisetzung der Wirkstoffe des Sympathicus, Adrenalin und Noradrenalin. So hat man (BERNAL, KUGELMANN, BRANDT und KATZ) auch regelmäßig während der Sympathicuskrisen eine Hyperadrenalinämie feststellen können. Da die Zellen der Tumoren des chromaffinen Systems in der Lage sind, vermehrt Adrenalin und Noradrenalin zu produzieren, gelangen diese beiden Wirkstoffe laufend oder schubweise in abnormer Menge zur Ausschüttung ins Blut, und die Folge davon sind sympathico-vasale Anfälle, die sich in nichts von den besprochenen unterscheiden.

Die erste anatomisch-pathologische Beschreibung eines solchen Tumors hat 1896 FRÄNKEL und die erste klinische Mitteilung darüber haben ein Jahr später NEUSSER und NOTHNAGEL vorgelegt. In den letzten Jahren, nachdem die Klinik dieser Krankheitszustände allgemeiner bekannt geworden ist, hat sich die Kasuistik ganz erheblich vermehrt. Neuere zusammenfassende Darstellungen und Übersichten über das vorliegende Schrifttum verdanken wir RIVOIRE, MANDL, SACK, SCHERF und BOYD und JORES, der im neuen, 1953 erschienenen Handbuch der inneren Medizin die Klinik des Phäochromocytoms ausführlich abgehandelt hat. JORES geht dabei auch auf die für die Diagnosestellung wertvollen Provokationstests ein (Cold-Pressure-Test, Histamin-, Ephetonin-, Etamon-, Mecholyl-Test und Anfallprovokation durch Massage der Nierengegend), sowie auf die Anwendung der Mittel, die zum Coupieren der sympathico-vasalen Anfälle zur Verfügung stehen (Benzodioxan, Dibenamin, Regitin). Er betont, daß die Verläßlichkeit dieser Tests nur beschränkt sei und daß sie nur im Rahmen des gesamten klinischen Bildes richtig bewertet werden können. Gelegentlich sind solche Tumoren an Verkalkungen zu erkennen oder, bei einer gewissen Größe, röntgenologisch durch Kombination eines Pyelogramms mit einer perirenalen Luftfüllung nachzuweisen oder auch durch eine Verlagerung des Duodenums und des Colons.

Mit diesem kurzen Hinweis auf die klinische Bedeutung der Nebennierenmarktumoren und Paragangliome für die Entstehung sympathico-vasaler Anfälle möge es sein Bewenden haben, nachdem, wie oben angeführt, umfassende Darstellungen hierüber vorliegen. Aus dem Gesagten ergibt sich die Notwendigkeit, bei sympathico-vasalen Anfällen das Vorliegen solcher Geschwulstbildungen zu erwägen und mit den zur Verfügung stehenden klinischen Untersuchungsmethoden nach Möglichkeit auszuschließen.

Unter den von GOWER beschriebenen Kranken befinden sich auch solche mit sympathico-vasalen Anfällen. Drei Krankheitsfälle haben auch SCHOBER und POLZER in ihrer Schrift „Die vegetativen Anfälle des Herzens“ mitgeteilt, und an Hand von drei weiteren Beispielen ist SCHOBER später nochmals auf die Differentialdiagnose der sympathico-vasalen Anfälle eingegangen. Dann haben BIRKMAYER und WINKLER in ihrem Buch „Die Klinik und Therapie der vegetativen Funktionsstörungen“ die sympathische Hypertonie und die dabei auftretenden „sympathischen Anfälle“ besprochen, die ihren Worten zufolge als „akuter Entladungsvorgang sympathischer Energien“ aufzufassen sind. Auch der von PENFIELD beschriebene Kranke mit "Diencephalic autonomic epilepsie", bei dem sich ein Tumor im Diencephalon fand, der auf den Thalamus drückte, litt an solchen Anfällen von krisenhafter Blutdrucksteigerung mit Tachykardie und Atemstörungen, die auch mit einer Änderung der Pupillenweite, mit Speichel- und Tränenfluß, allgemeiner Unruhe und heftigen Kopfschmerzen einhergingen. Schließlich hat auch GAGEL mehrere solcher Anfallkranken gesehen, bei denen Tumoren im Bereiche des 3. Ventrikels vorlagen. W. RAAB konnte entsprechende Anfälle von Blutdruck- und Fieberanstieg und Tachykardie nach Gehirnerschütterung beobachten.

Kasuistik sympathico-vasaler Anfälle

Wie sich in den letzten Jahren, seit wir an unserer Klinik unser besonderes Augenmerk auch auf die nichtepileptischen Anfallsformen richteten, gezeigt hat, sind Kranke mit Anfällen sympathico-vasaler Art keine Seltenheit. Aus der größeren Zahl solcher Beobachtungen soll die angeführte Auswahl die Ausführungen zur Klinik dieser Anfallsform ergänzen und abschließen.

Fall 18. Herta B., geb. 12. 4. 1924 (klin. Aufn. 23. 8. 55). Die Mutter ist adipös. Als Kind hat die Kranke häufig Mandelentzündungen durchgemacht und seit früher Jugend an typischer Migräne gelitten. Sie war immer lebhaft, aktiv, ehrgeizig, leicht aus dem seelischen Gleichgewicht zu bringen, leicht zu verletzen und erregte sich schnell. Sie war eine passionierte Sportlerin.

Menarche im Alter von 14 Jahren. Mit 20 Jahren erste und einzige Schwangerschaft, dabei so schweres und anhaltendes Schwangerschaftserbrechen, daß man eine Schwangerschaftsunterbrechung erwog. Sie kam körperlich so herunter, daß sie vom 3. Schwangerschaftsmonat an bis zur Entbindung fast ständig zu Bett liegen mußte. Nachher konnte sie sich nicht mehr recht erholen, litt von dieser Zeit an vermehrt unter vegetativen Störungen, verstärkten Kopfschmerzen, Schweißausbrüchen und bekam leicht Herzklopfen. In dieser Zeit hatte sie vorübergehend übermäßig starke Monatsblutungen mit nur 14tägigem Abstand. 1947 Eierstockentfernung wegen Adnexitis.

In den letzten Jahren war sie schweren seelischen und körperlichen Belastungen ausgesetzt. Die Ehe ging in die Brüche. Mit ihrem zweiten Mann pachtete sie ein Geschäft, sie investierten eine Menge Geld und Kraft, konnten es aber schließlich doch nicht halten. Um die entstandenen Schulden zu decken, war Pat. gezwungen, Nachtarbeit anzunehmen. Nun stellten sich verstärkt Migräneattacken, Anfälle von Beklemmung, Angst, Lufthunger, Herzklopfen und mehrfach auch Ohnmachten ein. Im Anfall wurde sie ganz blaß, bekam Schwindel, fing an zu frösteln, dann brach Schweiß aus, ihr wurde übel, gelegentlich erbrach sie auch. In zwei Anfällen leichterer Art konnten wir eine paroxysmale Herzfrequenzsteigerung über 140/min und Blutdrucksteigerung feststellen (RR 165/100 mm Hg, Normalwerte hypoton, 105/70 mm Hg).

Zunächst wurde Brom gegeben, darauf war die Patientin überempfindlich und reagierte mit einer Bromdermatitis. Anschließend wurde eine Megaphenkur durchgeführt, unter der sich die Patientin rasch erholte, mächtigen Appetit entwickelte und an Gewicht zunahm. Die Anfälle blieben schlagartig aus. In der 4. Woche der Kur — es waren zusätzlich Barbiturate verabfolgt worden — trat erneut ein toxisches Hautexanthem und Quincke-Ödem auf, das vorübergehend zum Absetzen aller Medikamente zwang. Nach Desensibilisierung wurde auf Reserpin übergegangen, das gut vertragen wurde und im Zusammenwirken mit allgemein roborierenden Maßnahmen dazu führte, daß der sympathische Reiz- und beginnende Erschöpfungszustand überwunden wurde. Durch eine anschließende Moloidkur und DHE 45 konnte auch die Migräne günstig beeinflußt werden.

Hier darf man annehmen, daß bei der Patientin eine konstitutionelle Schwäche des vegetativ-endokrinen Systems vorgelegen hat. Unter der Einwirkung körperlicher und psychischer Überlastung und focal-toxischer Einflüsse geriet sie in einen Zustand sympathischer Hypertonie und Hyperergie, auf dessen Höhepunkt sich nun typische sympathico-vasale Anfälle einstellten. Diese blieben nach einer längeren Schlafkur und Erholung, nach desensibilisierenden Maßnahmen mit der Wiederherstellung einer stabileren vegetativen Reaktionslage bald aus und sind in den seither vergangenen 8 Monaten auch nicht wiedergekehrt.

Fall 19. Waltraud H., geb. 13. 5. 1929 (klin. Aufn. 24. 2. 54, 1. 6. 54 und 21. 7. 54). In der Familie keine Nerven- oder Stoffwechselkrankheiten. Als Kind häufig Anginen und Gelenkrheumatismus. Leidet an Heuschnupfen und hatte mehrfach Nesselfieber. Vor der Pubertät war sie dick, seit Beginn der Menses im Alter von 12 Jahren ist sie schlank. Sie litt von da ab viel an kalten Händen und Füßen. Sie wurde mehrfach ohnmächtig. Mit dem 14. Lebensjahr vorübergehend starke und häufige Blutungen, seit dem 18. Lebensjahr Menses unzureichend und unregelmäßig. Gleichzeitig setzten verstärkt Kreislaufstörungen ein. Die Gliedmaßen waren kalt und cyanotisch, starben oft ab. Pat. litt an krampfartigen Leibschmerzen und Obstipation, war inappetent und hatte ständiges Völlegefühl. Es bestand starker Fluor albus. Später traten mehrfach beachtliche Gewichtsschwankungen auf, eine Zeitlang bestand ein leichter Diabetes insipidus. Die Kranke verlor vorübergehend alle ihre Nägel und büschelweise das Haar. Die Leistungsfähigkeit ließ nach. Im Frühjahr 1953 erkrankte sie an einem schweren Gelenkrheumatismus. Bald danach stellten sich, besonders in den Tagen vor den Menses, Anfälle von Herzjagen, Blutdruckanstieg, Temperaturanstieg, Schüttelfrost, schließlich Schweißausbruch, Durchfall, Übelkeit und Erbrechen ein. Gefolgt waren diese Zustände von Kopfschmerzen und großer Abgeschlagenheit. Die Anfälle wiederholten sich während mehrerer Monate, besonders in den Tagen vor den Menses. Nach einer intensiven Therapie mit Ovarialhormonen, einer Hydergin-Tropfenkur, Bellasanol und anderen vegetativ dämpfenden Präparaten und gefäßerweiternden Medikamenten (Dilatol, Vasculat) ließen die Anfälle erheblich nach, verstärkten sich jedoch im Frühjahr 1954 erneut. Zu dieser Zeit wurden thyreotoxische Zeichen festgestellt: leichte Struma, Protrusio Bulbi, Fingertremor und Grundumsatzsteigerung um 25%. Dabei bestand Hypotonie von 110/80 mm Hg, eine erhebliche respiratorische Arrhythmie, im Schellongschen Versuch eine leichte kombiniert hypodynamtachykarde Regulationsstörung. EKG: Sinus-Rhythmus. Überleitungszeit an der unteren Grenze der Norm. ST in II und III eine Spur gesenkt. T in allen Ableitungen isoelektrisch. Leichtes orthostatisches Syndrom. Bei Belastung geringe Zunahme der ST-Senkung.

Neurologischer Befund regelrecht. Sonst keine Besonderheiten.

EEG: Etwas unregelmäßiges Hirnstrombild. Normale Sella. Thorntest normal, Absinken der absoluten Eosinophilen von 334 auf 154. Wasser- und Zuckerstoffwechselbelastungstests waren im Sinne einer zentralen Dysregulation gestört.

Im Verlaufe des letzten Jahres haben sich die vasomotorischen und vegetativen Störungen und Anfälle langsam verloren. Seit dieser Zeit sind die Menses wieder stärker und regelmäßig geworden.

In diesem Fall haben sich auch schon seit früher Jugend Symptome vegetativ-vasomotorischer Übererregbarkeit und einer allergisch-hyperergischen Reaktionslage gezeigt. Im Alter von 18 Jahren stellten sich dann Störungen ein, die auf eine endokrine Dysfunktion, insbesondere auf eine ovarielle Insuffizienz hinweisen. Wohl auf dem Wege über eine kompensatorische Hyperfunktion der Hypophysen-Zwischenhirntätigkeit entwickelten sich eine Thyreotoxikose und eine sympathische Hypertonie, die bald auch zu vegetativen Krisen nach Art sympathico-vasaler Anfälle führte. Mit der Überwindung der kritischen Entwicklungsphase, unterstützt durch eine hormonale Substitutionstherapie und eine medikamentöse Dämpfung der vegetativen Übererregbarkeit, glich sich die vegetativ-endokrine Fehlsteuerung innerhalb von anderthalb Jahren langsam aus, womit auch die sympathico-vasalen Anfälle seltener wurden und schließlich ganz ausblieben.

Fall 20. Henriette K., geb. 13. 7. 1926 (klin. Aufn. 2. 6. 55). Familienanamnese o. B. Menarche mit 13 Jahren, Periode immer schmerzhaft und unregelmäßig. 1945 nach normaler Schwangerschaft komplikationslose Geburt. Seit dieser Zeit chronische Adnexitis und Parametritis.

Von lebhaftem Temperament, „konnte nie untätig sein", leicht erregbar. Seit 5 Jahren zunehmend nervös, bemerkte ein Nachlassen der Spannkraft, war leicht erschöpfbar. Vorübergehend starkes Trinkbedürfnis, schwitzte stärker als früher. Regte sich leicht auf, reagierte verstärkt mit Schweißausbrüchen, Zittern und Erröten. Später Abbrechen der Nägel, Brechen der Haare.

Vor 4 Jahren erstmals im Zusammenhang mit heftiger Erregung Anfall von Übelkeit, Schwäche, Beklemmung, Kribbeln und Ameisenlaufen an den Armen und Beinen. In den folgenden Jahren stellten sich, immer zwischen Frühjahr und Sommer, „Anfälle" ein. Diese Anfälle treten zumeist nach körperlicher Belastung auf. Es stellt sich Magendruck und Übelkeit, dann Beklemmung ein. Pat. muß zwanghaft forciert durchatmen. Das Herz jagt, hämmert (Puls um 140/min) und schmerzt. Manchmal zieht der Schmerz in den linken Arm.

Auch Kribbeln und Ziehen in den Gliedern (Hyperventilationstetanie ?). Wenn sich nach einer Weile das Herz ein wenig beruhigt, beginnen die Glieder zu vibrieren und zu zittern, was von Frösteln und Gänsehaut begleitet ist. Kurz danach bricht Schweiß aus. Bei schweren Anfällen kehren evtl. die Beklemmung und andere Symptome wieder. Klingt dann der Anfall ab, dann besteht Kopfschmerz, evtl. auch Schmerz in der Herzgegend, Pat. fühlt sich sehr abgeschlagen, schwach, hat das Bedürfnis zu schlafen. Scheidet nun oftmals große Mengen hellen und farblosen Urins aus. Erholt sich oft erst am nächsten Tag. Zwischendurch öfters Kopfschmerzen, Schwäche und Schwindel.

Da die Anfälle im Frühjahr 55 verstärkt auftraten, erfolgte Krankenhausaufnahme. Man stellte eine chronische myeloische Leukämie fest; typische Blutbildveränderung, aber kein Milz- oder Mediastinaltumor. Blutcalcium 9,7 mg-%. Grundumsatz +37%. Pat. erhielt Calcium und AT 10 ohne wesentlichen Erfolg. Bellergal brachte Erleichterung.

Wegen verstärkter Anfälle der beschriebenen Art wurde die Kranke im Juni 1955 in unsere Klinik eingewiesen. Es konnte folgender Befund erhoben werden:

Leptosomer Habitus. Blasses Hautkolorit. Keine Drüsenschwellungen. Auch jetzt keine Milzvergrößerung feststellbar. RR 115/65 mm Hg, Puls 76/min. Normaler Schellong-Versuch. Keine tetanischen Zeichen, auch nicht bei Hyperventilation. Calcium im Serum zwischen 9,8 und 10,7 mg-%.

Neurologischer Befund regelrecht.

EEG: Leichte Allgemeinveränderung mit z. T. etwas steilen Zwischenwellen von unregelmäßiger Form, temporal links etwas deutlicher ausgeprägt als rechts. Die Herdveränderungen sind zu gering, um einen cerebralen Prozeß zu beweisen.

Blutbild: 110000 Leukocyten; im Differentialblutbild: 1% Normoblasten, 2% Myeloblasten, 4% Promyelocyten, 11% Myelocyten, 25% Metamyelocyten, 20% Stabkernige, 25% Segmentkernige, 4% Eosinophile, 2% Basophile, 4% Lymphocyten, 2% Monocyten. Im Sternalmark extrem gesteigerte Myelopoese, starke Eosinophilie und Knochenmarkriesenzellen. Behandlung der Leukämie mit Mitomen, worauf die Leukocytenwerte schnell auf 25000 absanken. Dann wurde eine Kur mit DHE 45 durchgeführt, und es wurde Prominal gegeben. Die Kranke erholte sich rasch, fühlte sich wohl und hatte von da ab keine Anfälle mehr.

Bei dieser Patientin mit sympathischer Hypertonie traten schon seit fünf Jahren immer wieder in den Frühjahrs- und Sommermonaten sympathico-vasale Anfälle auf. Die sie gelegentlich begleitenden tetanischen Zeichen sind wohl Folge der Hyperventilation bei Anfallbeginn. Ursächlich dürfte einerseits eine seit Jahren bestehende hormonale Dysfunktion und zum anderen die chronische myeloische Leukämie eine Rolle spielen. Die Anfälle werden in diesem Fall ganz vorwiegend durch psychische Erregungen ausgelöst. Die Anfälle verschwanden jeweils bald nach einer intensiven Bellergal-Medikation.

Fall 21. Georg L., geb. am 21. 2. 1921 (klin. Aufn. 7. 9. 55). Beim Vater des L., der 56 Jahre alt ist, wurde schon vor Jahren ein Hochdruck und ein Herzschaden festgestellt. Die Mutter ist asthmaleidend. L. war früher immer gesund. 1943 erlitt er multiple Granatsplitterverletzungen, u. a. einen Schußbruch der linken Tibia. Es entstand eine Osteomyelitis, die von Zeit zu Zeit immer noch fistelt. Außerdem leidet L. seither immer wieder an Furunkulosen. Nach dem Kriege stellte sich bei L. ein Asthma bronchiale ein, und im letzten Jahr entwickelte sich eine Stammfettsucht.

Ein Furunkel an der Hand führte im Mai 1955 zu einer Phlegmone, die größere Incisionen notwendig machte. Wenige Tage nach der Abszeßeröffnung trat erstmals ein Anfall mit Herzangst, Schmerzen in der Herzgegend, Herzklopfen, Zittern der Glieder auf, dann setzte Aufstoßen, Übelkeit, Erbrechen und starkes Schwitzen ein. Es wurde eine erhebliche Tachykardie und ein Blutdruckanstieg auf 190/100 mm Hg festgestellt. Der Zustand dauerte etwa 2 Std. Nach Abklingen des Anfalls wurden wieder normale Blutdruckwerte von 135/85 mm Hg gemessen. Das EEG war normal. Man fand lediglich Zeichen einer vegetativen Übererregbarkeit. Wegen der Furunkulose wurde eine Aquacillinkur durchgeführt. L. erhielt Euphyllin-Traubenzucker-Injektionen, außerdem Eupaverin, Prominal und salzarme Kost. 6 Wochen später 2. Anfall, der ganz dem ersten entsprach. Wiederum wurde eine erhebliche Beschleunigung der Herzschlagfolge und ein Blutdruckanstieg auf 195/130 mm Hg gefunden. Nitrolingual brachte dabei und auch bei späteren Anfällen keine Erleichterung (!). Solche Anfälle wiederholten sich in regelmäßigen Abständen in den nächsten Monaten insgesamt 8mal, in leichterer Form zeigten sie sich aber 1—2mal in der Woche. Eine erneute Herzuntersuchung ergab wiederum keinen Anhalt für eine Herz- oder Herzgefäßerkrankung. Man fand lediglich eine leichte Linkshypertrophie. Man bezog die Beschwerden auf eine vegetative Dystonie, für die möglicherweise die chronische Osteomyelitis und Furunkulose verantwortlich seien.

Wegen der sich wiederholenden Anfälle wurde der Kranke im Spätsommer 1955 in unsere Klinik eingewiesen. Wir fanden eine Adipositas des Stamms, ein Vollmondgesicht, zahlreiche livid gefärbte Striae am Unterbauch und an den Hüften. Es bestand eine Polyglobulie (5,5 Mill. Ery., 117% Hb). Keine besondere Osteoporose, normale Sella. Grundumsatz + 8,2%. Als Zeichen vegetativer Übererregbarkeit vermehrtes Schwitzen, lebhafte rote Dermographie, respiratorische Arrhythmie, Glanzauge, leichter Fingertremor und lebhafte Reflexe.

Der neurologische Befund war regelrecht.

Im EEG Verminderung des Alpharhythmus rechts occipital als fragliches Herdzeichen.

Im Encephalogramm mäßiger Hydrocephalus internus und externus. Kein Anhalt für suprasellär gelegenen Tumor.

Das Kontroll-EKG war nun leicht pathologisch verändert. Es bestanden Zeichen einer leichten Coronar-Insuffizienz und der Verdacht auf einen leichten Myokard-Schaden: ST-Senkung in I und II, und dyscordantes T III. Nach Belastung geringe Zunahme der ST-Senkung und Abflachung von T in allen Ableitungen.

Bei wiederholten Blutdruckmessungen konnten auch außerhalb der Anfälle wechselnde, z. T. erhöhte Blutdruckwerte gemessen werden. Zwischen 125/90 und 160/100 mm Hg. Auch bei der Kreislaufprüfung nach Schellong trat eine Labilität des Blutdrucks zutage.

Blutzuckerbelastungstests, abgesehen von leichter Insulinresistenz, normal.

Wasserbilanz ausgeglichen. Verdünnungsversuch regelrecht. Keine Diurese-Wirkung von Thyroxin. Auf Hypophysin ungenügende Antidiurese.

Tests auf Phäochromocytom (Cold-pressure, Nierenmassage usw.) negativ.

Im Thorn-Test kein Abfall der absoluten Eosinophilen.

Während der Beobachtungszeit konnten wir 3 Anfälle der oben beschriebenen Art verfolgen mit Tachykardie, RR-Anstieg, Blutzucker- und Temperaturanstieg, anschließend Schüttelfrost, Schweißausbruch, Übelkeit, Erbrechen. Regitin im Anfall blieb ohne Wirkung. Wir gaben Reserpin in Kombination mit Prominal und ließen eine Röntgentiefenbestrahlung der Hypophysengegend durchführen.

Bei diesem Kranken liegt eine familiäre Veranlagung zu essentieller Hypertonie und eine allergische Diathese vor. Nach jahrelangen Eiterungen stellte sich ein Asthma bronchiale ein. Mit 30 Jahren entwickelte sich ein abortives Cushing-Syndrom, und nach einer phlegmonösen Eiterung traten plötzlich Anfälle auf, die der sympathico-vasalen Anfallform zuzurechnen sind. Da die Anfälle oft mit erheblichen stenokardischen Beschwerden einhergingen, dürften im Anfall auch Coronargefäßspasmen auftreten. Dieser Krankheitsfall ähnelt den Beobachtungen von Gagel, der von „hypothalamogener Form des Angina pectoris-Syndroms" spricht.

Therapie sympathico-vasaler Anfälle

Für die *Behandlung* der sympathico-vasalen Anfälle stehen uns heute eine ganze Reihe von sympathicolytischen Mitteln zur Verfügung. Einmal die Sekale-Präparate Hydergin und DHE 45. Sie greifen an den spezifischen Rezeptoren an und üben so ihre sympathicolytische Wirkung aus und senken gleichzeitig auf zentral-nervösem Wege den allgemeinen Gefäßtonus. Man gibt im Anfall 2 bis 4 cm³ i.v., je nach Notwendigkeit und Verträglichkeit. Zum anderen haben wir im Dibenamin und Regitin Blockadesubstanzen zur Hand, die offenbar die Zellen gegen adrenergische Wirkstoffe abzuschirmen vermögen und uns so in die Lage versetzen, sympathicotone Krisen abzufangen. JORES empfiehlt, 7 mg/kg Körpergewicht, insgesamt aber nicht mehr als 500 mg Dibenamin in 200 cm³ physiologischer Kochsalzlösung oder 5%iger Glucoselösung langsam als Infusion zu geben oder 5 mg Regitin (Ciba) i.m. Wenn der gewünschte Effekt ausbleibt, kann die gleiche Dosis Regitin auch i.v. verabfolgt werden. Während bei Dibenamin gelegentlich unangenehme Nebenerscheinungen, Übelkeit, Erbrechen, evtl. auch Verwirrtheiten auftreten können, soll Regitin auch in höheren Dosen von 10 bis 25 mg gut vertragen werden. Durch zusätzliche Gaben parasympathicomimetisch wirkender Stoffe, wie Acetylcholin, Doryl sowie Prostigmin, kann evtl. der sympathicolytische Effekt der oben genannten Mittel verstärkt werden. Auch Amylnitrit oder Nitroglycerin können durch ihre fast elektive, dilatatorische Wirkung auf die Gehirn-, Coronar- und Hautgefäße Erleichterung der Kopf- und Herzschmerzen bringen. Die Wirkungsdauer dieser Mittel ist aber zumeist nur kurz.

Die weiteren Maßnahmen, die man ergreifen muß, um den erhöhten sympathicotonen Spannungszustand zu beseitigen, hängen von den jeweiligen Bedingungen ab, unter denen er entstanden ist. Da häufig psychische Einflüsse von Bedeutung sind, Konflikte oder affektive Spannungen, die nicht bewältigt werden, wird man versuchen müssen, diese zu lösen. Bei chronischer psychischer und physischer Überforderung ist für eine entsprechende längere Ruhepause und Erholung Sorge zu tragen. Auch mit diätetischen Maßnahmen ist einiges zu erreichen. Eiweiß und Kochsalz sollten möglichst eingeschränkt werden, die Kranken sollten sich auf laktovegetabile, kaliumreiche Kost umstellen.

Ist eine Unterfunktion der Keimdrüsentätigkeit anzunehmen, wie z. B. im Klimakterium, dann wird eine Substitutionstherapie mit Sexualhormonen einzuleiten sein. Bei Thyreotoxikosen sind thyreostatische Mittel in Verbindung mit Bellergal, Luminal oder Prominal angezeigt. Besteht eine allergisch-hyperergische Reaktionslage, dann wird man versuchen, diese zu beheben, indem man eine Herdsanierung und Desensibilisierung vornimmt.

Um eine sympathische Hypertonie zu beseitigen, wird man sich am besten des Reserpins, einem Alkaloid aus der Rauwolfia-Droge (Sedaraupin, Serpasil) bedienen, oder aber des Phenothiazins Megaphen. Sedaraupin über 6—8 Wochen und länger gegeben, und zwar in einer Dosis von etwa 3mal 0,1—0,5 mg täglich in Kombination mit Prominal oder Luminal, hat sich uns mehrfach bei solchen Kranken gut bewährt. Megaphen dagegen sollte man besser nicht in kleinen Dosen verzetteln, sondern lieber als Schlafkur anwenden für eine Dauer von wenigstens 3 Wochen, was allerdings nur stationär durchgeführt werden kann. Man beginnt zweckmäßig mit Injektionen dreistündlich 2 cm³ je 50 mg drei Tage lang und geht dann auf Dragées (6mal 2 täglich) über, evtl. in Kombination mit 6mal 1 Dragée Atosil, womit die Nebenwirkungen gemildert und die Schlafwirkung verstärkt werden kann.

Des weiteren sind auch die schon zur Coupierung des Anfalls empfohlenen Mittel DHE 45 und Hydergin in Form einer Kur in aufsteigender und absteigender Dosierung geeignet. Nicht zuletzt kommen auch Dibenamin und Regitin für eine Umstimmungstherapie in Frage. Weitere Stoffe, die sich zur Therapie infolge ihrer aktivierenden Wirkung auf das trophotrope System anbieten, sind Vitamin B (das man auch den 2. Betriebsstoff des cholinergischen Systems genannt hat), das Arsen, Schwefel und Phosphor. Schließlich wird man auch Gefäßmittel wie Papaverin und Nitrite versuchen.

Bei den sympathico-vasalen Anfällen, denen chromaffine Tumoren zugrundeliegen, ist in gleicher Weise vorzugehen wie oben angegeben. Unter einer laufenden Regitin-Therapie (4—6mal täglich 50 mg nach JORES) sollen die Anfälle unter Umständen ausbleiben. Es wird jedoch immer die operative Entfernung der Tumoren, die in 10—15% doppelseitig vorkommen, anzustreben sein. Die Mortalität ist dabei allerdings mit 20% angegeben.

5. Anfälle bei cerebralen Gefäßkrisen

Unter der von PAL geprägten Bezeichnung „Gefäßkrise" werden anfallweise auftretende konstriktorische und dilatatorische Gefäßreaktionen zusammengefaßt, durch die in den betroffenen Gefäßgebieten die Blutströmung und in den entsprechenden Organbezirken die Sauerstoffversorgung vorübergehend mehr oder weniger erheblich beeinträchtigt werden. Solche Gefäßkrisen können, wie bei den sympathico-vasalen Anfällen, ausgedehnte Gefäßgebiete betreffen oder aber auch auf regionäre, umschriebene Gefäßbezirke beschränkt bleiben. So kennen wir Gefäßkrisen der Extremitätenarterien, abdominelle, Bauchgefäß- und Nierengefäßkrisen, pectorale und schließlich auch cerebrale Gefäßkrisen.

Hier interessieren uns die *cerebralen Gefäßkrisen.* Dabei hat man theoretisch rein funktionelle Gefäßstörungen, solche, die sich in einem gesunden cerebralen Gefäßsystem abspielen, zu unterscheiden von Gefäßkrisen auf dem Boden cerebraler Gefäßschädigungen. Dazu ist einschränkend zu sagen, daß es oft auch mit Hilfe moderner Untersuchungsmethoden, auch der Arteriographie, nicht gelingen wird, beginnende cerebrale Gefäßveränderungen festzustellen. Außerdem muß man auch mit der Möglichkeit rechnen, daß funktionelle Gefäßstörungen dann, wenn sie schwer und anhaltend sind und sich wiederholen, schließlich Gefäß- und Parenchymschädigungen nach sich ziehen (SCHOLZ). Das Auftreten cerebraler Gefäßkrisen, das Ausmaß der durch sie hervorgerufenen Hypoxydose und Ischämie und des Ödems hängt jedenfalls nicht allein vom anatomischen Zustand der Hirngefäße ab, sondern ebenso vom Reaktionszustand der nervösen Elemente der Hirngefäße und der Funktion der allgemeinen und der besonderen, dem Hirn eigenen Kreislaufregulationseinrichtungen.

Die Hirngefäße sind ebenso nervös versorgt wie andere Gefäße auch. Die sympathischen Gefäßnerven stammen aus den sympathischen Geflechten der Carotiden und wahrscheinlich auch der Vertebralarterien. Die parasympathischen Nervenfasern gelangen von der Medulla oblongata über den Nervus facialis zum Ganglion geniculi, von hier aus über den Nervus petrosus superficialis major in die oben genannten Gefäßnervengeflechte (CHOROBSKI und PENFIELD). Diese begleiten die Gefäße bis in ihre Endverzweigungen und bilden schließlich ein syncytiales Maschenwerk, in welchem die einzelnen Faseranteile nicht mehr voneinander zu trennen sind. Vermittels der sympathischen Nervenelemente werden vasokonstriktorische Effekte, über parasympathische Fasern vasodilatatorische Reaktionen ausgelöst.

Der *Hirnkreislauf* nimmt im Rahmen der Kreislaufregulation insofern eine Sonderstellung ein, als er durch gewisse, nur ihm eigene Regulationseinrichtungen noch besonders gesichert ist:

1. Durch den sog. Eigen- oder Meningea media-Reflex. Durch ein gegensätzliches Verhalten von Arteria carotis externa und Arteria vertebralis einerseits und der Arteria carotis interna andererseits, kann durch Drosselung in dem einen Gefäßgebiet Erweiterung des anderen Gefäßbereiches erreicht werden.
2. Durch die Eigentümlichkeit der Hirngefäße, sich bei Zunahme der Kohlensäurespannung im Blut nicht wie die übrigen Gefäße zu verengen, sondern zu erweitern. Damit besitzt das Gehirn eine entscheidend wichtige Schutzeinrichtung gegenüber Durchblutungsstörungen.
3. Können durch die weitmaschigen Gefäßgeflechte der Schilddrüse beträchtliche Teile des Blutes aus dem Kopfkreislauf abgezogen werden, so daß dieser im Bedarfsfalle entlastet werden kann.
4. Schließlich beeinflussen die Carotis-Sinus-Reflexe, wie dies früher schon ausgeführt wurde, über die Blutdruckregulation das Verhältnis des Hirnkreislaufs zum übrigen Körperkreislauf.

Trotz dieser mehrfachen Sicherungseinrichtungen neigt aber offenbar gerade das dem Halssympathicus zugehörige Hirngefäßsystem zu Gefäßkrisen, ebenso wie das von den Nervi splanchnici innervierte Bauchgefäßsystem. Der alltägliche und so häufige Migräneanfall beruht ja, wie wir heute annehmen, auf einer solchen Gefäßkrise. Ob man bei der *Migräne* nun eine angeborene Gefäßschwäche oder Dyspraxie (Hahn und Stein), eine allgemein erhöhte Reizbarkeit des sympathischen Systems (Vallery-Radot) oder eine lokale sympathische Übererregbarkeit im Gebiete der Kopfgefäße, insbesondere der Arteria carotis externa und vertebralis (Richter) annimmt oder wie Brobell eine „reflektorische diencephal bedingte Fehlsteuerung des Kopfvasomotoriums", einig ist man sich darin, daß der Migräne eine vegetative Fehlsteuerung zugrunde liegt, die besonders das Kopfgefäßsystem betrifft. Obwohl die Migräne also als vegetativ-vasomotorische Anfallform zu gelten hat, will ich hier darauf nicht näher eingehen und nur soviel feststellen, daß bei einem relativ hohen Prozentsatz der Menschen, wie wir täglich erfahren, eine solche Bereitschaft zu cerebralen Gefäßkrisen vorhanden ist. Diese Veranlagung scheint für die Entstehung der vegetativen Anfallform, die hier besprochen werden soll, von Bedeutung zu sein, da ein großer Teil dieser Anfallkranken, wie die nachfolgenden Krankengeschichten zeigen werden, schon seit Jahren mit Migräne behaftet war.

Eine weitere funktionelle Störung der Kreislaufregulation, die mit einer erhöhten Erregbarkeit des Gefäßnervensystems einhergeht und eine Disposition zu Gefäßkrisen schafft, stellt die *primäre* oder *essentielle Hypertonie* dar. Der labile Hypertonus, der dem fixierten roten Hochdruck lange Zeit vorausgehen kann, ist ja wohl selbst Folge einer Gefäßdysregulation. Gleichzeitig wird offenbar durch die besondere Beanspruchung der Gefäße die Arteriosklerose gefördert, und die hierdurch hervorgerufenen Gefäßwandveränderungen können einmal eine örtliche Krampfbereitschaft und Anpassungsschwäche der betreffenden Gefäße zur Folge haben, wie sie zum anderen die Eigenregulationen des Gehirns stören, indem sie die Hirnstammareale schädigen, die für die Kreislaufregulation wichtig sind.

Dies trifft auch für Gefäßstörungen und Schädigungen anderer Genese zu. So reagiert ein sensibilisiertes Gefäßsystem dann, wenn es mit dem entsprechenden Antigen in Berührung kommt, mit einer Vasokonstriktion und nachfolgenden Vasodilatation, also mit einer Gefäßkrise, was dazu geführt hat, auch eine „allergische Form der Migräne" herauszustellen. Einzelne Autoren wie HANSEN und BERGER glauben sogar, daß 50—70% aller Migräneanfälle allergischer Genese sind.

Dann sind auch toxisch-infektiöse Gefäßwirkungen zu berücksichtigen; vor allem ist Nicotin ein ausgesprochenes Gefäßgift, und bei Rauchern ist neben der direkten vasokonstriktorischen Wirkung des Nicotins auch in Betracht zu ziehen, daß eine Tabak-Allergie bei der Entstehung von Gefäßkrisen eine entscheidende Rolle spielen kann. Von gewisser praktischer Bedeutung sind die cerebralen Gefäßschädigungen durch chronischen Alkoholmißbrauch oder im Zusammenhang mit Schwangerschaftstoxikosen, in der Folge von Hirnverletzungen, entzündlichen Hirn- und Hirngefäßerkrankungen und schließlich infolge von Nierenerkrankungen. Die dabei auftretende Nierenischämie führt zur Bildung pressorischer, gefäßaktiver Substanzen, die nicht nur den Spannungszustand und die Krampfneigung der peripheren Gefäße erheblich erhöhen, sondern auch auf dem Blutwege Zwischenhirneffekte auslösen können, die einer Reizung dieser Zentren gleichkommen (BLALOCK).

Die rein funktionellen vegetativ-dysregulatorischen Gefäßstörungen stellen eben nur ein Extrem dar, das andere die Gefäßkrisen im Rahmen organischer Hirngefäßschädigungen, wie bei der angiospastischen Encephalopathie und chronischen Pseudourämie in der Folge der chronischen Nephritis und des malignen Hochdrucks, bei denen vegetative Einflüsse lediglich noch auslösende Bedeutung haben können.

Nach schweren Migräneanfällen werden vorübergehende cerebrale Funktionsstörungen immer wieder einmal beobachtet, und auch Dauerschädigungen kommen in seltenen Fällen vor. Dabei wird sich allerdings immer die Frage aufdrängen, ob dann nicht schon vorher ein Gefäßschaden bestanden hat, denn die sich während der gefäßspastischen Krise anhäufenden Stoffwechselprodukte wirken als starker vasodilatatorischer Reiz, der, wie allgemein angenommen wird, bei gesunden Gefäßen ausreichen müßte, den Gefäßspasmus rechtzeitig zu lösen. Schwindet die Migräne nicht in höherem Lebensalter, wie dies sonst die Regel ist, verstärkt sie sich etwa im Klimakterium oder setzt sie zu diesem Zeitpunkt überhaupt erst ein, dann steigt auf Grund der sich einstellenden altersbedingten Gefäßveränderungen die Gefahr, daß im Zusammenhang mit Gefäßkrisen Gefäß- und Parenchymschädigungen entstehen.

Gar nicht so selten kann man von den Migränekranken erfahren, daß sie zu Ohnmachten neigen. Dies liegt wohl an der allgemeinen Kreislaufregulationsschwäche, der vegetativ-vasomotorischen Labilität dieser Kranken, die eine Disposition für das Auftreten der in den vorstehenden Kapiteln besprochenen vegetativen Anfälle schafft. Ohnmachten oder Bewußtseinsstörungen in direktem Zusammenhang mit Migräneattacken, also mit lokalen Gefäßkrisen, haben wir und offenbar auch andere Autoren nicht beobachtet. Nur BROBELL erwähnt einen Kranken, der einmal nach einer hemianopischen Aura für einige Zeit bewußtlos wurde, zweifelt aber selbst daran, ob dessen Gefäßsystem wirklich ganz gesund war.

Kasuistik cerebraler Anfälle bei Gefäßkrisen

Bei symptomatischen Formen der Migräne, oder dann, wenn bei einer konstitutionellen Migräne sich nervöse Reizzustände oder Schädigungen der Gefäße komplizierend hinzugesellen, kann dies aber auch anders sein.

So haben wir an unserer Klinik in den letzten beiden Jahren zwei Kranke beobachten können, die an einer recht typischen „cervicalen Migräne" litten, bei denen sich mit dem Einsetzen dieses Beschwerdekomplexes und oft im Zusammenhang mit ihren Kopfschmerzattacken Ohnmachtsanfälle eingestellt haben. Nach einer intensiven Extensionsbehandlung mittels Glissonschlinge, welche die Beschwerden von Seiten der Osteochondrose der Halswirbelsäule erheblich besserten, blieben auch die Ohnmachtsanfälle aus, was sehr dafür spricht, daß die Anfälle durch periphere Reizwirkungen auf den Halssympathicus ausgelöst wurden.

Die Krankengeschichten dieser zwei Kranken sollen der Besprechung vorangestellt werden.

Fall 22. Ernst H., geb. 14. 10. 1922 (klin. Aufn. 9. 8. 1954, Nachuntersuchung 10. 10. 55). In der Familie keine Anfallkrankheiten und auch keine Migräne. H. war früher immer gesund. Seit 1947 leidet er unter Halsversteifungen und reißenden und ziehenden Schmerzen im Nacken, die gegen den Hinterkopf, evtl. auch nach vorn bis in die Schläfen- und Stirngegend ausstrahlen. Der Schmerz ist beidseitig, aber deutlich linksbetont. Gelegentlich tritt auch Einschlafen der Hände oder Pelzigkeit an der Ulnarseite beider Hände auf. H. neigt zu profusen Schweißausbrüchen und fleckförmiger Rötung der Gesichts- und Halshaut.

Die Nacken- und Kopfschmerzattacken haben in den letzten zwei Jahren erheblich zugenommen. Sie treten zumeist im Zusammenhang mit körperlicher Betätigung auf, z. B., wenn H. den Kopf beim Bücken nach vorn beugt. Er wird dabei im Gesicht ganz blaß, licht- und geräuschempfindlich, hat aber nie Ohrgeräusche. Er vermeidet alle Erschütterungen und brüske Kopfbewegungen, weil dies die Kopfschmerzen sehr verstärkt. Solche Attacken wiederholen sich oft serienweise mehrere Tage lang. Zwischendurch hat H. Tage und Wochen, in denen er relativ schmerzfrei ist.

Im Juni 1953, während der Feldarbeit, setzte Kopfschmerz ein. Es befiel H. eine Beklemmung, er bekam einen Druck in der Herzgegend, dann einen Blutandrang zum Kopf, es wurde ihm schwarz vor den Augen, und er verlor das Bewußtsein. Keine Krampferscheinungen, kein Zungenbiß oder Untersichlassen. H. kam nach 2—3 min wieder zu sich, hatte nun starke, reißende Hinterkopfschmerzen und fühlte sich müde und abgeschlagen. Dies wiederholte sich später mehrfach. Jedesmal bestanden, wenn er wieder zu sich kam, heftige Hinterkopfschmerzen, oft auch Schwindel, ein Gefühl, als ob er betrunken sei. In einer ganzen Reihe von Fällen wurde er nicht bewußtlos, aber „schwach in den Beinen und zitterig", war wie taumelig, hatte das Gefühl, als ob die Gegenstände um ihn herum hin- und herschwanken. Auch diese Schwäche- und Schwindelzustände traten gleichzeitig mit den Kopfschmerzanfällen auf.

Bei der Untersuchung fanden sich deutliche Zeichen einer vegetativen Dystonie: Wechsel der Gesichtsfarbe, starkes Schwitzen, eine leichte Struma. Herz perkussorisch und auskultatorisch o. B. RR 120/75 mm Hg, Puls 82/min. Bei der Schellongschen Kreislaufprüfung leichte hypotone Reaktion, Absinken der Amplitude von 40 auf 25 infolge eines Absinkens des systolischen Blutdrucks. Rascher Ausgleich bei Belastung.

Im EKG angedeutete ST-Senkung in I und II, QRS und T in Ableitung III diskundant. Nach Belastung leichte Zunahme der ST-Senkung in Ableitung II, ST III jetzt auch gesenkt. Kein sicherer Anhalt für Herzmuskelschädigung, aber Verdacht auf Coronarinsuffizienz.

Neurologischer Befund: Bei Drehbewegungen des Kopfes nach links und Seitwärtsneigung nach rechts Nackenschmerzen links, die zum Hinterkopf ausstrahlen. Umschriebener Druckschmerz in der Gegend des 2. Halswirbels. Druckschmerzhaftigkeit der linken occipitalen Austrittspunkte und auch des Supraorbitalis links. Übriger Befund regelrecht.

EEG: flach, etwas unregelmäßig, ohne Herdbefund.

Röntgenaufnahmen: Partielle Steilstellung der Halswirbelsäule im oberen und mittleren Bereich. Einengung der Foramina intervertebr. links zwischen 4./5. und 5./6. Halswirbelkörper und rechts zwischen 3./4. Halswirbelkörper durch osteophytische Randzacken, also Osteochondrose der Halswirbelsäule.

Nach längerer Extentionsbehandlung mittels Glissonschlinge verschwanden die Nacken- und Kopfschmerzen fast ganz. Sobald einmal Nackenschmerz auftritt, läßt sich H. sofort wieder extendieren. Schwindel- und Ohnmachtsanfälle sind nun in den vergangenen anderthalb Jahren nicht mehr aufgetreten.

Fall 23. Jakob L., geb. 15. 8. 1903 (klin. Aufn. 16. 3. 54, Nachuntersuchung 20. 10. 55). Der Vater litt an halbseitigen Kopfschmerzen. L. war immer etwas schwächlich, psychasthenisch und sensitiv. Mit 20 Jahren löste bei ihm der Tod der Schwester eine schwere depressive Reaktion aus, die vorübergehende klinische Behandlung notwendig machte.

Von Jugend auf litt L. gelegentlich an vorwiegend rechtsseitigen Kopfschmerzen. In überhitzten Räumen oder verbrauchter Luft wurde ihm leicht übel. Er vertrug Schiffschaukel- und Karussellfahren nicht, beim Auto- und Eisenbahnfahren wurde ihm leicht übel, er mußte immer in Fahrtrichtung sitzen. L. meidet schon immer Bohnenkaffee, da er unangenehmes Herzjagen bekommt und nachher nicht schlafen kann. Früher starker Raucher, 20—30 Zigaretten, jetzt noch etwa 8 Zigaretten täglich.

Vor einigen Monaten plötzlich erhebliche Zunahme der Kopfschmerzen, Brechreiz, es wurde ihm schwarz vor den Augen und er sank um. Nach etwa einer Minute kam er wieder zu sich. Im Zusammenhang mit einer Zunahme der Nacken- und Hinterkopfschmerzen häuften sich dann die Ohnmachtszustände und führten zur Einweisung in unsere Klinik. L. hatte sich in den Anfällen mehrfach verletzt, einmal auch beim Sturz auf die Zunge gebissen.

Bei der Untersuchung fiel eine Blässe der Haut auf. RR 115/85 bis 120/100 mm Hg. Bei der Schellongschen Kreislaufprüfung Anstieg des systolischen und diastolischen Blutdrucks von 115/85 auf 145/110 mm Hg und des Pulses von 56 auf 88/min als Höchstwerte.

Im EKG fand sich eine angedeutete ST-Senkung in III, im Steh-EKG auch eine leichte ST-Senkung in II und Abflachung von T in allen Ableitungen. Nach Belastung gleichfalls leichte ST-Senkung in I und III und isoelektrisches T in allen Ableitungen sowie Auftreten einzelner supraventrikulärer Extrasystolen, also coronare Durchblutungsstörung und Herzmuskelschaden.

Neurologischer Befund: Mäßiger Schmerz bei Kopf-Dreh- und Neigebewegungen. Die rechten occipitalen Druckpunkte und auch der rechte supraorbitale Austrittspunkt sind druckschmerzhaft. Hyperalgesie im Ausbreitungsgebiet der Nn. occipitales und des 1. Trigeminusastes rechts. Druckschmerzhaftigkeit an der Halswirbelsäule in den obersten Anteilen und auch im mittleren Bereich.

EEG: flach und unregelmäßig ohne sicheren Herdbefund.

Röntgenologisch: erhebliche osteochondrotische Veränderungen an der Halswirbelsäule. Besonders Verschmälerung des Zwischenwirbelraums zwischen 6. und 7. Halswirbelkörper mit Randzackenbildungen und Einengung des betreffenden Zwischenwirbelloches und auch der benachbarten Foramina intervert. vor allem rechts.

Nach Extention in Glissonschlinge rasches Nachlassen der Kopfschmerzen. Einige Wochen nach der Entlassung — L. hatte wegen der Besserung die ambulante Extensionsbehandlung abgebrochen — setzten wieder die cervicalen Symptome und Kopfschmerzattacken ein. Bei einer raschen Drehbewegung des Kopfes wurde ihm einmal „plötzlich so komisch“, und ehe er es sich versehen hatte, stürzte er ohnmächtig um. Eine Weile später fand sich L. stehend wieder. Leute waren um ihn, er hörte sie anfangs wie von ferne reden, lief nach Hause und merkte erst dort, daß er seine Zahnprothese beim Sturz verloren hatte. L. verspürte wieder heftigste Hinterkopfschmerzen mit den genannten migräneartigen Begleiterscheinungen, die stundenlang anhielten. Die Extensionsbehandlung wurde nun wieder aufgenommen und von L., der sich eine eigene Extensionsapparatur zugelegt hatte, fortgesetzt. Die neuralgiformen Schmerzattacken verschwanden daraufhin fast ganz. Ohnmachtszustände sind seit eineinviertel Jahren nicht wieder aufgetreten. L. meint, auch die übrigen vegetativen Beschwerden seien besser geworden. Von Zeit zu Zeit hat er allerdings wie früher seine Migräne, die aber durch DHE 45 und Cafergot gut beherrscht werden kann.

Der Beschwerdekomplex unserer beiden Kranken entspricht dem «Syndrom sympathique cervical posterieur» von BARRÉ und LIÉOU oder der «*Migraine cervicale*» BÄRTSCHI-ROCHAIXs. In beiden Fällen traten seit längerer Zeit seitenbetonte Nacken- und Hinterkopfschmerzen auf, von teils neuralgiformem, teils migräneartigem Charakter, oft in Abhängigkeit von körperlichen Belastungen, bestimmter Lagerung des Kopfes im Schlaf, von brüsken Kopfbeuge- oder Kopfdrehbewegungen. Die Schmerzattacken wurden von Licht- und Geräuschempfindlichkeit, Übelkeit bis zum Erbrechen und Erblassen des Gesichts wie bei der einfachen Migräne begleitet. Im Fall Jakob L. wurde auch Tränenfluß und halbseitiges Schwitzen im Gesicht beobachtet. Ziemlich regelmäßig stellten sich in beiden Fällen Schwindelerscheinungen ein, z. T. ausgesprochener Schwankschwindel, z. T. nur eine gewisse Unsicherheit, ein Gefühl, zu taumeln oder angetrunken zu sein. Schließlich wurde auch über zeitweilige Parästhesien an den Armen und über Pelzigkeit an den ulnaren Hautpartien geklagt.

Auch bei der Untersuchung ließen sich entsprechende Symptome finden. Die occipitalen Druckpunkte und supraorbitalen Austrittspunkte der von den Schmerzen betroffenen Kopfseite waren druckschmerzhaft, und es wurde im Ausbreitungsgebiet dieser Nerven Hyperalgesie angegeben. Es bestand ein Druckschmerz im oberen bzw. mittleren Bereich der Halswirbelsäule, eine Einschränkung und Schmerzhaftigkeit bei Neige- und Drehbewegungen des Kopfes. Röntgenologisch ließen sich in beiden Fällen deutliche Zeichen einer Osteochondrose der Halswirbelsäule nachweisen.

Da solche Krankheitssymptome einer Alteration des hinteren Halssympathicus zu entsprechen schienen, haben BARRÉ, LIÉOU, später auch EUZIÈRE hierfür als Ursache eine Beeinträchtigung des Frankschen Nervus vertebralis durch Veränderungen an der Halswirbelsäule angenommen, insbesondere durch spondylarthrotische und arthritische Prozesse. Die genannten Autoren vertreten die „*neurale Genese*" des Syndroms, d. h. sie glauben, daß durch Reizung des Nervus bzw. Plexus vertebralis, der in den Cervicalganglien seinen Ursprung hat, Gefäßspasmen und Gefäßkrisen im Bereiche der Äste der Aa. vertebrales und der Art. basialis ausgelöst werden. Während LIEOU den vestibulären Schwindel mit Spasmen der Art. labyrinthii oder auditiva interna in Beziehung bringt, denken SPIEGEL und EUZIÈRE an zirkulatorische Störungen in der Medulla, besonders im Kerngebiet der Nn. vestibulares und cochleares. Nachdem es auf Grund experimenteller Untersuchungen von KREICI und BORNSCHEIN fraglich wurde, ob der Nervus vertebralis an der Arteria labyrinthii noch wirksam ist, hat die zuletzt genannte Auffassung an Bedeutung gewonnen. Von anderen Autoren wird dagegen die „*vasculäre Genese*" des Syndroms der cervicalen Migräne diskutiert. DE KLEYN und VERSTEEGH konnten nämlich im Tierversuch zeigen, daß es möglich ist, die Blutströmung in der Art. vertebralis durch extreme Rückwärts- oder Seitwärtsbeugung des Kopfes vorübergehend zu unterbinden. Bei normalen Verhältnissen wird zwar das Defizit durch entsprechende Steigerung der Blutförderung der gegenseitigen Art. vertebralis sofort kompensiert; liegen jedoch Gefäßveränderungen oder pathologische Kreislaufverhältnisse vor, oder wird, wie BÄRTSCHI-ROCHAIX meint, die Art. vertebralis durch Veränderungen an den uncovertebralen Junktionen eingeengt, dann wären auch auf diese Weise Durchblutungsstörungen im Vertebralis- und Basialisstromgebiet vorstellbar. Man wird BÄRTSCHI-

ROCHAIX, der beide Entstehungsbedingungen gelten läßt, zustimmen in der Einsicht, daß die Funktionseinheit von Gefäß und Gefäßnerv eine solche Abgrenzung sowieso fragwürdig macht.

SCHRADE und NOESKE und SÄCKER haben über einige Kranke mit schwerer Osteochondrose (Einengung der Foramina, Wirbeldislokation) berichtet, die an „Pseudoangina pectoris", Herzrhythmusstörungen, Schwindel und Erbrechen litten und gelegentlich auch „hinstürzten". Die Kranken verloren ihre Beschwerden prompt nach Extensionsbehandlung und manuellen Repositionsmaßnahmen. Diese und eigene Beobachtungen haben F. HOFF zu der Feststellung veranlaßt, daß es „Störungen der Hirndurchblutung funktionell-vasomotorischer Natur" gäbe, „welche von der Halswirbelsäule ausgehen nach Art der Angioneurosen oder der Migraine cervicale".

Unsere beiden Beobachtungsfälle sind meines Erachtens ein weiterer Beweis dafür, daß man berechtigt ist, solche Zusammenhänge herzustellen. Man wird in der Annahme kaum fehlgehen, daß die bei beiden Kranken zu Beginn der Vertebralis-Gefäßkrise aufgetretenen Ohnmachten bereits Symptom der Gefäßkrise waren im Sinne einer Reizung vegetativer Regulationszentren auf Grund einer passageren Minderdurchblutung. Ob sich in deren Folge Herzrhythmusstörungen, Vasomotoreneffekte oder sonstige vegetative Reizsymptome zeigen, dürfte eine Frage der Lokalisation, der vegetativen Reaktionslage, der Organdisposition und des Zustandes des betroffenen Gefäßsystems sein.

Sollten, wie LIÉOU und andere annehmen, die Schwindelerscheinungen bei der cervicalen Migräne durch eine Gefäßkrise der Art. labyrinthii hervorgerufen sein (die eine Endarterie ist), dann könnte es sich bei den auch von BÄRTSCHI-ROCHAIX beobachteten Synkopen auch um vestibulär ausgelöste vago-vasale Anfälle handeln, wie sie bereits besprochen wurden. Den Ohnmachten müßte dann aber wohl ausgesprochener Dreh- oder Schwankschwindel vorausgehen und zwar mehr, als dies bei unseren beiden Kranken der Fall war. Das gleiche müßte von vagovasalen Anfällen erwartet werden, die bei Durchblutungsstörungen vestibulärer Kerngebiete in der Folge von Gefäßkrisen auf reflektorischem Wege entstehen.

Zwei weitere Beobachtungsfälle sollen hier eingefügt werden, die gleichfalls einen Beitrag liefern zum Thema „Osteochondrose der Halswirbelsäule und ihre Bedeutung bei der Entstehung vegetativer Anfälle". Die Krankengeschichte des Falles 25 illustriert, ebenso wie die nachfolgenden, daß die Anfallsbedingungen oft recht komplexer Art sind und daß Übergänge von der einen zur anderen Anfallform und auch verschiedene Formen vegetativer Anfälle nebeneinander vorkommen.

Fall 24. Georg T., geb. 2. 7. 1901 (klin. Aufn. 13. 3. 52, 15. 9. 55). Früher immer gesund. In den letzten Jahren mehrfach „Hexenschüsse" im Kreuz. Im Herbst 1951 beim Verladen von Zementsäcken plötzlich einschießender Schmerz in die rechte Schulter und den rechten Oberarm. Der Schmerz zog am folgenden Tag in den 4. und 5. Finger, und die ulnare Handseite wurde pelzig, die Hand kraftlos. Steifhaltung des Kopfes, heftiger Schmerz bei Kopfbewegungen.

Neurologisch fand sich damals, im November 1951, eine Druckschmerzhaftigkeit der occipitalen Druckpunkte beiderseits, eine umschriebene Druckempfindlichkeit der Halswirbelsäule in der Gegend zwischen 3./4. und 6./7. Dornfortsatz, ein Plexus-Druck- und -Dehnungsschmerz rechts, eingeschränkte Beweglichkeit des Kopfes in allen Richtungen, Abschwächung des rechten Brachioradialisreflexes und Hypästhesie im Bereich von C_7 bis D_1.

Röntgenologisch: Knick der HWS bei 6/7 mit Kyphosierung der proximalen Abschnitte. Verdacht auf cervicalen Discus-Prolaps. Besserung auf konservative Maßnahmen und Extension, jedoch laufend Rezidive. Deshalb Hemilaminektomie im Oktober 1952. Es fand sich eine Atrophie der 6. und 7. Cervicalwurzel rechts. Beide Wurzeln erschienen an ihrem Austritt aus dem Wirbelkanal durch ein verdicktes Ligamentum eingeengt. Die epiduralen Venen waren hier gestaut, es fehlte das epidurale Fettgewebe. Die betreffenden Teile des Ligamentum flavum wurden abgetragen. Erhebliche Besserung nach der Operation. $1^1/_2$ Jahre später jedoch erneute Zunahme der Beschwerden; Schmerzen im Nacken, die zum Hinterkopf und zur rechten Schulter ausstrahlen, besonders bei Drehbewegungen und Rückwärtsneigung des Kopfes. Während der Kopfschmerzattacken oft Augenflimmern und Tränen der Augen.

Seit 1954 auch Auftreten von Ohnmachten nach unvorsichtigen, brüsken Kopfwendungen, ohne daß T. vorher ein Schwindelgefühl verspürt. Diese Ohnmachten dauern etwa 2 min. Danach besteht oft für eine Zeit „Eingenommensein des Kopfes". In anderen Fällen setzt nach Kopfdrehbewegungen u. a. Schwindel ein. T. setzt oder legt sich sofort hin, weil er fürchten muß, ohnmächtig zu werden und umzustürzen. Damit, daß T. sich zum Schlafen eine Nackenrolle zugelegt hat und sich in gewissen Abständen immer wieder aushängt, kann er sich einigermaßen arbeitsfähig halten. Seit der erneuten Verschlimmerung ist eine Hypalgesie in den Segmenten C_2 bis C_5 rechts hinzugekommen. Sonst ist der Befund unverändert.

Bei diesem Kranken besteht schon seit Jahren ein cervicaler Beschwerdekomplex. Bemerkenswert ist, daß sich hier im Zusammenhang mit einer Verschlimmerung der Beschwerden und mit dem Auftreten migräneartiger Hinterkopfschmerzen nun ebenfalls Ohnmachten und anfallweiser Schwindel eingestellt haben.

Fall 25. August B., geb. 5. 8. 1907 (klin. Aufn. 22. 3. 54). B. war offenbar schon immer vegetativ labil, neigte zu Pulsschwankungen und zum Schwitzen. 1939 Schädelunfall. B. wurde durch einen Lastkraftwagen vom Fahrrad geschleudert. Er war nur kurz bewußtlos und in der Lage, seinen Heimweg fortzusetzen. Daheim Erbrechen und Nasenbluten. Als B. nach 8 Tage strenger Bettruhe wieder aufzustehen begann, stellten sich Kopfschmerzen und Schwindel ein und zwei Wochen später am Arbeitsplatz die erste Ohnmacht. B. wurde von da ab immer wieder ohnmächtig, und zwar besonders nach Lagewechsel, wenn er sich bückte, wenn er längere Zeit stehen mußte. Plötzlich setzte Schwindel ein, es wurde ihm schwarz vor den Augen, und ehe er sich hinsetzen oder -legen konnte, stürzte er hin. Er hat sich dabei mehrfach verletzt. B. ist immer blaß im Anfall, tonisch-klonische Krämpfe wurden nie beobachtet. Anfälle anfangs alle paar Wochen, später, nach 2 Jahren, alle 3—4 Monate.

1954 plötzlich Anfallhäufung. Fast jede Woche 2—3 Anfälle. Gleichzeitig hatten sich Nacken- und Hinterkopfschmerzen neuralgiformer Art eingestellt, die oft durch Kopfwendungen ausgelöst wurden. B. vermied nach Möglichkeit rasche Kopfwendungen, Neigen des Kopfes und Aufwärtsblicken, weil dadurch Schwindel und Ohnmachten hervorgerufen wurden.

Es handelt sich bei B. um einen Astheniker. Er litt an schwerer Paradentose und einem Lungenemphysem mit Bronchiektasen. Es fanden sich normale Blutdruckwerte (135/80 mm Hg). Bei der Schellongschen Kreislaufprüfung keine orthostatische Regulationsstörung. Nach 20 Kniebeugen Anstieg des systolischen Blutdrucks auf 175/60 mm Hg, rasche Rückkehr zur Norm. Grundumsatz $+4\%$, Calcium im Serum 11,0 mg-%.

Linksseitiger Nackenschmerz bei Vorwärts- und Rückwärtsneigung und Seitwärtsdrehung des Kopfes. Linksseitige occipitale Druckpunkte und Supraorbitalis links druckschmerzhaft. Hyperalgesie im Bereich C 1/2 links. Kein umschriebener Druckschmerz der HWS. Nn. cochleares und vestibulares intakt. Auch sonst neurologisch o. B. EEG und Encephalogramm normal. Röntgenaufnahmen der HWS: Veränderungen an den uncovertebralen Junktionen beiderseits, links mehr als rechts. Steilstellung der gesamten HWS. Strichförmige Kalkspritzer neben dem Querfortsatz des 7. Halswirbels. Kalkeinlagerungen in den Längsbändern der HWS. Ventrale und dorsale osteophytische Randwulstbildungen, besonders zwischen 6./7. Halswirbelkörper.

Wenn in diesem Fall auch eine konstitutionelle Bereitschaft zu vegetativen Dysregulationen vorgelegen haben dürfte, so hat doch offensichtlich erst die traumatische Hirnschädigung den vago-vasalen Synkopenmechanismus in Gang gesetzt. Mehr als 10 Jahre später sehen wir dann, wie im Zusammenhang mit einem cervicalen Syndrom von der Art einer cervicalen Migräne plötzlich die Anfallhäufigkeit erheblich zunimmt, wobei möglicherweise auch noch ein labiler Hypertonus und eine dadurch begründete gesteigerte Erregbarkeit des cerebralen Gefäßsystems und Neigung zu Gefäßspasmen von Bedeutung sind.

Die nächste Krankengeschichte ist von besonderem Interesse dadurch, daß bei diesem Kranken neben kurzdauernden, meist durch orthostatische Belastung ausgelösten vago-vasalen Anfällen mehrfach auch längere Bewußtlosigkeitszustände bis zu einer Dreiviertelstunde ärztlich beobachtet wurden, die der Beschreibung der „vegetativen Anfälle" PETTEs gleichen, die, wie sich aus den Anfallsymptomen erschließen ließ, durch das Hinzutreten spastischer cerebraler Gefäßkrisen hervorgerufen sein dürften.

Fall 26. Ernst P., geb. 9. 1. 1938 (klin. Aufn. 9. 10. 54, 14. 12. 55). Seit früher Jugend treten linksseitige Hinterkopfschmerzen attackenweise auf, die zur Schläfengegend ausstrahlen. Dabei Druck in den Augäpfeln, Licht- und Lärmempfindlichkeit, Augenflimmern, manchmal auch Klingen in den Ohren und Herzklopfen. Früher schon gelegentlich beim Bücken oder raschen Aufrichten schwindelig geworden. Im Alter von 14 Jahren erste Ohnmacht auf dem Schulhof, keine Prodromalerscheinungen, danach Benommenheitsgefühl und starke, besonders linksseitige Kopfschmerzen. Ähnliche Ohnmachtsanfälle wiederholten sich von da ab in unregelmäßigen Abständen alle paar Wochen, oft im Anschluß an Lagewechsel, nach längerem Stehen, manchmal auch ohne jeden ersichtlichen Grund. Einmal stürzte P. im Anfall vom Fahrrad. Im Zusammenhang mit starkem Wachstumsschub, einer Zunahme der Kopfschmerzen und Anfallhäufigkeit, traten mehrmals Ohnmachten von längerer Dauer bis zu einer halben, ja sogar Dreiviertelstunde auf. Sie wurden ärztlich beobachtet. Der Blutdruck, der normalerweise um 110/60 mm Hg liegt, betrug dabei 170/80 mm Hg. Der Puls war stark beschleunigt. Schon vor dem Anfall ist der Junge blaß. Plötzlich sinkt er um, dabei verstärkt sich die Blässe. P. ist dann ganz schlaff, leblos, tief bewußtlos. Wir selbst fanden in diesem Zustand eine Tachykardie über 140/min und ebenfalls einen Blutdruckanstieg auf 160/115 mm Hg. Ein Anfall dauerte 6, der andere 10 min. Der Puls war stark arrhythmisch. Das im Ausklingen des Anfalls abgeleitete EKG ergab nur eine Tachykardie und Sinusarrhythmie. Im Aufwachen aus der tiefen Bewußtlosigkeit, das protrahiert verlief, stöhnte P. auf, machte ungezielte, ausfahrende Bewegungen mit den Armen und Beinen und führte Wälzbewegungen aus. Schließlich gab er mühsam Antworten, an die er später keine Erinnerung hatte, und befand sich also, im Übergang aus der tiefen Ohnmacht, in einem Dämmerzustand. Einmal folgte ein solcher Zustand unmittelbar dem Aufstehen nach einem Mittagsschläfchen. Nachdem P. wieder zu sich gekommen war, klagte er über heftigste linksseitige Hinterkopf-Schläfen-Schmerzen, die nur langsam nach Stunden abklangen, und über allgemeine Abgeschlagenheit.

Befund September 1954: Asthenischer Habitus. Ungewöhnlich starke respiratorische Arrhythmie. Puls schwankt zwischen 54 und 64/min. RR ebenfalls schwankend zwischen 110/50, 130/55, 110/70 mm Hg.

EKG: Sinusbradykardie, 54—56/min. P in Ableitung III abwechselnd positiv und negativ, sonst normale Stromkurven. Im Steh-EKG Abflachung in allen Ableitungen bzw. Negativwerden des T in Ableitung III.

Bei der Kreislaufprüfung nach SCHELLONG kombiniert hypoton-tachykarde Regulationsstörung. Puls stieg von 64 auf 96/min an, die Blutdruckamplitude verkleinerte sich von 30 auf 10 (105/75 auf 100/90 mm Hg) nach 7 min, wobei Kollapssymptome auftraten.

Neurologisch o. B. EEG: Leichte allgemeine Hyperventilationsveränderung.

Wasserbelastungsversuche: Überschießende Ausscheidung (bei 800 cm³ Aufnahme 1150 cm³ Ausscheidung nach 4 Std.) bei ungenügender bzw. verzögerter Verdünnung. Nach Thyroxingabe gleiche Ausscheidungsverhältnisse. Auf Hypophysin keinerlei Antidiurese.

Kohlenhydrat-Stoffwechsel: im Staub-Effekt verzögerter Anstieg, der erst 30 min nach der zweiten Dextropurgabe mit 150 mg-% den Höchstwert erreicht. Normale Adrenalinkurve. Auf Insulin ungenügender Abfall von 105 auf nur 95 mg-%.

Wir verordneten Prominal, Papaverin, und ließen eine Moloidkur durchführen. Bis Juni 1955 kein Anfall, auch die Migräne hatte nachgelassen. Dann 2 Anfälle hintereinander am Arbeitsplatz. Der eine dauerte wieder fast eine Dreiviertelstunde. Bei der Nachuntersuchung wieder normaler neurologischer Befund. EEG, Liquor und Encephalogramm normal. Lediglich wieder pathologischer Schellong-Versuch; Ausgangswert RR 110/80 mm Hg. Nach Aufrichten Abfall der Amplitude von 30 auf 15 und Pulsanstieg von 56/min auf 120/min.

Bei diesem jungen Mann liegt offensichtlich eine konstitutionelle vegetative Dystonie und Migräne, also eine Neigung zu cerebralen Angiospasmen vor. Im Alter von 14 Jahren stellen sich bei Vagotonie vago-vasale Entlastungskollapse und orthostatisch ausgelöste Synkopen ein, denen zwei Jahre später längere Bewußtlosigkeitszustände von einer Dauer bis zu einer Dreiviertelstunde nachfolgen, in denen zunächst tiefe Bewußtlosigkeit besteht und sich nur langsam das Bewußtsein wieder aufhellt. In dieser Zeit konnten regelmäßig eine erhebliche Sinus-Tachykardie und ein paroxysmaler Blutdruckanstieg festgestellt werden. Nachfolgend bestand, oft noch für Stunden, heftigster linksseitiger Migräne-Kopfschmerz. Bei der extrem labilen vegetativen Reaktionslage verwundert das Auftreten vago-vasaler Anfälle nicht. Die auf Grund der vegetativen Labilität über das Ziel hinausschießenden Gegenregulationen des Kreislaufs und wohl auch der Gefäßreiz der Hypoxämie lösen hier offenbar Gefäßkrisen aus, wodurch die cerebrale Durchblutung längere Zeit hindurch ungenügend bleibt und die cerebrale Erholung hintangehalten wird.

Die folgenden Krankheitsfälle sind Beispiele für sympathico-vasale Anfälle, die durch gelegentlich hinzutretende cerebrale und andere lokale Gefäßkrisen kompliziert sind. Auf diese Weise gehen sie gelegentlich mit Störungen des Bewußtseins einher, worauf schon bei der Besprechung der sympathico-vasalen Anfälle hingewiesen wurde.

Fall 27. Magdalena M., geb. 3. 8. 1902 (klin. Aufn. 19. 4. 55 u. 18. 10. 55). Mutter litt an Asthma bronchiale, ein Bruder an Diabetes mellitus und starb an einer diabetischen Gangrän.

M. hatte schon von Jugend auf gelegentlich Kopfschmerzen, immer beidseitig ohne migräneartige Begleiterscheinungen. Die Menses setzten verspätet, erst im 18. Lebensjahr, ein und blieben unregelmäßig.

Die Kranke war ihr Leben lang grazil und schlank, wog um 55 kg. Mit Eintritt des Klimakteriums im 51. Lebensjahr setzte erhebliche Gewichtszunahme ein (45 Pfund in einem Jahr). Zur gleichen Zeit stellten sich schwere klimakterische Beschwerden ein: Hitzewallungen, Kopfschmerzen, Schwindel- und Schwächezustände, Anfälle von Herzklopfen, Oppression und Parästhesien und Einschlafen der Gliedmaßen. Im Anschluß an eine Uterus-Totalextirpation trat im April 1954 eine Beckenvenenthrombose, einige Zeit später eine Durchblutungsstörung im rechten Arm auf. Der Arm war 4 Wochen lang „wie abgestorben“.

In dieser Zeit stellten sich Kopfschmerzen und Anfälle ein, die folgendermaßen verliefen: Besonders nach psychischer Alteration, aber auch schon nach kleinen körperlichen Anstrengungen befällt die Kranke eine Beklemmung, ein Gefühl, als ob die Luft wegbliebe. Dabei „schlägt das Herz wie toll“ bis hinauf in den Kopf. Sie muß häufig gähnen, aufsteigende Hitzewallungen wechseln mit Kälteschauern und Schüttelfrost ab, es bricht profuser Schweiß aus, sie entleert oft 5—6mal flüssigen Stuhl und reichlich Urin. Zu Beginn der Zustände befällt sie oft Schwäche, sie würde ohnmächtig, wenn sie sich nicht rechtzeitig hinsetzen oder hinlegen könnte.

Im Oktober 1954 während eines Anfalls mit heftigsten Kopfschmerzen und Vernichtungsgefühlen versank sie in einen mehrere Stunden anhaltenden „totenähnlichen Schlaf“, aus dem sie nicht erweckbar war. Im Stadium des Erwachens wurde sie unruhig, warf sich im Bett hin und her, streckte sich, schlug ungezielt um sich, gab verkehrte Antworten. Die Kranke hatte später an diese Zeit keine Erinnerung. Anschließend bestanden heftige Kopfschmerzen, die nur langsam nachließen. Auch sonst stellten sich mit den Anfällen Kopfschmerzen, besonders Hinterkopfschmerz, ein. Frau M. vermeidet dann tunlichst Kopfbewegungen, weil sie die Schmerzen verstärken und auch Schwindel auslösen, teils Schwank-, teils Drehschwindel und Übelkeit und Erbrechen. Nach solchen Anfällen fühlt sie sich abgeschlagen, die Glieder sind „schwer wie Blei". Sie braucht einen bis zwei Tage, um sich zu erholen. Ein gewisser Hinterkopfschmerz besteht dauernd. Bücken, Heben und ähnliches löst leicht Schwindel, Beklemmung und Herzklopfen aus. Frau M. muß sich deshalb tagsüber zwischendurch bei der Hausarbeit öfters hinlegen.

Vom Befund ist hervorzuheben die starke Adipositas, die Neigung zu Schweißausbrüchen, die starke Dermographie und respiratorische Arrhythmie, ein Glanzauge und ein Fingertremor. Herz perkussorisch und auskultatorisch, auch das EKG, ohne Befund. RR 145 bis 155/75—90 mm Hg, Puls 80/min. Im Schellongschen Versuch leichte hypodyname Regulationsstörung (155/88:120/75 mm Hg).

Polycythämie 5,7 Mill. Ery. Grundumsatz +28%. Calcium im Serum 10,0 mg-%.

Normale Nierenfunktion, ausgeglichene Wasserbilanz. Bei Wasserbelastung überschießende Ausscheidung (bei Gabe von 1000 cm^3 nach 4 Std. 1400 cm^3 eliminiert). Bei gleichzeitiger Thyroxingabe 900 cm^3, bei Hypophysingabe 640 cm^3 nach 4 Std.

Kohlenhydrat-Stoffwechsel: Nüchternblutzuckerwerte zwischen 95 und 85 mg-%. Normaler Staub-Effekt. Auf Adrenalin ausreichender Blutzucker- und Leukocytenanstieg. Auf Insulin nur geringer und verzögerter Abfall von 85 auf 70 mm Hg mit kräftiger Gegenregulation nach 60 min.

Neurologischer Befund regelrecht. Röntgenologisch: dicke und kalkdichte Kalotte, unvollständige Sellabrücke, verkalkte Epiphyse.

Während des Klinikaufenthaltes konnten mehrere Anfälle ärztlich beobachtet werden. Die Kranke klagte plötzlich über Beklemmung und Luftnot, wurde blaß, begann zu frösteln und zu zittern. Die Pulsfrequenz betrug 135—150/min. Der Blutdruck war regelmäßig erhöht (180/100 mm Hg). Dann folgten Schweißausbruch, Stuhl- und Urinentleerung, und Puls und Blutdruck sanken langsam wieder zur Norm ab. Das EKG, im abklingenden Anfall abgeleitet, ergab eine Sinus-Tachykardie, eine verkürzte Überleitungszeit und eine ST-Senkung in I und II, die erst nach 5 min schwand.

Wir führten eine hormonale Substitutionstherapie mit Ovarialhormonen und eine kombinierte Kur mit Megaphen und Prominaletten durch, welche die Anfälle zum Schwinden brachten. Gewisse vegetativ-vasomotorische Beschwerden blieben allerdings bestehen.

In diesem Fall liegt eine konstitutionelle Schwäche des vegetativ-endokrinen Systems vor (in der Familie Diabetes mellitus und Asthma bronchiale, bei der Patientin Zeichen einer ovariellen Insuffizienz). Mit der endokrinen Umstellung, dem Versiegen der Ovarialtätigkeit entgleiste hier die hypophysär-diencephale Steuerung, es entwickelten sich eine Fettsucht, ein labiler Hochdruck und eine vegetative Dystonie, und schließlich traten sympathico-vasale Anfälle auf, die mit vorübergehenden Störungen im Wasserhaushalt und zum Teil auch mit lokalen Gefäßkrisen einhergingen, u. a. cerebralen Gefäßkrisen, die als Migräneattacken in Erscheinung traten und einmal auch zu einer mehrere Stunden anhaltenden Bewußtlosigkeit nach Art einer akuten Pseudourämie führten.

Fall 28. Alma W., geb. 19. 7. 1917 (klin. Aufn. 22. 12. 54). Der Vater hatte „Adernverkalkung", die Mutter starb mit 49 Jahren an einer Herzerkrankung.

Mit 12 Jahren Halsdrüseneiterung, mit längerer Fisteleiterung. Menarche mit 14 Jahren. Immer gesund und leistungsfähig. Menses bis zur Erkrankung regelmäßig.

Im Frühjahr 1949 wurde es der Kranken plötzlich bei der Hausarbeit „dunkel vor den Augen", sie mußte sich an den Möbeln entlang zum Sofa tasten, bemerkte, wie erst das rechte Bein, dann der rechte Arm und dann die Gegend um den Mund gefühllos wurde, konnte auf einmal nicht mehr sprechen, hörte aber alles, was um sie vorging, verlor also nicht das Bewußtsein. Nach einigen Minuten stellte sich Kribbeln und Stechen wie mit Nadeln in den betroffenen Gliedmaßen ein, und die Gefühlsstörung schwand in umgekehrter Reihenfolge wie sie entstanden war. Nach 25 min war alles vorbei, und sie konnte ihre Arbeit wieder fortsetzen. So etwas hat sich später nie mehr wiederholt. Frau W. litt von da ab aber häufig an Kopfschmerzen, die auch von Augenflimmern begleitet waren. Hände und Füße waren oft kalt und starben auch ab. Von Zeit zu Zeit traten krampfartige Bauchschmerzen auf. In der Annahme, daß eine chronische Appendicitis vorliegt, wurde sie appendektomiert. Im Spätsommer 1949, dann im Frühjahr 1950 und von da ab in unregelmäßigen Abständen von einigen Wochen bekam Frau W. Anfälle, die fast ausschließlich durch psychische Erregung ausgelöst wurden und immer gleichartig verliefen: plötzlich tritt Angstgefühl ein, ein Gefühl, als ob „es ihr die Luft abdrücke", es wird ihr schlecht, sie bekommt „rasendes Herzklopfen", dann beginnt sie zu frieren und es setzt Schüttelfrost ein. Nach einer Weile wird ihr ganz heiß, „fliegende Hitze" befällt sie, sie muß erbrechen, bekommt Durchfall und muß viel Urin lassen. Anschließend hat sie unter heftigen Kopfschmerzen, und zwar beidseitigem Stirnkopfschmerz zu leiden, fühlt sich matt und hat großes Schlafbedürfnis. Sie vermeidet dann, sich aufzurichten, weil dies zu Schwindel führt. Am nächsten Tag erst fühlt sie sich wieder wohl. Ein Zusammenhang mit der Periode ist nicht gegeben. Die Menses sind allerdings unregelmäßig geworden. Im Frühjahr 1951 häuften sich die Anfälle. Sie erbrach ohne ersichtlichen Grund fast täglich, wurde inappetent, nahm mehr als 20 Pfund an Gewicht ab, litt laufend unter Verstopfung, schlief schlecht, war anhaltend verstimmt, ängstlich, reizbar und innerlich unruhig. Im Herbst 1951 ließ die Zahl und die Intensität der Anfälle nach.

Zweimalige Durchuntersuchungen auf medizinischen Abteilungen ergaben außer einer Hypotonie und Zeichen einer erheblichen vegetativen Dystonie nichts Krankhaftes. Ein Gynäkologe stellte eine ovarielle Dysfunktion und Hypomenorrhoe fest.

Der neurologische Befund bei uns 1954 war regelrecht, der Liquor normal, das EEG ohne pathologische Veränderungen. Während eines Anfalls ließ sich eine leichte Verlangsamung der Alpharhythmen feststellen, die als Zeichen einer cerebralen Minderdurchblutung gewertet werden könnte.

Herzbefund und EKG auch jetzt wieder normal. RR 110/70 mm Hg. Beim Schellongschen Versuch keine Blutdruckänderung, jedoch Pulsanstieg von 76 auf 100/min.

Normale Wasserausscheidungsverhältnisse.

Niedrige Nüchternblutzuckerwerte. Im Staub-Effekt kaum ein Anstieg von 95 auf nur 110 mg-%, danach starke und anhaltende hypoglykämische Nachschwankung (45mg-%). Auf Insulin Abfall von 80 mg-% auf 46 mg-% nach 30 min und protrahierte Gegenregulation. Klinisch nie Zeichen einer Hypoglykämie. Bei Adrenalinbelastung langsamer Anstieg von 72—140 mg-% nach 60 min, danach verzögerter Abfall. Also Störung der Regulation des Kohlenhydratstoffwechsels, Hypoglykämieneigung und Insulinüberempfindlichkeit.

Auf Bellergal und AT 10 nur geringe Besserung. Nachuntersuchung leider nicht möglich. Wie uns Frau W. mitgeteilt hat, treten auch heute noch ab und zu Anfälle der oben geschilderten Art auf.

Bei dieser Kranken ist eine konstitutionelle Gefäßschwäche anzunehmen, da beide Eltern herz- und gefäßleidend waren. Im Zusammenhang mit Symptomen, die auf eine Dysfunktion des vegetativen und endokrinen Systems hinweisen, stellten sich im 32. Lebensjahr Gefäßkrisen in verschiedenen Gefäßgebieten ein, retinale Gefäßkrisen, Octavus-, Bauch- und Hirngefäßkrisen. Sichere Anhaltspunkte für eine organische Gefäßerkrankung ergaben sich bisher nicht. Funktionellen Faktoren dürfte eine entscheidende Mitwirkung bei der Entstehung der vegetativen Krisenzustände und lokalen Gefäßkrisen zukommen, da jeweils sympathische Reize, besonders Affektwirkungen, die vegetative Steuerung zum Entgleisen bringen und im übererregbaren Gefäßsystem einmal da oder dort vasokonstriktorische Krisen auslösen.

Die folgenden beiden Beobachtungen gehören zu den seltenen Fällen von Migräne, bei denen sich auf dem Boden einer cerebralen Krampfbereitschaft in der Folge cerebraler Gefäßkrisen Gefäß- und Parenchymschädigungen und dadurch nun ein cerebrales Krampfleiden entwickelt haben.

Fall 29. Luise M., geb. 2. 5. 1905 (klin. Aufn. 17. 8. 55). Frau M. leidet wie ihre Mutter seit ihrer Jugend an typischer Migräne. Sonst war sie immer gesund. Sie gebar zwei gesunde Kinder.

1953 wurden die Menses unregelmäßig und sistierten im Herbst desselben Jahres ganz. Von da ab nahm Frau M. mehr als 30 Pfund an Gewicht zu, sie wurde empfindlich, wechselte schnell die Gesichtsfarbe, schwitzte leicht, beim Bücken wurde es ihr schwindelig, ebenso frühmorgens beim Aufstehen. Auch während des Tages befiel sie plötzlicher Schwindel, sie mußte stehen bleiben und kräftig durchatmen. Oftmals trat vorübergehend Pelzigkeit der Lippen ein. Sie vertrug keinen Alkohol, Tee und Kaffee mehr, bekam davon starkes Herzklopfen, Augenflimmern, hatte das Gefühl, wie berauscht zu sein, war erregt, konnte danach abends nicht schlafen.

Im Frühjahr 1953 trat erstmals nachts ein Anfall auf, ein halbes Jahr später ein zweiter, und seit dem Sommer 1954 wiederholen sich die Anfälle alle 4—8 Wochen. Am Tage vor den Anfällen hat Frau M. oft mehrmals ein „komisches Gefühl", das vom Leib zum Kopf hin aufsteigt. Für Augenblicke kommt ihr dann die Welt „wie verändert, wie entrückt" vor, die Geräusche und was gesprochen werde, dringe wie von weither an ihr Ohr. Vom Anfall selbst merkt sie nichts. Es fiel auf, daß die Anfälle besonders prämenstruell oder dann auftraten, wenn sie abends reichlich schwer verdauliche Speisen zu sich genommen hatte. Wenn sie nach dem Anfall wieder zu sich kam, hatte sie regelmäßig heftigste linksseitige Kopfschmerzen, oft auch Augenflimmern, war licht- und geräuschempfindlich, und es schmerzte sie jede Kopfbewegung, wie früher bei ihren Migräneanfällen auch. Manchmal waren Mundpartie und Zunge wie pelzig, so daß ihr das Sprechen Mühe machte. Nach einiger Zeit mußte sie regelmäßig aufstoßen, schließlich erbrechen, was Erleichterung brachte und worauf dann die linksseitigen Kopfschmerzen langsam abklangen. Nachher war sie kraftlos und hatte großes Schlafbedürfnis.

Der intelligente Ehemann schilderte die Anfälle folgendermaßen: Bei den nächtlichen Anfällen werde er davon wach, daß seine Frau sich unruhig im Bett hin- und herwerfe. Dann zucke sie mit den Armen oder schlage unkoordiniert um sich. Sie sei dabei nicht cyanotisch, sondern leichenblaß, die Atmung sistiere nicht und setze nicht, wie im epileptischen Anfall, nach einiger Zeit mit einem tiefen Atemzug wieder ein, sondern seine Frau atme während des ganzen Anfalls forciert, wie jemand, der nach Luft ringt. Dies dauert mehrere Minuten lang. Dann beruhige sie sich langsam und verfalle in einen schlafähnlichen Zustand, aus dem sie in der Regel erst nach einer Stunde erweckbar sei. Der Ehemann bestätigt, daß seine Frau, wenn sie wieder zu sich komme, über heftigste linksseitige Kopfschmerzen klage, aufstoße, schließlich auch erbreche, reichlich Wasser lasse usw.

Daneben sind auch leichte Anfälle beobachtet worden, die einer Ohnmacht glichen. Mitten unter der Arbeit wurde Frau M. plötzlich blaß und sank um. Sie lag dann einige Minuten wie leblos da und kam langsam nach einer Phase von Unruhe und leichtem Stöhnen wieder zu sich. Es hatte dabei bis zu einer Viertelstunde gedauert, bis Frau M. wieder ganz klar war. Dem Ehemann fiel des weiteren auf, daß seine Frau langsamer, schwerfälliger, antriebs- und interesseloser geworden war. Ein Nachlassen der Merkfähigkeit und des Gedächtnisses hingegen hatte er nicht festgestellt.

Am Tage der Einlieferung in unsere Klinik im Sommer 1955 war frühmorgens unmittelbar nach dem Erwachen ein Anfall aufgetreten, in dem Frau M. einige Male mit den Armen klonisch zuckte. Das dauerte nur wenige Augenblicke. Dann wollte sie aufstehen, da sie gar nichts von dem Anfall gemerkt hatte. Auf Drängen des Mannes blieb sie liegen; eine halbe Stunde später hatte sie einen zweiten, nun schweren Anfall, offenbar epileptischer Art mit klonischen Zuckungen der Glieder, mit Schäumen und Urinabgang. Danach kam Frau M. nicht wieder zu sich, sondern blieb bis etwa 17 Uhr in einem Zustand tiefer Benommenheit, in welchem sie kaum auf Rütteln reagierte. Erst nachdem noch ein weiterer Anfall epileptiformer Art sich ereignet hatte, klarte sich das Bewußtsein langsam auf. In diesem Stadium stellte der Hausarzt eine allgemeine Cyanose, einen tachykarden, kaum fühlbaren Pulsschlag und extrem enge Pupillen fest. Die Kranke klagte wie immer über heftigste linksseitige Kopfschmerzen, mußte aufstoßen und erbrach sich. Sie wurde nun in unsere Klinik eingewiesen. An den ganzen Tag einschließlich des Transports hatte Frau M. später keine Rückerinnerung.

Vom Befund ist hervorzuheben: Erhebliche allgemeine Adipositas. Hyperostosis frontalis interna. RR 140—150/90 mm Hg, also leicht erhöht. Im EKG Verdacht auf Coronarinsuffizienz; PQ 0,2 sec, QRS 0,09 sec. Linkstyp mit isoelektrischem T III, leicht gesenktem ST III. Abflachung von T I und T II mit Zunahme derselben nach Belastung. Ein anderes

Mal trat nach Belastung ein Bigeminus auf. Nach linksseitigem Carotis-Sinus-Druck trat anhaltende Bradykardie auf, die Periodendauer erhöhte sich von 0,67 auf 1,23 sec.

Neurologischer Befund regelrecht. Augenhintergrund: Tortuositas arteriorum beiderseits, vereinzelt Kreuzungszeichen. Im EEG Allgemeinveränderung und paroxysmale Dysrhythmie während der Hyperventilation. Deltawellen-focus temporobasal links mit Phasenumkehr in den Längsreihen. Liquor o. B. Im Encephalogramm Erweiterung des linken Hinter- und Unterhorns und vermehrte grobstreifige subarachnoideale Luftzeichnung über der gesamten Konvexität. Nüchternblutzuckerwerte zwischen 80 und 90 mg-%. Komplette „regulatorische Starre" bei Adrenalin- und Insulin-Belastung.

Leichte Oligurie, aber ausgeglichene Wasserbilanz, offenbar durch vermehrte extrarenale Ausscheidung, besonders durch Schwitzen. Kein Anhalt für Niereninsuffizienz.

Therapie: Salzfreie Ernährung, Obstsafttage, alternierend Ovibion und Orchibion, Prominal- und Megaphen-Kur, letztere danach in kleiner Dosis als Dauermedikation.

Die Anlage zur Migräne hat Frau M. wohl von der Mutter. Sie selbst litt von Jugend auf an typischer, besonders linksseitiger Hemikranie. Mit dem Eintritt ins Klimakterium schwand die Migräne nicht wie üblicherweise, sondern verstärkte sich noch, und es traten endokrine und vegetativ-vasomotorische Störungen auf, und zwar ein Hypertonus, eine Fettsucht, eine Hyperostosis frontalis interna, Symptome, die im Sinne von BAHNER als Ausdruck einer „funktionellen Entgleisung des Vegetativums" nach dem Versiegen der ovariellen Hormonproduktion zu deuten sind. Das Ausmaß der diencephalen Dysregulation ergibt sich auch aus Wasserhaushaltsstörungen und einer regulatorischen Starre bei der Adrenalin- und Insulin-Belastung. Es ist anzunehmen, daß die langjährigen, besonders linksseitigen funktionellen Gefäßkrisen im Verein mit organischen Gefäßveränderungen zu Schädigungen des Gehirns, insbesondere linker temporaler Hirnanteile und wohl auch diencephaler Kerngebiete, geführt haben. Die im Klimakterium nun seit zwei Jahren periodisch auftretenden cerebralen Gefäßkrisen gehen teils mit ohnmachtsartigen, den Dämmerattacken ähnlichen Bewußtseinsstörungen, teils mit längerer tiefer Bewußtlosigkeit, teils auch mit epileptischen (eklamptischen) Anfällen einher.

Fall 30. Sophie K., geb. 28. 5. 1905 (klin. Aufn. 16. 8. 54, 22. 3. 55). Vater mit 68 Jahren an Arterienverkalkung gestorben. Bis zur ersten Gravidität im Alter von 22 Jahren beschwerdefrei. Während der Schwangerschaft erstmals Migräneattacken, die Frau K. seither nicht wieder verlor und die vor allem während den Menses auftraten. Ihr erstes Kind verstarb mit 9 Monaten an „Zahnkrämpfen". Frau K. hat später noch 3 gesunde Kinder geboren.

1942, im Alter von 37 Jahren, traten eine ganze Reihe von Ohnmachtsanfällen auf, nach denen sie sich „wie zerschlagen" fühlte. Nach einer Pause von 5 Jahren, gleichzeitig mit einer Verschlimmerung der rechtsseitigen Migräneattacken, die mit Schwindel, Erbrechen usw. einhergingen, setzten erneut Ohnmachtsanfälle ein. Nach den Ohnmachten bestanden regelmäßig heftige Kopfschmerzen. Außerdem traten alle paar Tage Anfälle auf mit Klopfen und Stichen in der Herzgegend und Atemnot. Dabei bestand Leichenblässe. Dann stiegen Hitzewallungen auf, die von Frösteln abgelöst wurden. Die Kranke begann stark zu schwitzen, zu erbrechen und bekam Durchfall. Der Mund war dabei „wie ausgetrocknet". Sie hatte großes Trinkbedürfnis. Auch diese Anfälle waren regelmäßig gefolgt von rechtsseitigen Kopfschmerzen. Auch die Kopfhaut rechts schmerzte, als würde „mit tausend Nadeln hineingestochen". Diese Anfälle schlossen zumeist an Aufregungen und körperliche Anstrengungen an.

Im Dezember 1951, also nochmals 4 Jahre später, wurde erstmals ein epileptischer Anfall beobachtet mit klonischen Gliederzuckungen, Cyanose, Schäumen, Zungenbiß. An diesem Tag hatte sich Frau K. schlecht gefühlt, schon über Kopfschmerzen, Schwindel und Hitzewallungen geklagt. Noch bei der Aufnahme im Krankenhaus stellte man eine „starke Cyanose und mittelgradige Dyspnoe" und einen RR-Wert von 180/95 mm Hg fest. Tags darauf betrug der Blutdruck nur noch 140/80 mm Hg. Man nahm eine spastische Hochdruckkrise mit cerebraler Durchblutungsstörung im Klimakterium an, führte eine zyklusgerechte Hormontherapie durch und gab Luminaletten.

Seit dem Frühjahr 1952 traten wieder serienweise in den Tagen vor und zu Beginn der Menses Ohnmachten auf, die durch Übelkeit und Brechreiz eingeleitet wurden, dann wurde es Frau K. schwarz vor den Augen, und sie sank um. Öfters haben sich auch Octavus-Krisen, einmal offenbar auch eine Nierengefäßkrise ereignet. In Abhängigkeit von Erregungen und Belastungen wurden später noch mehrfach ärztlich Synkopen und Blutdruckkrisen mit Tachykardie beobachtet. Es wurden Blutdruckwerte bis zu 270/130 mm Hg festgestellt, während sonst die Blutdruckwerte zwischen 130—150/80—90 mm Hg lagen. Inzwischen waren die Menses unregelmäßig geworden, und da man abnorme Auswirkungen endokriner Umstellung im Klimakterium annahm, wurde eine Röntgen-Kastrationsbestrahlung durchgeführt. Danach war Frau K. ein Jahr anfallsfrei.

Zwei Anfälle mit tonisch-klonischen Krampferscheinungen im April und Juni 1954 gaben Veranlassung zur Einweisung in unsere Klinik. Inzwischen hatte sich eine starke Adipositas (40 Pfund Gewichtszunahme) und ein Vollmondgesicht herausgebildet. Es fand sich, wie im vorhergehenden Fall, eine Hyperostosis front. int., dazu eine kleine, flache Sella. Die Blutdruckwerte schwankten jetzt zwischen 150—180/100—110 mm Hg. Mehrere orthostatische Kreislaufprüfungen führten zu ganz unterschiedlichen, teils normalen, teils schwer pathologischen Ergebnissen. Herz aortenkonfiguriert, linksverbreitert, A_2 betont.

EKG: PQ 0,16 sec, QRS 0,08 sec, QT 0,3 sec, T I flach, T II positiv, T III isoelektrisch, ST in I und II gesenkt. Kein orthostatisches Syndrom. Linkscoronarinsuffizienz und Myokardschädigung.

Blutchemie regelrecht. Kein Anhalt für Leberschaden oder für renalisierte Hypertonie.

Neurologischer Befund: Abgesehen von angeborener Ptosis links, normal. Gefäße am Fundus regelrecht. Liquor normal, im Encephalogramm stellten sich die inneren und äußeren Hohlräume des Gehirns in normaler Lage, Form und Größe dar.

Im EEG leichte paroxysmale Dysrhythmie in einem unregelmäßigen, an großen Betawellen und steilen Abläufen reichen Hirnstrombild.

Es handelt sich um eine lebhafte, geistig rege Frau von synthoner Wesensart ohne irgendwelche Zeichen einer organischen Wesensänderung oder eines beginnenden Abbaus.

Wir nahmen cerebrale Anfälle bei cerebralen Gefäßkrisen und schwerer neuro-endokriner Dysregulation an und verordneten Diät, Digitalis, Reserpin und Zentropil. Trotz der Behandlung wiederholten sich weitere Gefäßkrisen und 5 cerebrale Krampfanfälle in der Zeit von September 1954 bis April 1955. Die Zentropildosis wurde erhöht, und es wurden kleine Joddosen, Papaverin, Prominal und Megaphen gegeben. Daraufhin war in den vergangenen Monaten ein Nachlassen der Anfallhäufigkeit und der Intensität der Anfälle zu verzeichnen.

Dieser Krankheitsfall hat mit dem vorhergehenden (Nr. 29) gewisse Parallelen. Auch bei dieser Patientin bestehen seit 20 Jahren halbseitige Migränekopfschmerzen. Gleichzeitig mit einer Verstärkung derselben stellen sich Ohnmachten und sympathico-vasale Anfälle ein, die durch cerebrale Gefäßkrisen kompliziert werden. Mit dem Eintreten ins Klimakterium, der Entstehung eines labilen Hypertonus, einer Fettsucht und anderer Zeichen nervös-endokriner Fehlsteuerung, treten nun in verstärktem Maße allgemeine und lokale Gefäßkrisen und im Zusammenhang mit cerebralen Gefäßkrisen ohnmachtsartige Bewußtlosigkeitszustände und auch epileptische Krampfanfälle auf.

Die nächsten beiden Krankengeschichten sind Beispiele dafür, daß auch traumatische Hirnschädigungen einmal cerebrale Gefäßkrisen und damit cerebrale Anfälle nach sich ziehen können.

Fall 31. Oskar Sch., geb. 7. 2. 1921 (klin. Aufn. 24. 9. 53). Bis zur Verwundung im Oktober 1943 immer gesund, erlitt einen Kopfstreifschuß (linkes Scheitelbein), war 4 Tage bewußtlos, vorübergehend bestanden Blasen- und Mastdarmstörungen. Im Sommer 1944 erster Ohnmachtsanfall, dem heftiger Kopfschmerz und Schwindel vorausgegangen waren. Seit dieser Zeit treten, vorwiegend nach starken Erregungen und Überanstrengungen, in Abständen von Monaten Anfälle auf. Sie kündigen sich durch Kopfdruck und Eingenommensein des Kopfes an. Die Ehefrau merkt an einer Verstimmung, einer mürrischen Reizbarkeit, daß ein Anfall bevorsteht. Der Kopfschmerz verstärkt sich, wird ziehend und pulsierend, es schmerzt die ganze Kopfhaut. Unmittelbar vor dem Anfall tritt Schwindel auf; ehe Sch. sich setzen oder hinlegen kann, wird er bewußtlos. Sch. hat sich im Sturz schon mehrfach empfindlich verletzt. Im Anfall ist er blaß, schwitzt stark. Oft, aber nicht immer, werden Krampferscheinungen beobachtet, teils tonisch-klonische Krämpfe, teils anhaltende Versteifungen und Verkrampfungen der Gliedmaßen oder auch jaktationsartige Bewegungen. Die Bewußtlosigkeit dauert in der Regel 20—30 min, aber auch $1^1/_2$-, ja 4-stündige Bewußtlosigkeitszustände wurden ärztlich beobachtet. Dabei wurden maximal weite Pupillen gefunden. Danach ist Sch. noch eine ganze Zeit benommen. Es sind immer starke Kopfschmerzen, besonders linksseitig, vorhanden, die erst nach Stunden langsam nachlassen. Es besteht ein Gefühl allgemeiner Kraftlosigkeit, die Glieder, besonders der rechte Arm und das rechte Bein sind schwer und wie gefühllos. Abgesehen von gelegentlichen Kopfschmerzattacken, Hitze- und Alkoholunverträglichkeit fühlt sich Sch. zwischen den Anfällen wohl.

Wir fanden alle Zeichen vegetativer Übererregbarkeit, ausgeprägte respiratorische Arrhythmie, lebhafte Reflexe, lebhaftes Chvosteksches Zeichen beiderseits, im EKG nach Hyperventilation starken Frequenzanstieg und Abflachung von T III. Calcium im Serum 9,5 mg-%, nach AT 10 (Fünfgeld-Versuch) 11 mg-%.

RR 120/80 mm Hg, im Liegen 110/70 mm Hg. Bradykardie, 60/min. Im Schellong-Versuch hypotone Regulationsstörung (105/90 mm Hg). Im EKG kein Anhalt für coronare Durchblutungsstörungen oder Myokardschaden, auch kein orthostatisches Syndrom.

Konvergenzschwäche, sonst regelrechter neurologischer Befund.

EEG: Leichte Dysrhythmie, kein Hinweis auf Herdschädigung und Epilepsie.

Wasserbelastungsversuche: überschießende Ausscheidung, bei Einfuhr von 1000 cm^3 sind nach 4 Std. 1660 cm^3 ausgeschieden. Nach Thyroxingabe beträgt die Ausscheidung nach 4 Std. nur 750 cm^3.

Zuckerbelastungsproben: komplette Insulinresistenz. Leicht pathologische Adrenalinbelastungskurve (110/85, 120, 145, 170, 158, 170, 189 mg-%).

Nach den Belastungsversuchen ist eine Zwischenhirnfunktionsstörung recht wahrscheinlich.

Bei oberflächlicher Betrachtung scheint es sich in diesem Falle einfach um eine symptomatische Epilepsie nach traumatischer Hirnschädigung zu handeln. In der Tat treten offenbar u. a. auch epileptische Anfälle auf, wobei jedoch nicht zu übersehen ist, daß cerebrale Symptome besonderer Art die Anfälle einleiten und ihnen nachfolgen, was auf cerebrale Gefäßkrisen hinweist, für die wohl Störungen der Eigenregulation des Hirnkreislaufs auf Grund einer traumatischen Hirnschädigung und Störungen in der zentral-vegetativen Steuerung verantwortlich sind. Die Symptomatologie der anderen Anfälle mit der über Stunden sich hinziehenden Bewußtlosigkeit mit extrapyramidal-motorischen Entäußerungen, Beuge- und Streckkrämpfen, jaktationsartiger Bewegungsunruhe entspricht Pettes Beschreibung vegetativer Anfälle.

Fall 32. Franz Sch., geb. 4. 10. 1924 (klin. Aufn. 31. 1. 55). Verschüttung bei Fliegerangriff im September 1944. Erinnert sich noch, daß ein Sandwall auf ihn niederstürzte und er keine Luft mehr bekam. Sch. erlangte erst im Lazarett das Bewußtsein wieder. Dort beim ersten Aufstehen Anfall von Bewußtlosigkeit. Wegen weiterer Anfälle wurde Sch. im Jahre 1945 von der Wehrmacht entlassen. Anfälle treten vorwiegend in den ersten Stunden nach dem Aufstehen und nach Schreck und Aufregung auf. Kein Anfall aus dem Schlaf heraus. Intervalle wechseln, oft mehrmals hintereinander Anfälle, dann wieder wochenlang anfallfrei. Sch. hat sich niemals verletzt, nie Zungenbiß. Bei einem Anfall auf dem Wege zur Toilette einmal Einnässen. Sch. merkt selbst nichts vom Herannahen des Anfalls. Danach regelmäßig „kaum erträgliche rechtsseitige Schläfen- und Hinterkopfschmerzen, große Müdigkeit und Schwäche“. Sch. stürzt plötzlich um, liegt zuerst wie leblos da, ist leichenblaß. Der Puls schlägt beschleunigt, aber regelmäßig. Nach einer Weile beginnt Sch. forciert zu atmen, ringt nach Luft. Oft entleert sich etwas blasiger Speichel. Dann wirft er den Kopf hin und her, zuckt auch mit den Schultern oder mit den Armen. Dann schüttelt es ihn wie bei Schüttelfrost, und er beginnt stark zu schwitzen. Nun rötet sich auch das Gesicht wieder. Sobald er zu sich kommt, was in der Regel etwa $^1/_2$ Std. dauert, greift er sich an die rechte Kopfseite und klagt über Kopfschmerzen. Auch hat er unter anfallweise auftretenden rechtsseitigen Schläfen- und Hinterkopfschmerzen zu leiden, verstärkt in der warmen Jahreszeit, oft auch, wenn er sich in verbrauchter Luft aufhält.

Sch. ist von ausgesprochen leptosomem Habitus. Er wechselt leicht die Gesichtsfarbe, er neigt zu Schweißausbrüchen. Es findet sich eine ausgeprägte weiße Dermographie und ein Fingertremor. Die Blutdruckwerte schwanken zwischen 140—160/60—85 mm Hg. Es besteht demnach ein labiler Hypertonus. Bei der Kreislaufprüfung nach SCHELLONG wechselnde Ergebnisse; einmal Anstieg von 160/60 auf 180/85 mm Hg, ein andermal Amplitudenverkleinerung durch Anstieg des diastolischen Blutdrucks (von 145/80 auf 150/125 mm Hg) und Pulsfrequenzzunahme um 30 auf 112/min.

EKG ganz normal.

Blutzuckerbelastungskurven pathologisch: Große Ausschläge nach beiden Seiten, Ausbleiben der Gegenregulation. 80 min nach Adrenalingabe noch 195 mg-%, und 90 min nach Insulingabe Blutzucker noch auf 52 mg-% erniedrigt. Bei Wiederholung der Insulinbelastung tiefster Wert 60 mg-%, 120 min nach Versuchsbeginn immer noch 65 mg-%.

Bei Wasserbelastungsversuchen ergab sich eine leichte Wasserretentionsneigung und ein Ausbleiben der Thyroxindiurese.

Neurologischer Befund regelrecht.

Im EEG fehlen Krampfpotentiale, doch ist das EEG, vor allem während der Hyperventilation, paroxysmal dysrhythmisch. Es treten Gruppen von Zwischenwellen, teilweise mit parietalem Maximum, sowie steile Wellen und Spitzen auf. Nach dem EEG würde man eine Epilepsie vermuten.

Trotz der auf eine Epilepsie verdächtigen EEG-Veränderungen würde ich diesen Krankheitsfall nicht einfach der Gruppe der symptomatischen Epilepsien zurechnen. Obwohl das Anfalleiden schon 10 Jahre besteht, wurden typische tonisch-klonische Krampfanfälle nie beobachtet und behielt das Anfallssyndrom seinen ausgesprochen vegetativen Charakter. Die dem Anfall regelmäßig nachfolgenden und auch im Intervall auftretenden Halbseitenkopfschmerzen machen vasogene Krisen wahrscheinlich, und zwar auf dem Boden einer Hirn- bzw. Hirngefäßschädigung (hypoxämisch ?) und eines stark labilen Hypertonus, der, ebenso wie die anderen Stoffwechseldysregulationen, auf einer Störung der zentral-vegetativen Steuerung beruhen dürfte. Nach dem EEG muß aber mit der Möglichkeit gerechnet werden, daß sich hier eines Tages eine Epilepsie entwickelt, in gleicher Weise, wie das bei den vorhergehenden Krankheitsfällen geschehen ist.

Mit den Krankengeschichten von zwei Patienten mit cerebralen Anfällen im Rahmen cerebraler Gefäßkrisen, bei deren Entstehung wohl eine Gefäß- und Hirnschädigung durch chronischen Alkoholmißbrauch von Bedeutung war, wollen wir die Kasuistik dieser Gruppe abschließen.

Fall 33. Friedrich G., geb. 15. 4. 1903 (klin. Aufn. 23. 10. 51; 18. 1. 52; 14. 7. 53; 13. 1. 54). Seit Jahren schwerer Alkoholmißbrauch, trank 3—4 l Apfelwein täglich, zuletzt zwischendurch auch viel Wermuth. Seit etwa 1949 zunehmend nervös, erregbar und stimmungslabil. Es stellten sich Kopfschmerzen und Kreislaufstörungen ein, anfallweise Gesichtsblässe oder -rötung und Schweißausbrüche. Nachts wachte G. oftmals wegen Luftknappheit auf, kalter Schweiß brach aus, begleitet von Schwindel und Übelkeit. In unregelmäßigen Abständen traten schwere Anfälle von Oppression, Atemnot, Schwindel, Übelkeit und Brechreiz auf, Schweiß brach aus, und G. stürzte, ehe er es sich versah, ohnmächtig um. Er war dabei „kreidebleich". Es dauerte bis zu 20 min, bis er wieder zu sich kam. Gelegentlich hatte er auch Drehschwindelanfälle, gleichfalls mit Hinstürzen.

Bei der ersten Untersuchung im Jahre 1951 bot G. alle Symptome einer schweren neurozirkulatorischen Dystonie. Es bestand auffällige Acrocyanose, Schwitzen, besonders im

Gesicht, im Mund- und Kinnbereich. Die Blutdruckwerte schwankten zwischen 110/70 und 165/115 mm Hg. Immer wieder wurden plötzliches Erblassen oder plötzliche Rötung des Gesichts und Oberkörpers und Schweißausbrüche festgestellt. Es bestanden Zeichen einer Alkoholpolyneuritis und ein leichter Tremor des Kopfes und der Hände. Der Tremor verschwand auch nach längerer Abstinenz und medikamentöser Behandlung nicht ganz.

Im Sommer 1953 und Januar 1954 erneut Klinikaufnahme nach Häufung der Anfälle. Die Bewußtlosigkeiten hatten nun z. T. über eine Stunde gedauert. Eingeleitet wurden auch diese Bewußtlosigkeitszustände von Angst- und Beklemmungsgefühl, Atemnot, Flimmern vor den Augen, Drehschwindel, Schweißausbruch und Übelkeit. Die parkinsonistischen Symptome waren nun nicht mehr zu übersehen. Es bestand Amimie, ein Wackeltremor des Kopfes und ein Tremor beider Hände, der bei Innervation und Intention in grobschlägiges Wackeln überging. Der Tonus war schlaff, dabei deutliches Saccadieren, links mehr als rechts. Außerdem fand sich eine Anisokorie und eine Pupillenstörung ähnlich der Pupillotonie. Stark verzögerte und nur angedeutete Lichtreaktion, gute und rasche Konvergenzreaktion mit nachfolgender verzögerter tonischer Erweiterung (Sympathicus-Störung ?). Luesreaktionen in Blut und Liquor immer negativ. Liquor auch sonst regelrecht.

Im EEG vereinzelt Zwischenwellen über vorderen Hirnabschnitten.

Im Encephalogramm diffuser Hydrocephalus internus, besonders der 3. Ventrikel ist erweitert. Auch die subarachnoideale Luftzeichnung ist etwas grobstreifig.

Blutdruck nun eher erniedrigt. Im Schellongschen Versuch Absinken des systolischen Blutdrucks auf hypotone Werte (105/95 mm Hg). Während eines Anfalls von Rötung des Kopfes und Oberkörpers mit plötzlichem Kopfschmerz wurde ein Blutdruck von 145/100 mm Hg gemessen gegenüber 130/70 mm Hg kurz zuvor. Nach Hinlegen betrug der Blutdruck 130/110 mm Hg. Unmittelbar darauf setzte plötzlich für etwa 2 min eine Tachykardie ein, in welcher der Puls nicht mehr zählbar und nur schwach zu tasten war. Danach schlagartig wieder normaler, kräftig gefüllter Puls und Blutdruck von 130/80 mm Hg.

Im EKG außerhalb der Anfälle keine krankhafte Veränderung. Grundumsatz +38%. Takata positiv. Urin o. B. Rest-N 34 mm Hg. Uneingeschränkte Nierenfunktion, Verdünnung bis 1001, Konzentrierung bis 1030.

Wasserhaushalt: Bei Einfuhr von 1500 cm³ wurden durch die Niere in den ersten 4 Std. nur 500 cm³ ausgeschieden. Dabei sehr starkes Schwitzen als Zeichen verstärkter extrarenaler Flüssigkeitsabgabe. Von 800 cm³ waren nach 4 Std. nur 60 cm³ ausgeschieden, bei gleichzeitiger Thyroxingabe auch nur 300 cm³.

Zuckerstoffwechsel: Normaler Staub-Effekt. Überhöhter Anstieg auf Adrenalingabe. Verzögerte Gegenregulation. Auf Insulin starker Abfall von 112 auf 43 mg-% nach 75 min. Nach 90 min 55 mg-%, dabei leichte hypoglykämische Symptome.

Fall 34. Josef F., geb. 20. 5. 1891 (klin. Aufn. 9. 2. 53; 21. 5. 55; 31. 5. 55). Abgesehen von häufigen Anginen, weshalb 1932 tonsillektomiert wurde, immer gesund. F. ist Weinvertreter. Er muß von Berufs wegen viel Wein trinken. 1937 wurde ein leichter Diabetes mellitus festgestellt. F. hat therapeutisch und diätetisch nichts dagegen getan. F. leidet schon seit vielen Jahren an Kopfschmerzen, wohl auf Grund eines labilen Hypertonus. Sehverschlechterung beiderseits in den Jahren nach dem 2. Weltkrieg durch Cataracta diabetica. 1948 Staroperation.

1951 eines Morgens während eines grippeartigen Infekts trat erstmals ein epileptischer Anfall auf. In der folgenden Zeit viel Kopfschmerzen, oft auch Schwindelerscheinungen, besonders nach Lagewechsel und körperlichen Anstrengungen. Februar 1943 Grippeerkrankung. Einige Tage später plötzlich verändert, schwer besinnlich, zunehmend benommen, schließlich bewußtlos. Während des Bewußtlosigkeitszustandes zeitweise motorisch unruhig. Dabei wurden Blutdruckwerte von 240/110 mm Hg gemessen. Der Blutzuckerwert betrug 180 mg-%. Über eine Phase psychomotorischer und deliranter Unruhe mit Verwirrtheit und illusionären Verkennungen klarte sich das Bewußtsein nach anderthalb Tagen wieder auf. F. war für die ganze Zeit amnestisch. Der Blutdruck betrug nun wieder 160/100 mm Hg.

Neurologisch: Leichte Halbseitensymptome rechts. Liquorbefund normal.

EEG schwer pathologisch verändert. Allgemeine Dysrhythmie. Über temporalen und besonders hochfrontalen Ableitepunkten ununterbrochen hohe Krampfpotentiale vom Typ der spikes and waves (3/sec).

10 Tage später wurden während eines erneuten Zustandes von Benommenheit zwei epileptische Anfälle beobachtet.

In den vergangenen zwei Jahren keine Anfälle mehr, jedoch viel Kopfschmerzen und Schwindelanfälle. Den Angehörigen fällt auf, daß F. rührselig und geistig schwerfälliger geworden ist, daß sein Gedächtnis und seine Merkfähigkeit nachlassen. Im April 1955 eines Morgens wieder für kurze Zeit benommen. Im Mai 1955 nachts epileptischer Anfall und 3 weitere Anfälle am folgenden Tag. Anschließend Verwirrtheits- und Erregungszustand. Bei der Klinikaufnahme bereits wieder klar. RR wechselnd zwischen 160/100 und 190/100 mm Hg.

Neurologischer Befund unverändert. Encephalographie ergab mäßig diffus erweitertes Ventrikelsystem. Im EEG neben Allgemein- und Hyperventilationsveränderung sowie Frequenzverlangsamung nun auch Herdbefund temporal und temporobasal links.

Die Blutzuckerbelastungskurven hatten, wie bei dem bestehenden Diabetes zu erwarten war, pathologischen Verlauf. Bemerkenswert ist jedoch das Fehlen jedes Leukocytenanstiegs nach Adrenalingabe.

Wasserversuche (Leberschaden! Takata-Ara zwar negativ, aber Urobilin schwach fluorescierend und Urobilinogen vermehrt): Von 1000 cm³ sind nach 4 Std. nur 350 cm³ ausgeschieden, ebensoviel bei gleichzeitiger Thyroxingabe. Nach Hypophysin sind es 440 cm³.

Anfang Juni 1955 eines Morgens wieder benommen, schwerbesinnlich, wurde widerstrebend von den Angehörigen in die Klinik gebracht, bekam hier in den frühen Nachmittagsstunden wieder einen epileptischen Anfall, der rechtsbetont war. Es wurden Blutdruckwerte von 280/130 mm Hg gemessen. Auch nach dem Anfall verwirrt, später nochmals epileptischer Anfall. Am folgenden Tag noch leicht benommen, unsicher in der Orientierung. Nach Abklingen der cerebralen Erscheinungen betrug wie vordem der Blutdruck wieder 150/85 mm Hg.

In diesen beiden Fällen, besonders im Fall 33, besteht ohne Zweifel eine schwere Hirnstamm- und Zwischenhirnschädigung (extrapyramidale Tonus- und Bewegungsstörung, Pupillenstörung, Kreislaufregulationsstörung und zentrale Wasser- und Kohlenhydratstoffwechselstörung). Sie ist aller Wahrscheinlichkeit nach Folge der chronischen Alkoholintoxikation; denn, wie wir von der Polioencephalitis haemorrhagica superior wissen, werden vorzugsweise die gut vascularisierten, ventrikelnahen vegetativen Kerngebiete geschädigt, indem sich Gefäßproliferationen und Gliawucherungen bilden. Auf Grund eines Versagens der zentral-vegetativen Kreislaufsteuerung und der Eigenregulation des Hirnkreislaufs einerseits und einer Übererregbarkeit der geschädigten cerebralen Gefäße andererseits treten hier vegetative Anfälle verschiedener Ausprägung, darunter auch cerebrale Gefäßkrisen auf mit Bewußtseinsstörungen von teils ohnmachtsartigem, teils pseudourämischem, teils epileptischem Charakter. Das Anfallgeschehen wird hier, wie in den anderen Krankheitsfällen, von vegetativen Symptomen geprägt. Unter den Ursachen, die hier zu den Anfällen führen, kommt funktionellen vegetativen Belastungsmomenten (Erregung, Lagewechsel usw.) allerdings nur auslösende Bedeutung zu, der Akzent liegt ganz vorwiegend auf der exogen-toxischen, organischen Hirn- und Hirngefäßschädigung.

Symptomatologie und Therapie der Anfälle bei Hirngefäßkrisen

Aus der Tatsache, daß die vorstehende Kasuistik, die noch erweitert werden könnte, innerhalb weniger Jahre gesammelt wurde, ergibt sich die praktische klinische Bedeutung dieser vegetativen Anfallform. Wie die Krankengeschichten zeigen, ist das Anfallbild vielgestaltig, jedenfalls wesentlich uneinheitlicher, als bei den in früheren Kapiteln besprochenen vegetativen Anfallarten. Die Gründe hierfür liegen auf der Hand. Da die Gefäßkrisen zumeist nicht das gesamte Hirngefäßsystem gleichermaßen betreffen, ist die cerebrale Symptomatologie nicht allein abhängig von dem Ausmaß und der Dauer, also der Intensität der cerebralen Minderdurchblutung, sondern auch von der jeweiligen Lokalisation der Gefäßstörung und den Möglichkeiten einer Kompensation durch kollaterale Blutgefäße.

Die cerebrale Gefäßkrise kann sich an vegetative Anfälle anderer Art anschließen, sie kann durch sie ausgelöst werden, aber auch selbständig auftreten. Sie kann mit Gefäßkrisen in anderen Gefäßgebieten einhergehen oder mit solchen alternieren und so evtl. ihre Natur zu erkennen geben. Die cerebralen Symptome können sich allmählich entwickeln in Form von migräneartigen Kopfschmerzen, zunehmender Bewußtseinsstörung, angefangen bei der Schwerbesinnlichkeit über die Somnolenz, die Dämmerigkeit bis zur tiefen Bewußtlosigkeit, dem Koma, oder sie können schlagartig einsetzen mit einer Synkope oder einem epileptischen (eklamptischen) Krampfanfall. Solche Krampfanfälle können sich selbstverständlich auch in späteren Stadien der Gefäßkrise ereignen, wobei evtl. auch das Hirnödem, das die Hirngefäßkrise begleitet, eine Rolle spielt. Motorische Entäußerungen anderer Art sind nicht selten. Es treten Zustände psychomotorischer Unruhe und vor allem auch subcorticale Bewegungsphänomene in Erscheinung, Dreh- und Wälzbewegungen, Beuge- und Streckkrämpfe, Klonismen, jaktationsartige Bewegungsabläufe, Zittern, Frösteln und dergleichen. Auch mit dem Auftreten passagerer Herdsymptome muß gerechnet werden, sowie herdbetonten Anfällen, und zwar dann, wenn sich ein symptomatisches epileptisches Anfalleiden entwickelt hat. Auch die vegetativen Begleitsymptome variieren. Wir treffen allgemeine Haut- und Gesichtsblässe an, aber auch Rötung, oft einander ablösend und auch halbseitig auftretend, Atemstörungen, Dyspnoe, forciertes Atmen oder tiefe schnarchende Atmung, Augenflimmern, Schwindel, auch Dreh- und Schwankschwindel. Hitzewallungen lösen Kälteschauer mit Frösteln und Piloarektorenwellen ab, häufig tritt Übelkeit, Aufstoßen und Erbrechen auf. Es werden Pupillenstörungen, weite und auch enge Pupillen gefunden, es wird oftmals über Trockenheit im Mund und Durst oder Speichelfluß geklagt, es bricht Schweiß aus, es wird reichlich Urin ausgeschieden, oder es entleeren sich wäßrige Durchfälle. Die Aufeinanderfolge wie die Kombination dieser vegetativen Symptome, welche die cerebralen Gefäßkrisen begleiten, wechseln. Die Minderung der Durchblutung in den Gefäßabschnitten, die von der Gefäßkrise betroffen sind, löst auf reflektorischem Wege eine Steigerung der Herzschlagfolge und eine Erhöhung des Blutdrucks aus, wodurch der Körper versucht, der Minderung der Hirndurchblutung entgegenzuwirken. Deshalb finden wir während cerebraler Gefäßkrisen in der Regel eine Tachykardie und eine oft erhebliche paroxysmale Blutdrucksteigerung. Umgekehrt können durch plötzliche Blutdruckanstiege, wie z. B. bei der essentiellen Hypertonie, dann, wenn eine funktionelle oder organisch bedingte Übererregbarkeit der cerebralen Gefäße vorliegt und die hirneigenen Regulationseinrichtungen versagen, durch überschießende und anhaltende Gefäßreaktionen cerebrale Gefäßkrisen entstehen. Darin liegt wohl die Bedeutung des labilen Hochdrucks für die Entstehung von Gefäßkrisen. Der stabile rote Dauerhochdruck spielt dagegen, wie sich auch aus der Kasuistik ergibt, eine wesentlich geringere Rolle. Auch die cerebrale Hypoxämie auf Grund eines plötzlichen RR-Abfalles z. B. im Rahmen vago-vasaler Anfälle kann anscheinend durch Entstehung vaso-aktiver Substanzen bei entsprechend übererregbarem cerebralen Gefäßsystem Gefäßkrisen auslösen.

Ein wesentliches Kriterium lokaler Gefäßkrisen stellt ganz offensichtlich der *Schmerz* dar. Während bei den bisher besprochenen vegetativen Anfallformen Kopfschmerzen vermißt wurden oder nur eine untergeordnete Rolle spielten, ist der Kopfschmerz, der die cerebralen Gefäßkrisen begleitet, fast immer recht erheblich. Er hat Migränecharakter und ist in der Mehrzahl unserer Fälle halbseitig oder zumindest halbseitig betont. Es handelt sich fast ausschließlich um Hinterkopfschmerzen und Schmerzen in der Gegend der Hirnbasis und der Schläfe. Der Kopfschmerz tritt zumeist erst im Verlaufe der Anfälle, oft sogar erst im Anschluß an das übrige akute Anfallsyndrom auf, das er unter Umständen um viele Stunden überdauert. Der mit den cerebralen Gefäßkrisen sich einstellende Kopfschmerz ist wahrscheinlich ebenso wie der Kopfschmerz bei der Migräne (GOLDMANN, FRIEDMANN, GRAHAM und WOLFF) nicht Begleiterscheinung des den Anfall einleitenden Gefäßspasmus, sondern Folge der anschließenden Dilatation bzw. der Überdehnung der erschlafften Gefäße durch die Pulswelle und Folge des begleitenden lokalen Gewebsödems. Ein weiteres Charakteristikum cerebraler Gefäßkrisen ist darin zu sehen, daß sie — ebenso wie die sympathico-vasalen Anfälle — eine Gliederschwere, Abgeschlagenheit, Müdigkeit und allgemeine Erschöpfung hinterlassen, die erst nach Stunden, ja Tagen überwunden wird.

Die pseudourämischen Anfälle, die beim blassen Hochdruck, der malignen Nephrosklerose, bei Cystennieren, im Verlaufe der chronischen Nephritis und anderen Nierenaffektionen auftreten und bei denen die in der Niere entstehenden gefäßtoxischen und gefäßaktiven Substanzen den entscheidenden Faktor bei der Entstehung cerebraler Anfälle darstellen, sollen hier nur der Vollständigkeit halber erwähnt, aber nicht weiter besprochen werden. Diese Fälle einzubeziehen, würde den Rahmen der Darstellung der vegetativen cerebralen Anfälle sprengen und die Begriffsbildung zu sehr erweitern. Eine entsprechend gründliche Nierenuntersuchung wird in diesen Fällen die richtige Diagnose ermöglichen. Allerdings wird man mit Übergangsfällen rechnen müssen, nämlich damit, daß die ursprünglich funktionelle Störung in eine Organstörung übergeht, in gleicher Weise, wie aus dem essentiellen roten Hochdruck durch Renalisierung ein blasser, evtl. maligner Hochdruck hervorgehen kann. So wie die Kranken mit dysregulatorisch-labilem Blutdruck zu funktionellen, passageren cerebralen Gefäßkrisen der hier besprochenen Art disponiert sind, so neigen die Kranken, bei welchen sich auf einen roten Hochdruck der hämatogene Mechanismus des blassen renalen Hochdrucks aufpropft oder bei denen cerebrale Gefäßschädigungen (z. B. arteriosklerotische) vorhanden sind, zu cerebralen Angiospasmen mit nachfolgenden Angionekrosen und Massenblutungen oder zu peristatischer Hyperämie in der terminalen Strombahn mit nachfolgenden Diapedesisblutungen aus Capillaren, kleinen Venen, Arteriolen und kleinen Arterien und zu blutiger Erweichung, also zur Apoplexie.

Die *Therapie* der cerebralen Gefäßkrisen hat sich nach den jeweiligen Entstehungsursachen zu richten. Man wird auch hier erst einmal die schon bei der Behandlung der sympathico-vasalen Anfälle besprochenen exogenen Schädigungsfaktoren auszuschalten haben, die zur neurozirkulatorischen Dystonie führen bzw. diese verstärkt haben. Insbesondere wird man Nicotinabstinenz dringend anempfehlen. Die Eiweiß-, Kochsalz- und Flüssigkeitsaufnahme muß eingeschränkt und auch hier lacto-vegetabile, aber auch möglichst wenig blähende und schlackenarme Kost angeraten werden, um gastro- und entero-kardialen Reflexwirkungen vorzubeugen. Dann wird man in jedem Falle eine Focalsanierung anstreben. In den Krankheitsfällen, bei denen Veränderungen an der Halswirbelsäule eine Rolle spielen, werden zweckmäßigerweise die medicomechanischen Maßnahmen (Extension, chiropraktische Reposition usw.) durch vegetativ dämpfende und sympathicolytische Mittel, wie Hydergin und DHE 45, zu unterstützen sein.

Diese Dihydro-Alkaloide des Mutterkorns bieten sich für die Behandlung solcher Krankheitszustände besonders an, weil sie eine sedative und den Gefäßtonus senkende Wirkung entfalten, weil sie die peripheren Gefäßreceptoren gegen sympathisch-adrenergische Reize blockieren und sich so gefäßerweiternd auswirken und schließlich auch noch die baroceptiven Kreislaufreflexe (Carotis-Sinus, Aorten-Reflexe) hemmen. Im akuten Anfall wird man sie intravenös oder intramuskulär geben und im Intervall als Kur in aufsteigender und abfallender Dosierung. Die zentral dämpfenden Eigenschaften der Barbiturate verstärken diese Effekte. Auch in den Kombinationspräparaten Bellergal, Bellafarm, Neurovegetalin, bei denen durch das Hinzufügen eines Parasympathicolyticums, wie z. B. des Bellafolins im Bellergal, eine vorteilhafte komplexe Wirkung auf die vegetative Steuerung erzielt wird, haben wir recht brauchbare Mittel zur Basistherapie in der Hand. Das Phenothiazinpräparat Megaphen mit seinem sympathicolytischen, vagolytischen, spasmolytischen und sedativen Effekt ist zur Behandlung dieser Krankheitszustände besonders geeignet und hat sich uns in Kombination mit Prominal und anderen Barbituraten, als Schlafkur und auch über längere Zeit gegeben, bewährt. Besonders wenn ein Hypertonus besteht, wird man sich auch der Rauwolfia-Alkaloide Reserpin (Sedaraupin und Serpasil), evtl. in Verbindung mit dem Phthalazinderivat Nepresol, bedienen. Während ersteres eine ausgeprägte zentrale sedative Eigenschaft hat und insbesondere die Erregbarkeit der sympathischen Zentren vermindert, greift Nepresol peripher an den Gefäßen an, und so senken beide Mittel den Blutdruck, dessen Erhöhung, wie wir wissen, eine Disposition zu Gefäßkrisen schafft. Spielt, wie vor allem im Klimakterium, eine endokrine Dysfunktion eine entscheidende Rolle, dann wird man eine Substitutionstherapie mit Sexualhormonen einleiten, die trophotrop-endophylaktische Wirkungen ausüben und auch die Gefäße erweitern und so die Organ- und Hirndurchblutung fördern.

An gefäßerweiternden Mitteln sind vor allem Euphyllin und Theophyllin (mit 20%igem Traubenzucker i.v.) für die Anfallbehandlung und auch für die Prophylaxe geeignet; ebenso Papaverin, das durch Lähmung der Fibrillen der Gefäßmuskeln vasodilatatorisch wirkt (0,3 g pro die). Hier ist besonders das Kombinationspräparat Novophyllon zu nennen, das im Bedarfsfall auch langsam intravenös (1—2 cm^3) gegeben werden kann. Zur vorbeugenden Therapie wären etwa 3mal 1 Tablette Novophyllon täglich nach den Mahlzeiten einzunehmen. Auch an Ronicol-compositum, Embran, Depot-Padutin, Dilatol und andere Mittel, welche die Durchblutungsverhältnisse verbessern, ist zu denken, sowie schließlich an die modernen Ganglienblocker-Substanzen Gangliostat usw., die eine der Novocainblockade ähnliche Wirkung haben. Auch an das altbewährte Jod in kleinen Dosen, am besten in Form von Kalium jodatum, ist zu erinnern, von dem man bei beginnenden Cerebral-Sklerosen doch immer wieder Gutes sieht.

Hat sich eine symptomatische Epilepsie entwickelt, dann wird man natürlich nicht auf eine entsprechende antiepileptische Dauermedikation mit Hydantoinpräparaten verzichten dürfen. Bei schweren eklamptischen Zuständen sind Injektionen von hypertonischer Dextroselösung, von Magnesiumsulfat (langsam injiziert 20 cm³ einer 10%igen Lösung), Chloralhydrat als Klysma, schließlich auch eine Entlastungspunktion angezeigt. Die Aussicht, durch die genannte Therapie vegetative Anfälle auf dem Boden von cerebralen Gefäßkrisen nachhaltig zu bessern, nimmt in dem Maße ab, wie die funktionellen Komponenten dieser Gefäßstörungen gegenüber organischen Gefäßschädigungen zurücktreten.

B. Die cerebralen Anfälle bei Störungen des Wasser- und Mineralhaushalts

Da im Organismus keine Aufnahme oder Abgabe von Wasser ohne gleichzeitige Änderung der Salzkonzentration möglich ist, sind Wasserhaushaltsstörungen immer zugleich auch Salzhaushaltsstörungen. Die Steuerung dieser Stoffwechselfunktionen, an der die verschiedensten Organe und Organsysteme teilhaben, wird vom vegetativen System geleistet. Dabei bilden die im oralen Hypothalamus befindlichen nuclei supraoptici und paraventriculares mit dem Tractus supraoptico-hypophyseus und dem Tuber cinerium und dem Hypophysenhinterlappen eine Funktionseinheit, die durch Bildung und Ausschüttung des Adiuretins, wahrscheinlich auch des Vasopressins, in fast alle Vorgänge eingreift, die den Wasser- und Salzhaushalt bestimmen. Das Zwischenhirn hat, wie Untersuchungen von RANSON, GAUPP JR. und SCHARRER, und in neuerer Zeit vor allem BARGMANN und seinen Schülern, zeigen konnten, nicht nur regulatorische Funktionen, sondern die Ganglienzellen der genannten Kerne haben die Fähigkeit zur Bildung von *Adiuretin*.

Diese Substanz gelangt über den Tractus supraoptico-hypophyseus zum Hypophysenhinterlappen, wo sie gestapelt wird. Im Bedarfsfall setzen dann die Pituicyten des Hinterlappens das Adiuretin frei und bringen es in den Kreislauf; der Reiz hierzu dürfte von Osmoreceptoren ausgehen, die im Hypothalamus gelegen sind und auf Veränderungen des osmotischen Drucks des Blutes reagieren. Das Adiuretin gelangt auf dem Blutwege zur Niere, wo es an den distalen Tubulusabschnitten angreift. Während es die Rückresorption des Wassers anregt, hemmt es gleichzeitig die Kochsalzrückresorption. In diese Steuerungsvorgänge sind andere Hormonwirkungen und Organleistungen eingeschaltet. So steigern die Nebennierenrindenhormone, vom Aldosteron ist dies gesichert, die Rückresorption von Natrium und Chlor in den distalen Anteilen des Tubularapparates (SMITH). Es besteht sogar eine feste Beziehung zwischen der Menge von Aldosteron und der ausgeschiedenen Natrium-Menge im Urin, und zwar stehen diese beiden Größen in einem ungekehrt proportionalen Verhältnis zueinander (BUCHBORN, KOCZOREK und WOLFF, JOHNSON, B. B. und J. A. LUETSCHER u. a.). Dabei wird allerdings die Sensibilität der Tubuli gegenüber Aldosteron mitbestimmt durch das Säftemilieu, und man vermutet, daß andere Nebennierenrindenhormone als Antagonisten eingeschaltet sind. In gewisser Weise wirken z. B. das Cortison und das Hydrocortison antagonistisch (GROSS). Schließlich ist der natri-uretische Effekt des Aldosterons offenbar rückläufig wieder von der ACTH-Ausscheidung abhängig und beeinflußt die Hypophyse ihrerseits die Aldosteron-Sekretion.

Auch der Abbau des Adiuretins in der Leber vollzieht sich unter Mitwirkung der Nebennierenrindenhormone. Das Schilddrüsenhormon steigert alle Stoffwechselvorgänge und so auch den gesamten Wasseraustausch und die Diurese. Insulin hemmt anfänglich die Diurese; dieser Diuresehemmung folgt aber bald eine sogar überschießende Flüssigkeitsausscheidung. Auch die Keimdrüsenhormone beeinflussen den Wasserhaushalt. So wissen wir, daß in den Tagen der Menses ebenso wie in der Gravidität im Organismus Wasser retiniert wird. Laufend wird die Wasserabgabe und -aufnahme des Blutes und Bindegewebes durch Kreislauffaktoren beeinflußt, laufend strömt aus dem arteriellen Teil des Capillarsystems Flüssigkeit ins Bindegewebe ab, da hier der hydrostatische Druck überwiegt, und Flüssigkeit aus dem Bindegewebe ins venöse Capillarsystem zurück, da hier der onkotische Druck vorherrscht. Durch Verengung oder Erweiterung der Gefäße werden die Druckverhältnisse und damit die Permeabilität der Capillarwände verändert, was zwangsläufig Flüssigkeitsverschiebungen zwischen Blut und Gewebe nach sich zieht. Durch eine Änderung der Nierendurchblutung wird die Diurese nicht gesteuert, vielmehr wird die Nierendurchblutung physiologischerweise weitgehend konstant gehalten vermöge der Fähigkeit des Körpers, die Durchströmungswiderstände zu ändern. Nur bei Erkrankungen der Nieren oder der Nierengefäße kann dies anders sein. So können Nierengefäßkrisen auftreten und die Diurese vorübergehend erheblich vermindern oder zum Versiegen bringen. Von wesentlicher Bedeutung für den Wasserhaushalt ist das Wasserbindungsvermögen der Gewebe. Diese Wasseravidität des Gewebes wird besonders durch die Menge von Hypophysenhinterlappenhormonen, den Gehalt der Zellen an Salzen und das Verhältnis von Calcium und Kalium zueinander und durch das Säftemilieu bestimmt. Eine Verschiebung in acidotischer Richtung führt eine Entquellung des Bindegewebes, Alkalose eine Bindegewebsquellung herbei. Die Auswirkungen der genannten Faktoren, denen noch weitere an die Seite gestellt werden könnten, lassen sich etwa, wenn auch nur mit Vorbehalt, auf den vereinfachten Nenner bringen, daß sich ergotrop-sympathicotone Effekte vorwiegend fördernd, trophotrop-parasympathicotone Umschaltungen vorwiegend hemmend auf die Diurese auswirken.

Unter den Wasserhaushaltsstörungen ist die bekannte und klassische Form der *Diabetes insipidus*, der durch Polyurie, Polydipsie und Hyposthenurie charakterisiert ist. Er wird, wie die *paroxysmale Harnflut*, die Urina spastica, die F. Hoff als „flüchtige funktionelle Miniaturform des Diabetes insipidus" auffaßt, auf eine Hypophysen-Zwischenhirnstörung bezogen. Beim Diabetes insipidus kann man Kreislaufkollapse und cerebrale Störungen, Störungen des Bewußtseins, Dämmerzustände und andere Psychosen vom exogenen Reaktionstyp dadurch provozieren, daß man den Kranken Wasserkarenz auferlegt. Urina spastica als Begleitsymptom vegetativer Anfälle haben wir sowohl im Zusammenhang mit sympathico-kardialen und sympathico-vasalen Anfällen als auch in Verbindung mit cerebralen Gefäßkrisen bereits mehrfach angetroffen.

Die entgegengesetzte Störung des Wasserhaushalts ist die *Oligurie* und *Oligodipsie*, bei der die Flüssigkeitsaufnahme vermindert ist und bei der nur geringe Mengen eines abnorm konzentrierten Urins ausgeschieden werden. Sie scheint weniger häufig vorzukommen, aber auch wieder nicht so exquisit selten zu sein, wie man auf Grund der nur kleinen Zahl von Publikationen (Schmidt, J. Bauer,

VEIL, CURSCHMANN, GRASHEIM, STRUBE, JUNGMANN, LAUDA, GÖMÖRI, CZEPAI, HOFF, ZONDEK, LÖBER, BROSER) meinen könnte.

Die Oligurie wird in der Mehrzahl der Fälle durch vermehrte extrarenale Wasserabgabe kompensiert, in einem anderen Teil der Fälle aber wird offenbar laufend oder zeitweise Wasser und Salz retiniert und dann von Zeit zu Zeit ausgeschwemmt.

Es ist nun die Frage, ob diese verschiedenen Störungen im Wasserhaushalt nur als begleitende Erscheinungen vegetativ-endokriner Dysregulationen eine Rolle spielen, ob sie lediglich einen Hinweis auf eine vegetative Krise geben oder ob die funktionelle Form des Diabetes insipidus, die paroxysmale Harnflut oder die oligurische Wasser- und Salzretention und die dabei oft periodisch einsetzende Ödemausschwemmung bei der Entstehung cerebraler Störungen auch ursächliche Bedeutung haben können. Eine bündige Antwort auf diese Fragen kann nicht gegeben werden. Für letzteres den Beweis zu erbringen, erscheint ebenso schwierig wie der Nachweis, daß die Krampf- oder Pseudourämie nicht, wie die Vertreter der Gefäßkrampftheorie meinen, primär durch cerebrale Angiospasmen, sondern, wie TRAUBE und VOLHARD und seine Schüler vertreten, durch ein Hirnödem infolge einer abnormen Gefäßdurchlässigkeit hervorgerufen wird, das durch Erhöhung des cerebralen Binnendrucks zur Minderdurchblutung und zum Sauerstoffmangel des Gehirns führt. Wahrscheinlich trifft das eine wie das andere zu und es gibt pseudourämische Zustände auf dem Boden zentral-vegetativer Dysregulationen des Wasser- und Salzhaushalts und Zustände gleicher Art auf Grund von Störungen der Regulation des Hirnkreislaufs, von Gefäßkrisen, die erst sekundär ein Gewebs- und Hirnödem nach sich ziehen. Beide Formen scheinen jedenfalls durchaus in der Lage zu sein, rezidivierende cerebrale Störungen auszulösen. Daß krisenhafte Störungen der Osmoregulation auf dem Wege über ein Hirnödem oder über cerebrale Gefäßreaktionen im Zusammenhang mit der Mobilisation eines Gewebsödems cerebrale Symptome nach sich ziehen, liegt jedenfalls durchaus im Bereiche des Möglichen, und es liegen Beobachtungen vor, die es sogar wahrscheinlich machen.

So wissen wir, daß eklamptische und pseudourämische Anfälle durch Wasserzufuhr provoziert werden können (MACHWITZ und ROSENBERG, ADLER u. a.), was VOLHARD veranlaßt hat, in bezug darauf das Wasser als „Krampfgift“ zu bezeichnen. In anderen Fällen wiederum hat man eklamptische Zustände im Stadium der Mobilisation von Ödemen auftreten sehen (BARTELS, VOLHARD u. a.). Von entscheidender Bedeutung ist dabei sicher, daß das Hirngewebe in hohem Maße zu Ödem und Schwellung sowie Entquellung neigt und sich Wasser- und Salzverschiebungen im Organismus hier besonders stark auswirken. Daß durch ein Hirnödem und durch Maßnahmen, die es beseitigen, allein noch keine eklamptischen Anfälle ausgelöst werden, erfahren wir täglich. Hierzu bedarf es offensichtlich noch anderer Voraussetzungen. Diese sind wohl in einer pathologischen Krampfbereitschaft des cerebralen Gefäßsystems zu suchen. Die Faktoren, die eine solche Bereitschaft zu Angiospasmen schaffen und erhöhen, wurden im vorstehenden Kapitel über die cerebralen Anfälle bei Gefäßkrisen besprochen und haben hier in gleicher Weise ihre Bedeutung.

Wenn man die Literatur über hypophysär-diencephale Oligurien, auch primäre, habituelle, funktionelle Oligurien genannt, durchsieht, dann findet man immerhin einige Beobachtungen von HOLZER, STENGEL, WILDER, VEIL, BÜSSOW, GRASHEIM, V. DITFURTH und BROSER, bei denen periodische, krisenhafte Schwankungen im Wasserhaushalt mit cerebralen Störungen einhergingen. Es werden Verstimmungszustände und Störungen des Bewußtseins, Erschwerung der Auffassung und des Denkvermögens, schläfrige Teilnahmslosigkeit, Somnolenz, komatöse Zustände und schließlich auch epileptische Anfälle erwähnt. VEIL hat bei einer 44 jährigen Patientin, wohl nicht zufällig, am Tage des Menstruationsbeginns, also zu einem Zeitpunkt, zu welchem physiologischerweise Wasser retiniert wird, eine eklamptische Krise mit Somnolenz wechselnder Tiefe und paroxysmalem Koma auftreten sehen, die tagelang anhielt. Solche eklamptischen Zustände hatten sich schon seit einem Jahr mehrfach wiederholt. Hier waren allerdings bereits vor Jahren ein Hypertonus und eine Albuminurie festgestellt worden, zum Zeitpunkt der Krise bei guter renaler Funktion eine Bluteindickung, außerdem eine Retinitis albuminurica und ein schwankender Hypertonus, Symptome, die das Vorliegen einer arteriosklerotischen Schrumpfniere wahrscheinlich machen.

GRASHEIM beschrieb eine Kranke, bei der schwere endokrine Störungen bestanden. Sie wog 75 kg und war nur 146 cm groß. Sie litt seit ihrem 18. Lebensjahr an Migräne. Bei dieser Kranken war ein Trinkexzeß von einer 7 Tage anhaltenden Bewußtlosigkeit und einer Hemiparese gefolgt, und es traten von dieser Zeit ab epileptische Krampfanfälle auf. GRASHEIM konnte in diesem Falle eine Oligurie und eine schwere Kochsalz- und Wasserausscheidungsstörung finden, die er wohl mit Recht für die cerebralen Symptome verantwortlich macht.

Auch eine Beobachtung F. HOFFs ist hier erwähnenswert. Eine 32 jährige Krankenschwester war seit ihrer Pubertät zeitweise oligurisch, bekam dann Ödeme, nahm an Gewicht zu, fühlte sich dabei wohl und ausgeglichen. Von Zeit zu Zeit setzte plötzlich eine mächtige Harnflut von 3—4 l ein, die von starkem Durstgefühl begleitet war und regelmäßig schwere Migräneattacken mit Flimmerskotomen und depressive Verstimmungen auslöste. Während der Schwellungsperioden wurden nur 200—400 cm³ Harn ausgeschieden und wurde zugeführte Flüssigkeit weitgehend retiniert. In der Ausschwemmungsphase, 14 Tage später, verliefen Wasserbelastungsversuche dagegen normal. Auch in diesem Fall liegt es auf der Hand, anzunehmen, daß jeweils die Ödemausschwemmung durch einen Gewebs- und Gefäßreiz bei krampfbereitem Gefäßsystem die cerebralen Gefäßkrisen ausgelöst hat.

Kasuistik cerebraler Anfälle bei Störungen des Wasser- und Mineralhaushalts

(Oligurische und polyurische Krisen)

Drei eigene Beobachtungen, die gleichfalls nahelegen, daß krisenhaften osmoregulatorischen Störungen pathogenetische Bedeutung bei der Entstehung cerebraler Anfälle und Bewußtlosigkeitszustände zukommen kann, mögen einen Beitrag zu diesem bisher kaum bearbeiteten Thema liefern.

Der erste Kranke, der in diesem Zusammenhang von Interesse ist, ist

Fall 35: Arthur F., geb. 26. 4. 1933 (klin. Aufn. 26. 2. 51; 12. 11. 51; 27. 8. 52). Als F. in unsere Beobachtung kam, war er 17 Jahre alt. Sein Vater litt viel an Kopfschmerzen, seine Mutter ist adipös und nur 150 cm groß. Er selbst hat offenbar mit 9 Jahren eine Encephalitis ungeklärter Genese und anschließend eine Diphtherie mit Polyneuritis durchgemacht. Von da ab ließen seine Leistungen in der Schule nach, er war tageweise recht ruhelos und umtriebig, dann wieder verstimmt, reizbar und antriebslos.

Im Sommer 1950 fiel auf, daß er einen übermäßigen Appetit entwickelte, unmäßig zu trinken begann und innerhalb kurzer Zeit mehr als 20 Pfund an Gewicht zunahm. Dies, obwohl sich gleichzeitig seiner eine abnorme Unrast und Getriebenheit bemächtigte, er „ständig auf der Tour" war, „auch die halben Nächte, weil er nicht schlafen und keine Ruhe finden konnte". Er war ständig in Schweiß gebadet und hatte eine unangenehme Ausdünstung trotz täglichen Waschens und Wäschewechselns. Es stellten sich migräneartige Kopfschmerzen mit Schwindel, Sehstörungen und Augenflimmern, Hitzewallungen und anfallweise Hautrötungen am ganzen Körper ein, mit Jucken und Brennen der Haut, was er durch kalte Duschen zu lindern versuchte. Man stellte erhöhte Blutdruckwerte um 165/85 mm Hg und thyreotoxische Zeichen fest. Es wurden Sedativa und zur Blutdrucksenkung Tetraäthylammoniumbromid gegeben. Ende 1950 verstärkten sich die genannten vasomotorischen Beschwerden.

Einmal trat nach einer Erregung ein Benommenheitszustand auf mit anschließender Abgeschlagenheit und Gliederschwere. Das gleiche wiederholte sich im Februar 1951 ohne äußeren Anlaß. Jetzt aß und trank F. plötzlich nichts, konnte schon einen Tag lang kein Wasser mehr lassen, war apathisch, klagte über heftigste Kopfschmerzen und Atemnot, konnte nachts keine Ruhe finden. Am nächsten Morgen war er kaum erweckbar, benommen, desorientiert, später psychomotorisch unruhig. Er wurde deshalb in die Klinik eingeliefert. Hier kam dann bald die Diurese wieder in Gang, das Bewußtsein klarte sich auf. Es bestanden noch starke Kopfschmerzen und große Schwäche. Von da ab setzte ein rapider Gewichtssturz ein; innerhalb weniger Tage sank das Gewicht auf 55 kg (Höchstgewicht vorher 74 kg). Es bestand Inappetenz, Ekel vor jeder Speise, es wurde täglich nur etwa 200 cm^3 Flüssigkeit aufgenommen und etwa ebensoviel Urin ausgeschieden. Das spezifische Gewicht des Urins war hoch (1028—1031). Im Liquor, am Tage der Einlieferung untersucht, war der Eiweißwert auf das Dreifache, der Eiweißquotient auf 0,7 erhöht. Die Normomastixkurve wies eine mittelständige Zacke bis VII auf. Die Liquorkontrolle 10 Tage später ergab völlig normale Werte. Der Blutdruck war nun erniedrigt, schwankte zwischen 90/50—110/60 mm Hg. Bei der Wasserbelastung wurde etwas retiniert; von 800 cm^3 waren nach 4 Std. 500 cm^3 ausgeschieden. Auf Thyroxin paradoxe Diuresehemmung. Erst nach 7 Std. kam die Diurese langsam in Gang, ebenso wie nach Tonephin. Auf Präphyson etwa normale Ausscheidungsverhältnisse. Auch die Blutzuckerbelastungskurven waren pathologisch. Auf Dextropur sank der Blutzucker von 90 auf 65 mg-% ab, nach Suprarenin niedrige, doppelgipflige Kurve (90, 115, 90, 140, 120, 120, 100 mg-%). Auf Insulin etwa normale Reaktion. Grundumsatz —6,6%. Unzureichende spez. dyn. Eiweißwirkung. F. war in diesen Tagen apathisch und antriebslos, sagte später, er sei „wie leer" gewesen, habe keine Energie gehabt, einen Gedanken zu fassen.

Es wurde nun eine Behandlung mit Nebennierenrinden- und Hypophysenvorderlappenhormonen und Vitaminen, auch Vitamin E, eingeleitet. Darauf normalisierte sich der Wasserwechsel schlagartig, der Appetit besserte sich, F. nahm rasch 15 Pfund an Gewicht zu, erholte sich, wurde wieder lebhafter. Kontrolluntersuchungen des Wasser- und Kohlenhydrat-Stoffwechsels im Juni 1951 ergaben praktisch normale Werte.

Im Spätherbst 1951 leichter Rückfall, wieder inappetent, oligurisch, Gewichtsabnahme, pathologische Belastungskurven usw. Besserung auf Implantation von 4 Kalbshypophysen. Das körperliche Befinden hat sich seither etwas stabilisiert. F. neigt aber wie früher zu dysphorischen Verstimmungen, ist wechselhaft, teils interesselos und antriebslos, dann wieder recht umtriebig, reizbar, fühlt sich tagsüber müde und schlapp und kann nachts nicht schlafen. Er mußte invalidisiert werden.

Bei diesem jungen Mann dürfte eine im 9. Lebensjahr durchgemachte Encephalitis eine diencephale Schädigung hinterlassen haben, die unter der erhöhten Beanspruchung des hypophysär-diencephalen Systems in den Jahren der Postpubertät zum Entgleisen der vegetativ-endokrinen Steuerung führte. Es entwickelte sich ein Diabetes insipidus, der junge Mann nahm plötzlich stark an Gewicht zu, veränderte sich psychisch, und es traten ein Hochdruck und Gefäßkrisen auf. Es ist nun in diesem Zusammenhang bemerkenswert, daß im Stadium des Umschlagens der genannten Störungen in konträre Richtung, im Zusammenhang mit einer zweitägigen Anurie und nachfolgenden Oligurie und Oligodypsie, ein schweres cerebrales Zustandsbild auftrat. Es ist zwar nicht zu beweisen, aber es spricht vieles für die Annahme, daß hier das cerebrale Syndrom durch die oligurische Krise ausgelöst wurde.

Fall 36. Julie Sp., geb. 7. 3. 1915 (klin. Aufn. 18. 10. 54; 21. 9. 55; Nachuntersuchung 11. 1. 56 und 8. 3. 56). Mutter und Großmutter mütterlicherseits litten an Migräne. Als Kind mehrfach „Fraisen", später häufig Anginen. Menarche mit 15 Jahren, Menses immer regelmäßig. Mit 25 Jahren ein totes Kind geboren, mit 29 Jahren normale Entbindung.

Frau Sp. hatte schon als Kind ab und zu Kopfschmerzen, vertrug Hitze und Sonnenbestrahlung nicht. Später prämenstruelle Migräne. Seit dem Sommer 1950 nach einer Pleuritis exsudativa diaphragmatica Verschlimmerung, vor und zu Beginn der Menstruation schwerste, rechtsseitige Migräneattacken mit Licht- und Geräuschempfindlichkeit, Übelkeit und Erbrechen. Die betroffene Gesichtsseite war wie aufgedunsen, die Haut überempfindlich, oft tränte das rechte Auge. Fast immer kündigten sich diese Anfälle dadurch an, daß die Kranke plötzlich große Mengen von wasserklarem Urin ausschied. Manchmal dabei auch Durchfall. Es dauerte dann noch 2—3 Std., ehe der Anfall einsetzte, und zwar damit, daß sie leichenblaß wurde und das Herz zu jagen begann. Anschließend fing sie an zu frösteln und zu zittern. Dabei hatte sie quälende Trockenheit im Mund und großes Trinkbedürfnis. Wenn der Schüttelfrost abklang, beruhigte sich auch das Herz, das Gesicht begann sich zu röten, oft halbseitig auf der Seite der nun einsetzenden Migräne, die viele Stunden, ja 2—3 Tage anhielt.

Schon 1951 war das hohe spezifische Gewicht des Urins aufgefallen, und bei einer Wasserbelastung stellte man eine starke Wasserretention fest; von 900 cm^3 waren nach 4 Std. nur 180 cm^3 ausgeschieden. Niedrigstes spez. Gewicht 1026. Während der Anfälle beobachtete man Tachykardie über 150/min und paroxysmalen Blutdruckanstieg.

1955 fanden wir ausgeprägte Zeichen einer vegetativen Dystonie, Glanzauge, leichte Protrusio, starke Dermographie. Grundumsatz —3%. Ca. im Serum 10 mg-%. Blutdruckwerte schwanken zwischen 125/95 und 140/100 mm Hg. Puls tachykard um 100/min.

EKG: ST-Senkung in Ableitung I und II und sehr flaches T I und II und isoelektrisches T III. Coronare Durchblutungsstörung. Verdacht auf Myokardschaden.

Neurologischer Befund regelrecht. Liquor und Encephalogramm o. B.

EEG: Gut ausgeprägter, kleiner Alpharhythmus um 11/sec. Nur wenige kleine Betawellen in allen Ableitungen und vereinzelt flache Zwischenwellen über der vorderen Schädelhälfte. Kein Herdbefund.

Die laufende Kontrolle der Flüssigkeitsaufnahme und -ausscheidung ergab eine Oligodipsie und Oligurie um 500—800 cm^3 und entsprechend hohe spez. Gewichte des Harns bis 1038. Bei Wasserbelastung unzureichende Diurese (500 cm^3 nach 4 Std. bei 1000 cm^3 Zufuhr). Bei Thyroxingabe 750 cm^3, bei Hypophysin 650 cm^3 in den ersten 4 Std.

Blutzuckerbelastungskurven normal. Ein Phäochromocytom konnte durch entsprechende Tests und perirenales Luftemphysem ausgeschlossen werden.

Anfälle der oben geschilderten Art wurden mehrfach beobachtet. Regelmäßig setzte einige Stunden vorher eine Harnflut, oft auch Durchfall ein. Im Anfall wurden Tachykardien bis 145/min festgestellt und paroxysmaler Blutdruckanstieg bis 170/110 mm Hg. Mit dem Anfall verminderte sich das Körpergewicht um 2—3 Pfund, was sich rasch wieder durch vermehrte Flüssigkeitsaufnahme und Retention ausglich. Vor und während der Menses schwand die Oligurie und wurde die Wasserbilanz unphysiologischerweise negativ. DHE 45, Hydergin und gefäßerweiternde Mittel, Nitrolingual, Papaverin u. a. milderten die Anfälle nicht. Es wurde eine Megaphenkur durchgeführt und Luminal bzw. Prominal gegeben. Darauf verschwanden die Oligurie und die Oligodipsie. Überschießende Wasserausfuhr zur Zeit der Menses und nachfolgende Wasserretention wurde aber auch dann noch beobachtet. Unter der Behandlung erholte sich die Kranke gut, nahm insgesamt 16 Pfund an Gewicht zu. Die schweren Anfälle blieben von da an monatelang aus. Gelegentlich wie früher, besonders prämenstruell Hemikranie, aber ohne Tachykardie, RR-Anstieg, Schüttelfrost usw. Nachlassen der therapeutischen Wirkung nach etwa 6 Monaten. Nun wurde eine Reserpinkur durchgeführt und eine zyklusgerechte Hormonbehandlung. Seither nun schon Monate anhaltende, wesentliche Besserung. Die Kranke ist nach 4 Jahren jetzt erstmals wieder arbeitsfähig.

Diese Kranke war konstitutionell vegetativ labil und ist familiär mit Migräne belastet. Schon seit Jahren litt sie, besonders vor den Menses, an Migränekopfschmerzen. Diese verschlimmerten sich erheblich nach einer doppelseitigen Bronchopneumonie mit begleitender Pleuritis diaphragmatica. Es entwickelte sich nun ein recht komplexes vegetatives Anfallsyndrom, dessen Entstehen man sich damit erklären kann, daß eine zentral-vegetative Umstimmung auf allergischer Grundlage oder aber auf Grund peripherer Einflüsse stattgefunden hat, evtl. durch eine Beeinträchtigung peripherer Anteile der autonomen Nervengeflechte im Mediastinum. Interessant ist dieser Beobachtungsfall dadurch, daß neben Störungen der Kreislaufregulation und der Neigung zu Gefäßkrisen schwere Störungen im Wasserhaushalt (Oligurie und Oligodipsie u. a.) gefunden wurden, daß die vegetativen Krisen regelmäßig durch eine paroxysmale Harnflut eingeleitet wurden, der die allgemeine und cerebrale Gefäßkrise erst einige Zeit später nachfolgte. Aus diesem Grunde und weil bei der Kranken in den Tagen der Menstruation, in denen besonders schwere Krisen auftraten, Polyurie und Polydipsie bestanden, glaube ich, ohne damit die Bedeutung der konstitutionellen Neigung zu Gefäßkrisen zu unterschätzen, daß in diesem Fall die krisenhafte Wasserhaushaltstörung eine entscheidende Bedeutung bei der Anfallauslösung hat, in ähnlicher Weise, wie diese Annahme bei der von F. Hoff beschriebenen Kranken berechtigt war.

1951 hat v. Ditfurth über ein an unserer Klinik beobachtetes Mädchen mit einer frühkindlichen Hirnschädigung berichtet, bei dem sich im Zusammenhang mit der Menarche und mit endokrinen Störungen in der Pubertät zuerst abnorme Gewichtszunahme und Ödemneigung, später ein abortives Syndrom einer Pubertätsmagersucht, wie Zutt es eingehend beschrieben hat, und ein symptomatisches Anfallsleiden entwickelte. Untersuchungen ergaben das Vorliegen einer erheblichen Wasserhaushaltstörung, einer diencephalen Oligurie und Oligodipsie mit Nykturie und einer pathologischen Wasserretention bei Wasserbelastungen, die mehrfach epileptische Krampfanfälle auslösten. Besonders interessant ist der Fall dadurch, daß die Mutter der Kranken bei deren Geburt an einer Eklampsie erkrankt war mit Hochdruck und vorübergehender Amaurose. Da man bei der diencephalen Oligurie und der Eklampsie eine gleichartige funktionelle Regulationsstörung annehmen kann (Hyperaktivitätszustand des Hypophysenhinterlappens bzw. des antidiuretischen Systems), läßt sich bei Mutter und Tochter auf eine gleichsinnige vegetativ-endokrine Fehlsteuerung schließen. Diese stellt, wie v. Ditfurth wahrscheinlich macht, den zur Hirnschädigung hinzukommenden ursächlichen Faktor, die „leitende Noxe“, bei der Entstehung des Anfallsleidens dar. So wie hier durch die Wasserhaushaltstörung bei entsprechender Hirnschädigung und Krampfbereitschaft des Gehirns der epileptische Anfallmechanismus in Gang gesetzt wurde, so dürften auch bei Fall 36 bei einer Bereitschaft zu cerebralen Gefäßkrämpfen durch osmoregulatorische Verschiebungen Gefäßkrisen ausgelöst werden.

Schließlich habe ich selbst 1951 Beobachtungen an einem Kranken mitgeteilt, der gleichfalls an einer Oligurie litt und bei dem periodisch Bewußtseinsstörungen und pseudourämische Comata auftraten, die durch Anurie eingeleitet und von Polyurie gefolgt waren, die durch Wasserzufuhr ausgelöst und durch Präphyson, das stark diuretisch wirkte, verhindert werden konnten. In diesem Fall bestand allerdings seit Jahren eine labile Hypertonie und der Verdacht auf eine Cystenniere, der sich dann später, als der Kranke im Anfall an den Folgen einer Massenblutung starb, bestätigte. Diese Beobachtung zeigt, daß die in der Niere entstehenden gefäßaktiven Stoffe zentral-vegetative Wirkungen entfalten können, die von diencephalen Regulationsstörungen nicht zu unterscheiden sind. Hier lag natürlich zuletzt ein geschädigtes, krampfbereites cerebrales Gefäßsystem vor; beim Zustandekommen der Gefäßkrisen und pseudourämischen Zustände haben Änderungen der osmoregulatorischen Verhältnisse aber zweifellos mitgewirkt.

Es wäre verfrüht, Ausführungen zur Klinik vegetativer Anfälle auf dem Boden von Wasserhaushaltsstörungen zu machen. Vorerst scheint nur soviel sicher, daß im Rahmen vegetativer Anfälle, sowohl im direkten Zusammenhang mit dem Anfallgeschehen als auch im Intervall, osmoregulatorische Störungen bemerkenswert häufig gefunden werden, und daß krisenhafte Wasserverschiebungen im Organismus nicht nur in der Lage sind, bei einer abnormen Krampfbereitschaft des Gehirns epileptische Anfälle hervorzurufen, sondern auch bei funktionellen und organischen cerebralen Gefäßstörungen — mit abnormer Krampfbereitschaft der Gefäße — cerebrale Gefäßkrisen auszulösen. Erst weitere klinische Beobachtungen und Untersuchungen werden erweisen, inwieweit Wasserhaushaltstörungen für sich allein bei der Pathogenese cerebraler Anfälle und Bewußtseinsstörungen eine Rolle spielen und ob man berechtigt ist, eine solche Anfallform als gleichwertig denen an die Seite zu stellen, die in früheren Kapiteln besprochen wurden.

C. Die cerebralen Anfälle bei Störungen des Kohlenhydratstoffwechsels

Die vegetativ-endokrine Steuerung des Kohlenhydratstoffwechsels ist das Ergebnis recht komplizierter Wechselwirkungen eines *insulinären* und eines *kontrainsulinären* Funktionsprinzips, das sich aus nervös-vegetativen und humoral-endokrinen Wirkungsfaktoren zusammensetzt. Es kann hier auf die vielfach verflochtenen Beziehungen der verschiedenen wirksamen Faktoren zueinander im einzelnen nicht eingegangen werden (s. dazu „Die Krankheiten des Kohlenhydratstoffwechsels“ im Handbuch der inneren Medizin von Grafe und Kühnau und E. Ziegler), es ist jedoch zum Verständnis der cerebralen Anfälle im Rahmen der Störungen des Kohlenhydratstoffwechsels notwendig, die wichtigsten Glieder der Kette dieses Funktionskreises (wie Abb. 7 zeigt), ihre Organisation und Wirkungsweise zu kennen.

Das Zwischenhirn als Zentrum der nervösen Steuerung des Kohlenhydratstoffwechsels wird einmal durch die Hormone der Hypophyse, zum anderen durch den Zuckergehalt des Blutes stimuliert. Ansteigen des Blutzuckers löst parasympathische Effekte, vor allem Ausschüttung von Insulin aus; Absinken des Blutzuckers ruft, vermittels des Sympathicus und Nebennierenmarkes, Adrenalinausschüttung hervor. Im Dienste des insulinären Funktionssystems stehen neben dem Parasympathicus und dem Inselapparat des Pankreas noch das pankreotrope Hormon der Hypophyse und die Keimdrüsen. Dem kontrainsulinären Funktionssystem gehören neben dem Sympathicus und dem Nebennierenmark auch die Nebennierenrinde und die Hypophyse mit ihren adrenocorticotropen, somatotropen und thyreotropen Hormonanteilen sowie die Schilddrüse an. Durch Freisetzen von Adrenalin werden zwar rasche, aber nur flüchtige kontrainsulinäre Effekte erreicht, die gleichsinnige diabetogene Wirkung der Nebennierenrindenhormone und der genannten Hypophysenhormone dagegen setzt sich langsamer durch, hält dann aber lange an. Wichtig ist, daß der Blutzuckergehalt nicht nur passiv hormonalen Einflüssen unterliegt, sondern daß die Höhe des Blutzuckerspiegels ihrerseits aktiv den Funktionszustand des hormonalen Systems beeinflußt und die Wirksamkeit des Insulins und den Zuckerverbrauch der Peripherie verändert (GRAFE und KÜHNAU). Also auch hier gilt wieder, daß das „Regulierende vom Regulierten reguliert" wird. Neben diesen Einrichtungen zur Steuerung des Zuckerstoffwechsels hat allerdings auch noch die Leber als Auffangorgan für die durch den Darm aufgenommenen Nahrungsstoffe und als wichtigstes Speicherorgan für den Betriebsstoff Glykogen ihre besonderen regulatorischen Aufgaben, die sie z. T. selbständig durch „rein hepatogene Regulationsvorgänge" erfüllt. Das heißt, die Konzentration des Blutzuckers wirkt direkt als Reiz auf die Leber, Glykogen aufzubauen oder abzubauen (Glykogenie bzw. Glykogenolyse). Die Fähigkeit der Niere zur Glykogenie ist dagegen nur von untergeordneter Bedeutung.

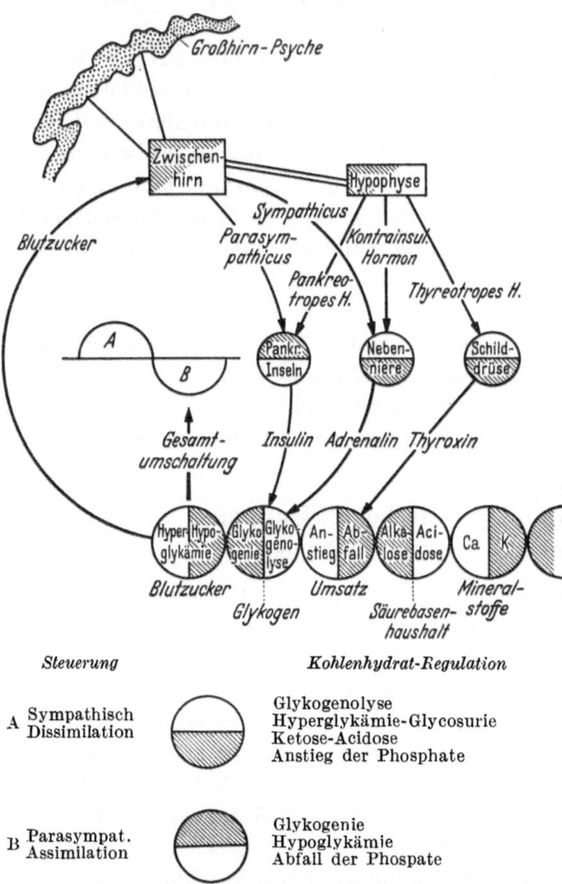

Steuerung *Kohlenhydrat-Regulation*

A Sympathisch Dissimilation — Glykogenolyse, Hyperglykämie-Glycosurie, Ketose-Acidose, Anstieg der Phosphate

B Parasympat. Assimilation — Glykogenie, Hypoglykämie, Abfall der Phospate

Abb. 7. Der Funktionskreis des Kohlenhydratstoffwechsels. Zusammengestellt nach F. HOFF, 1952

Zuckerhaushaltstörungen sind, wie wir heute wissen, als Störungen im Wechselspiel der genannten regulatorischen Kräfte aufzufassen. Überwiegen die kontrainsulinären Wirkungsfaktoren vorübergehend oder dauernd, dann resultieren daraus passagere Hyperglykämien oder ein Diabetes mellitus, bei absolutem oder relativem Überwiegen der insulinären Wirkstoffe dagegen wird der Blutzuckerspiegel ständig oder zeitweise mehr oder weniger stark erniedrigt sein. Während nun *Hyperglykämien* zunächst wenigstens, für den Organismus nicht sonderlich abträglich sind, bedeutet jede *Hypoglykämie*, jede Erniedrigung des Blutzuckers unter physiologische Werte, eine ernste Gefährdung. Dies besonders für die Gewebe mit hohem Energieverbrauch, vor allem für das Nervengewebe, weil die Nervenzellen ihren Energiebedarf fast ausschließlich aus dem Abbau der Glucose decken und offenbar keinerlei Glykogenreserven besitzen. Ein gewisser Glucosegehalt des Blutes ist für das Nervengewebe deshalb ebenso unerläßlich wie ein gewisses Mindestmaß an Sauerstoffzufuhr, und Glucosemangel kann deshalb, ebenso wie Sauerstoffmangel, zu Nervenzellschädigungen führen. Die Hypoglykämie stellt, wie OPITZ und D. SCHNEIDER es ausgedrückt haben, in diesem Sinne eine „nicht hypoxische Hypoxydose" dar, d. h., es ist zwar Sauerstoff in genügender Menge im Blute vorhanden, kann aber nicht verbraucht werden. Neben diesen direkten Wirkungen auf das Nervengewebe sind noch indirekte, vom Gefäßsystem abhängige Auswirkungen zu berücksichtigen. In der Hypoglykämie nimmt z. B., wie BARTELHEIMER und AFENDULIS nachgewiesen haben, die Capillarwanddichte ab, was wahrscheinlich auf die Bildung histaminartiger Stoffe zurückzuführen ist. Untersuchungen von BEIGLBÖCK und DRUEY haben außerdem erwiesen, daß bei Hypoglykämie „Permeabilitätsstörungen gerichteter Art" zu extremen Verschiebungen des Wasser- und Mineralgehaltes in Gewebszellen und Gewebsflüssigkeiten führen, was erhebliche cerebrale Veränderungen nach sich zieht, welche die cerebralen Funktionen zusätzlich beeinträchtigen. Die histaminartigen Stoffe können auch in größeren cerebralen Gefäßen spastisch-atonische Gefäßkrisen auslösen. So fand man bei leichteren Fällen von Insulinvergiftung Hyperämie und Ödem des Gehirns und seiner Häute *(Vega)*, Stase in den Hirngefäßen (OSTERTAG), Wucherungen der Endothel- und Adventitiazellen (ACCORNERO), bei schwerer Insulinvergiftung Blutungen per rhexin et diapedesin (KASTEIN), ausgedehnte Ganglienzellschädigungen, besonders in den Windungstälern der Hirnrinde, die auf spastisch-atonische Gefäßkrisen zurückgeführt werden müssen (SCHOLZ, SCHALTENBRAND, BODECHTEL, WOHLWILL, GRÜNTHAL). Diese Befunde lassen erschließen, daß vor allem auch Kreislaufstörungen in der Hypoglykämie die Ernährungsverhältnisse des Gehirns verschlechtern und für cerebrale Dysfunktionen und Hirngewebsschädigungen verantwortlich sind. Daß in der Pathogenese cerebraler Anfälle die Hyperglykämien keine Rolle spielen, die hypoglykämischen Blutzuckerschwankungen dagegen entscheidende pathogenetische Bedeutung haben können, ist danach leicht einzusehen.

Das Überwiegen des insulinären Funktionsprinzips kann einmal durch abnorme Funktionssteigerung des insulinären Systems, zum anderen durch ein Versagen des kontrainsulinären Funktionsanteils zustandekommen, entweder auf nervös-vegetativem oder humoral-hormonalem Wege, sowohl durch Dysfunktion peripherer als auch zentraler Funktionsglieder. So wurden *hypoglykämische Krisen* oder Spontanhypoglykämien — von J. WILDER auch „Zuckermangelkrankheit" genannt — bei Schädigungen des Hypophysenzwischenhirnsystems beschrieben. RATHERY u. Mitarb. beobachteten zweimal Spontanhypoglykämien bei Subarachnoidealblutungen an der Hirnbasis, LEHMANN bei einem Patienten mit Hydrocephalus internus und Meningopathia circumscripta adhaesiva nach multiplen Kopftraumen, LAUBENTHAL und MARX bei einem Stirnhirnverletzten. Ein weiterer Patient von MARX mit hypoglykämischen Krisen bot ein Krankheitsbild, das auf eine Hypophysenzwischenhirnstörung hinwies. Zwei von DARROW beschriebene Kinder waren geistig defekt und hatten encephalographisch nachweisbare Hirnveränderungen. Weitere, allerdings autoptisch nicht verifizierte

Fälle von *zentral-dysregulatorischer* Spontanhypoglykämie führen ROSENBERG, MEYTHALER und EHRMANN, GRAFE und KÜHNAU auf.

Um hypoglykämische Krisen bei *Hypophysenvorderlappeninsuffizienz* hat es sich bei zwei Kranken von J. WILDER und bei den von KYLIN, HANTSCHMANN, MOGENSEN, PETTERSON, FARQUHARSON u. Mitarb. beschriebenen Beobachtungen gehandelt. OBERDISSE und TÖNNIS wiesen darauf hin, daß Hypoglykämien oft nach operativer Entfernung von Adenomen der Hypophyse auftreten. Häufig lassen diese Kranken auch Symptome der Schilddrüsenunterfunktion erkennen. Schließlich neigen auch Patienten mit *Nebenniereninsuffizienz* zu hypoglykämischen Zwischenfällen, was nach den obigen Ausführungen ja nicht verwunderlich ist (BURESCH, WADI, ANDERSEN, FALTA, BAUER, MARANNON). In dem von STENSTRÖM mitgeteilten Krankheitsfall lagen *pluriglanduläre Störungen* vor, und bei der Obduktion eines weiteren Falles von PETTERSON fand sich eine Atrophie der Schilddrüse, der Nebennieren und eine bindegewebige Induration der Ovarien. Weitere Kasuistik auch zu dieser sekundären Form von Hyperinsulinismus führen ROSENBERG, MEYTHALER und EHRMANN, GRAFE und KÜHNAU auf.

Hypoglykämische Krisen können nun aber auch dadurch hervorgerufen sein, daß der Inselapparat des *Pankreas* bei *Geschwulstbildungen* und Hyperplasie (SCHELLER und STROEBE, KATSCH, TERBRÜGGEN, DERRA und SCHMIDT, MARBLE, VOSZSCHULTE und BECKER), evtl. auch in der Folge entzündlicher Prozesse oder Narben (BRINCK, SPONHOLZ, FROEHLICH u. Mitarb.) durch regenerativ-hyperplastische Vorgänge in einen Hyperaktivitätszustand gerät, übermäßig Insulin produziert und zur Ausschüttung bringt. WIPPLE hat 1944 aus der Weltliteratur 149 sichere Fälle von *primärem Hyperinsulinismus* ausgewertet und festgestellt, daß in der überwiegenden Zahl der Fälle gutartige Pankreasadenome (Insulome) vorlagen, und zwar 106mal zweifelsfrei gutartige, 28mal wahrscheinlich gutartige und nur in 15 Fällen bösartige Tumoren, vorwiegend Carcinome. Die Insulome findet man vorzugsweise im Schwanzteil des Pankreas. Sie können unter Umständen so groß werden, daß sie Verdrängungserscheinungen verursachen, die röntgenologisch faßbar sind. In der Regel sind die Insulome etwa kirschgroß, sie können auch multipel vorkommen. Es können aber auch kleinste Tumoren — im Fall von WOMACK betrug der Durchmesser 0,5 cm — Spontanhypoglykämien nach sich ziehen. Der Hyperinsulinismus geht zwar in der Mehrzahl der Fälle mit hypoglykämischen Krisen einher, nach Angaben von LOPEZ-KRÜGER und DOCKERTY aber werden sie bei etwa 20% der Fälle vermißt.

Die *Kasuistik* über Spontanhypoglykämien bei primärem Hyperinsulinismus ist groß (s. gleichfalls bei ROSENBERG usw.). CARINE und THORN haben 1949 rund 258 Krankheitsfälle zusammengestellt. Wie GRAFE und KÜHNAU hervorheben, ist merkwürdig, daß im deutschen Schrifttum nur insgesamt 17 solcher Beobachtungsfälle mitgeteilt wurden. Die Zahl der allein in den Vereinigten Staaten beobachteten Fälle ist um ein Vielfaches größer, was wohl damit zusammenhängen dürfte, daß das Krankheitsbild der Spontanhypoglykämie dort besser bekannt ist als bei uns. Da SCHELLER innerhalb von zwei Jahren an der Charité 3 Kranke und wir in Würzburg innerhalb der letzten 5 Jahre erneut 2 Kranke[1] mit hypoglykämischen Krisen beobachten konnten, dürfte die Zahl der

[1] Inzwischen hat sich die Zahl auf 3 erhöht. Bei diesem neuen Beobachtungsfall lag ein typischer „perniziöser Hyperinsulinismus" vor, der eine operative Behandlung erforderlich

Erkrankungsfälle auch bei uns in Deutschland nicht geringer sein als anderswo. Die Bedeutung dieser Krankheitszustände wird meines Erachtens unterschätzt, und es werden atypische Anfälle, Dämmerzustände und Zustände von Bewußtseinsstörungen mit motorischen Entäußerungen vorschnell als Epilepsie deklariert, wie dies auch bei den nachstehenden Krankheitsfällen geschah. Das Verkennen dieser Krankheitszustände ist besonders bedauerlich deshalb, weil man diesen Anfallkranken in der Regel gut helfen kann und weil jeder weitere Anfall irreparable Hirnschädigungen setzen, ja zum Tode im Schock führen kann.

Die zentrale Stellung der *Leber* im Zuckerhaushalt macht es verständlich, daß auch Erkrankungen dieses Organs sowie extreme Glykogenverarmung, wie bei Mangelernährung, gelegentlich Zuckermangelzustände nach sich ziehen können (Crowford, Meythaler, Marx, Briggs u. a.). Auch die hypoglykämischen Zustände, die manchmal bei Patienten nach *Magenresektion* auftreten, wenn sie größere, kohlenhydratreiche Mahlzeiten zu sich genommen haben (Froehlich u. Mitarb., M. Labbe), sollen erwähnt sein. Diese Hypoglykämien sollen durch Resorptionsstörungen ausgelöst werden. Zum Schluß sei noch die Tatsache erwähnt, daß auch durch längeres *Hungern*, besonders dann, wenn durch körperliche Belastungen der Zuckerverbrauch groß ist, bei an sich gesunden, aber labilen Menschen ein Zuckermangelzustand eintreten kann.

Kasuistik cerebraler Anfälle bei Störungen des Kohlenhydratstoffwechsels
(Hypoglykämische Krisen)

Den Ausführungen zur Klinik und Therapie der cerebralen Anfälle bei Kohlenhydratstoffwechselstörungen oder hypoglykämischen Krisen soll gleichfalls eine Kasuistik vorangestellt werden. Die Fälle 37, 38 und 39 hat Scheller noch an der Charité beobachtet und seinerzeit mitgeteilt. Diesen können zwei weitere Beobachtungen, die in den letzten Jahren an der Würzburger Klinik gemacht wurden, hinzugefügt werden.

Fall 37. Helene H., geb. 21. 9. 1875 (klin. Aufn. 28. 6. 37; 1. 11. 37). In der Familie keine Stoffwechselkrankheiten. Als Kind Diphtherie, Masern, Keuchhusten und Scharlach. Später einige Male Grippe. 1936 Nierenbeckenentzündung. 4 Geburten, Menopause mit 45 Jahren.

Seit Dezember 1936 gelegentlich Kopfschmerzen in der rechten Schläfe. Mitte März 1937 hatte der Ehemann eines Morgens den Eindruck, daß seine Frau nicht richtig wach wurde. Sie hatte etwas erzählen wollen, dreimal angesetzt, war aber immer wieder eingeschlafen. Stunden später war Frau H. ganz frisch und wußte von dem Vorangegangenen nichts mehr. Einige Tage danach war die Kranke morgens wiederum schwer erweckbar und stand erst um 10.30 Uhr auf. Seit dieser Zeit war die Kranke gegen Mittag oft recht ungeduldig, sah im Gesicht blaß aus, klagte über Kopfschmerzen und verlangte nach Essen. Ende April einige Tage lang heftige Kopfschmerzen, z. T. auch mit Erbrechen. In dieser Zeit große Mattigkeit. Eines Nachts wachte der Ehemann um 1.30 Uhr auf, weil seine Frau sich im Bett herumwarf und schwer atmete. Die Augen waren geschlossen, auf Anruf reagierte sie nicht. Dieser Zustand dauerte einige Minuten, dann schlief die Kranke ruhig weiter. Als sie am nächsten Morgen um 10 Uhr aufwachte, war sie ganz munter und konnte sich an nichts erinnern. Solche Zustände traten, immer aus dem Schlaf heraus, in den nächsten Wochen noch öfters auf. Klonische Krämpfe und Zungenbiß wurden dabei niemals, Einnässen nur einmal beobachtet. Mitunter war die Unruhe sehr heftig. Gelegentlich schrie die Kranke während dieser Anfälle auf oder redete vor sich hin. Nach den Anfällen wachte sie am nächsten Morgen meistens erst spät auf,

---

machte. Bei der Operation (Prof. Dr. W. Wachsmuth, Direktor der Chir. Univ.-Klinik, Würzburg) fand sich ein *kleinapfelgroßes* Inselzelladenom. Der Eingriff wurde gut überstanden, die Kranke ist seither anfallsfrei und fühlt sich vollkommen gesund.

hatte dann manchmal Erbrechen. Tagsüber fiel zuweilen auf, daß Frau H. für Stunden teilnahmslos und apathisch war. Im Mai 1937 war sie bei einem dieser nächtlichen Anfälle ganz cyanotisch und rang nach Luft. Der herbeigerufene Arzt, der den Blutdruck maß, machte einen Aderlaß. Danach kam die Kranke wieder etwas zu sich, sprach aber lallend. In der letzten Woche vor Einlieferung ins Krankenhaus Ende Juni 1937 hatte Frau H. in jeder Nacht gegen Morgen einen der oben geschilderten Anfälle.

Frau H. war mittelgroß, recht adipös (92 kg). Herz hochgedrängt, quergelagert. Schlagfolge nicht ganz regelmäßig. RR 200/110 mm Hg. Urin o. B.

Neurologischer Befund regelrecht. Liquor: Globulinreaktion leichte Trübung. Zellzahl 3/3. Gesamteiweiß $^1/_4$‰ (normal $^1/_6$ bis $^1/_5$). Sediment: vereinzelte Rundzellen. Goldsol-Reaktion: 0011210000. Normomastixreaktion: 4566543211.

Die für Lues charakteristischen Reaktionen im Serum und Liquor negativ. Blutzucker 85 mg-%, Liquorzucker 62 mg-%. Psychisch: Hyperthymes Temperament. Leicht gehobene Stimmungslage, die Kranke gewinnt auf der Abteilung sofort Kontakt, lebt sich rasch ein, ist recht gesprächig und mitteilsam. Gute intellektuelle Leistungen. Bei Rechenaufgaben fällt auf, daß es der Patientin gewisse Schwierigkeiten bereitet, die Resultate der einzelnen Teiloperationen zu behalten.

Es wurde eine Reihe von nächtlichen Anfällen beobachtet, die einander weitgehend gleichen: In den Stunden nach Mitternacht fängt die Kranke aus dem Schlaf heraus an zu stöhnen und zusammenhanglos vor sich hinzusprechen. Wird sie angesprochen, so reagiert sie zunächst noch, antwortet und fragt, ob sie wieder laut gewesen sei, sie habe wohl geträumt. Nach einiger Zeit antwortet sie aber auf Anruf nicht mehr. Die Unruhe steigert sich allmählich von einem Sich-räkeln zu einem lebhaften Sich-herumwälzen bis zu ausgesprochener Jaktation. Dabei kratzt sich die Kranke am Bauch, am Rücken, macht auch schnauzkrampfartige Bewegungen, kneift die Augen zusammen und stöhnt leise. Auch auf Rütteln und Stechen kein Aufwachen, gelegentlich aber vorübergehendes Nachlassen der Unruhe. Pupillenreaktionen erhalten. Wiederholt Einnässen im Anfall. Diese Zustände von psychomotorischer Unruhe dauern verschieden lange, von 20 min bis $1^1/_2$ Std. und gehen ausnahmslos in tiefen Schlaf über, aus dem die Kranke bei völligem Wohlbefinden erwacht. Es besteht dann völlige Amnesie für den Anfall. Anfang Juli 1937 Entlassung, da Frau H. zu Hause dringende Angelegenheiten zu regeln hat.

Bis Anfang August Nachlassen der Häufigkeit und Schwere der Anfälle. Dann Verschlimmerung, nun auch tagsüber Zustände von Benommenheit. Mitte August fand man sie einmal „ganz in sich zusammengesunken“ im Sessel sitzen, den Mund und Unterkiefer hin- und herbewegend. Auf Fragen gab sie lange keine rechten Antworten, sagte hinterher, daß ihr „komisch“ gewesen sei. Am 1. 9. 37 morgens der übliche Anfall. Die Kranke kam nach 20 min wieder zu sich. Einige Stunden später erneuter Anfall, aus dem sie nun nicht wieder erwachte. Nachdem der Anfall bereits $1^1/_2$ Std. gedauert hatte, begann die Kranke zu schnaufen und zu röcheln, als wenn sie ersticken müßte. Wurde erneut in die Klinik gebracht. Hier weitere Anfälle. Am 9. 9. nachts besonders schwerer Anfall mit starker Erregung, sie schrie laut, stöhnte, wälzte sich im Bett herum, schlug die Arme über dem Kopf zusammen. Am nächsten Morgen dösig, aber ansprechbar. Gegen $11^1/_2$ Uhr aus dem Schlaf heraus wieder Zustand von schweren Jaktationen. Gelegentlich sind in den Gliedmaßen Spasmen sowie leichte klonische Zuckungen festzustellen, bisweilen läßt sich beiderseits ein Babinskischer Reflex auslösen. Die Kranke reagiert etwas auf Nadelstiche, ist aber nicht erweckbar. Der Unruhezustand mit Jaktationen dauert den ganzen folgenden Tag an. Am übernächsten Tag (11. 9.) Benommenheit, Babinski beiderseits, zeitweilig Cheyne-Stokessche Atmung. Rest-N 34 mg-%. 12. 9. Übergang in tiefe Bewußtlosigkeit. Die Kranke läßt Urin und Stuhl unter sich. Blutzucker 39 mg-%, bei Kontrolluntersuchung am Nachmittag 45 mg-%. Erhielt nun 140 cm^3 40%ige Traubenzuckerlösung i.v. und 1000 cm^3 einer 10%igen Lösung als Tropfklysma. Danach vorübergehend leichte Besserung, es wurden wieder Spontanbewegungen gemacht, die vordem nicht mehr auslösbaren Cornealreflexe waren wieder zu erhalten. Abends erneut tief komatös. Liquorzucker 30 mg-%. Die Pat. erhielt in den folgenden Tagen weiter Traubenzucker und auch Adrenalin. Der Zustand blieb aber unverändert. Am 15. 9. begannen die Zuckerwerte über die Norm anzusteigen: Blutzucker 188 mg-%, Liquorzucker 72 mg-%, am 16. 9. auf 385 mg-% bzw. 211 mg-%. Gesamteiweiß $^1/_6$‰, 26/3 Zellen. Temperaturen bis 39,2°. 17. 9. zunehmender Verfall, 18. 9. kaum mehr tastbarer Puls. Nüchternblutzucker

1308 mg-%, Liquorzucker 472 mg-%. Liquor leicht gelb gefärbt, Gesamteiweiß $^1/_4$‰. Nachmittags Tod an Kreislaufschwäche. Obduktion ergab haselnußgroßes Inseladenom.

Dieser Krankheitsfall zeigt besonders eindrucksvoll die verschiedenen Schweregrade cerebraler Erscheinungen bei hypoglykämischen Krisen, angefangen bei der vorübergehenden leichten Apathie und Dösigkeit über Zustände tiefer Benommenheit mit psychomotorischer Unruhe mit extrapyramidalen Schnauzkrämpfen, Klonismen und Jaktationen bis hin zum schweren Koma. Als die hypoglykämische Natur der Anfälle erkannt wurde, waren die cerebralen Schädigungen offenbar schon so erheblich, daß die Zuckertherapie zu spät kam. Bemerkenswert ist das Umschlagen von der Hypoglykämie in extreme Hyperglykämie in den letzten Lebenstagen, wie man es in dieser Weise vordem noch nicht beobachtet hat. Durch die Autopsie ist als Ursache der spontanhypoglykämischen Krisen ein Inselzelladenom erwiesen.

Fall 38. Diese Kranke wurde im Alter von 42 Jahren im Februar 1938 wegen „eigenartiger Absencen" eingewiesen. Sie befand sich bereits im Klimakterium, und es bestand eine Hypertonie von 160/100 mm Hg. Sie litt seit 1934 an kurzdauernden Zuständen von leichter Bewußtseinstrübung, bei denen sie mit der Arbeit aussetzte, unmotiviert lachte und durcheinander sprach. In den letzten Monaten waren öfters am Morgen kurz nach dem Erwachen schwere Anfälle aufgetreten, in denen die Kranke desorientiert war, in einen Zustand zunehmender Bewußtseinsherabsetzung geriet, grimassierte und eine jaktationsartige psychomotorische Unruhe zeigte. Zuweilen kam es auch zu klonischen Zuckungen. Der Nüchternblutzuckerwert betrug 46 mg-%. Nach mehrstündigem Hungern ließ sich prompt ein Anfall auslösen (Blutzucker 32, Liquorzucker 21 mg-%), der nach Traubenzuckerzufuhr unmittelbar wieder zurückging. Belastungsversuche mit 50 bzw. 100 g Traubenzucker per os ergaben normale Kurven. Seitdem die Kranke mit Dextroenergen und Progynon behandelt wurde, fühlte sie sich wohler und die geschilderten Anfälle traten in den folgenden Monaten nur noch 4 mal und in leichterer Form auf. Die Laparotomie wurde von der Kranken abgelehnt, über ihr weiteres Ergehen konnte nichts mehr in Erfahrung gebracht werden.

Fall 39. Es handelte sich hier um eine 49jährige Frau von leicht plethorischem Habitus. Sie war Anfang Mai 1938 wegen „rindenkrampfähnlicher Zustände" in die Nervenklinik der Charité eingewiesen worden. Seit einem Jahr war die Menstruation ausgeblieben. Auch hier bestand ein Hochdruck von 170/110 mm Hg. Seit Anfang 1938 traten bei ihr ähnliche Zustände wie bei der vorstehend beschriebenen Kranken auf. Es ließen sich durch kurzdauerndes Hungern regelmäßig Zustände von zunehmender Bewußtseinsstörung auslösen, die mit klonischen Zuckungen in den Gliedmaßen einhergingen. Im Anfall fand sich beiderseits ein Babinskisches Zeichen.

Anamnestisch wurden auch Krämpfe mit tonisch-klonischen Zuckungen und Schaum vor dem Mund angegeben. Im Dämmerzustand wurden Blutzuckerwerte von 22 bzw. 15 mg-% und Liquorzuckerwerte von 14 mg-% festgestellt. Die Kranke hatte bei gewöhnlicher Kost erniedrigte Blutzuckerwerte, die in der Regel zwischen 40 und 50 mg-% lagen. Durch Traubenzuckerzufuhr wurde auch hier die Bewußtseinsstörung prompt beseitigt, während der Genuß von 2 Eiern nur eine kurzdauernde Aufhellung zur Folge hatte und auch den Blutzuckerspiegel nicht nennenswert ansteigen ließ. Auf Grund der klinischen Symptomatologie wurde ein Inselzelladenom vermutet. Bei der Operation im Juni 1938 (Kraus, Sauerbruchsche Klinik) fand sich ein kirschgroßes Inselzelladenom, das entfernt wurde. Unmittelbar nach der Operation stiegen die Blutzuckerwerte für einige Tage auf 200—300 mg-% an, um dann langsam zur Norm abzusinken. Nach der Operation keine anfallartigen Erscheinungen mehr, Wohlbefinden und ohne Beschwerden. Zuckerbelastungsproben im Herbst 1938 ergaben normale Kurven.

Die hypoglykämische Natur der Dämmerzustände in diesen beiden Fällen ist nicht zweifelhaft. Durch die bei der ersten Kranken gewonnene traurige Erfahrung aufmerksam gemacht, konnte im Fall 39 rechtzeitig die Verdachtsdiagnose auf ein Inselzelladenom gestellt und die Patientin durch operative Entfernung der

Geschwulst geheilt werden. Im Fall 38 läßt sich über die Genese der spontanhypoglykämischen Krisen keine verbindliche Aussage machen. Es ist sowohl ein primärer Hyperinsulinismus möglich, als auch ein zentraldysregulatorischer Hyperinsulinismus im Zusammenhang mit einer vegetativ-endokrinen Funktionsstörung im Klimakterium nicht ausgeschlossen. Bemerkenswert sind die bei beiden Kranken im Anfall gefundenen extrem niedrigen Liquorzuckerwerte besonders deshalb, weil Liquorzuckerbestimmungen in spontanhypoglykämischen Zuständen sonst kaum durchgeführt wurden.

Fall 40. Andreas R., geb. 22. 7. 1923 (klin. Aufn. 22. 1. 52; 4. 3. 52; 26. 1. 53; Nachuntersuchung 29. 11. 55). War früher nie ernstlich krank. Geriet im Oktober 1944 in russische Kriegsgefangenschaft. Winter 1945 Rippenfellentzündung, bald danach Dystrophie mit starken Ödemen. Wurde deshalb im Sommer 1945 in seine Heimat nach Rumänien entlassen, von dort aber wegen seines Kriegsdienstes bei der deutschen Wehrmacht wieder nach Rußland abgeschoben. Kam nicht mehr zu Kräften, erkrankte außerdem dreimal an Malaria.

Im Frühjahr 1947, nachdem er bei einem Sondereinsatz mit nur kurzen Unterbrechungen drei Tage und Nächte bei ganz ungenügender Verpflegung hatte arbeiten müssen, wurde ihm während Verladearbeiten schwindlig und übel, er hatte das Gefühl, als ob er auf einem schaukelnden Schiff sei. Kurz darauf verlor er das Bewußtsein. Erst 4 Tage später kam er in einem Kriegsgefangenenlazarett wieder zu sich. In der Folgezeit traten ähnliche „Schlafzustände", die etwa 2 Tage dauerten, alle 2—3 Monate auf. R. mußte trotz starker Entkräftung weiter arbeiten, die Dystrophie nahm zu, er wog schließlich nur noch 48 kg und kam dann in ein Erholungslager. Da sein Zustand aber unverändert schlecht blieb, wurde er 1949 schließlich wegen Arbeitsunfähigkeit entlassen. Man stellte eine schwere Dystrophie und eine produkt. Lungentuberkulose mit Pleuritis fest, und so kam R. gleich in eine Lungenheilstätte. Dort traten in größeren Abständen weitere Bewußtlosigkeitszustände auf, die 1—2 Tage dauerten. Einzelheiten über den Ablauf sind nicht notiert worden; es ist nur vermerkt, daß dabei gelegentlich „starker Schüttelfrost" auftrat und daß der Kranke „im Schlafzustand stark schwitzt". Dann heißt es, daß „meist zur Mittagszeit starke Schweißausbrüche beobachtet werden, die fast zu Kollapsen führen". Nach einer Hepatitis epidemica häuften sich die Benommenheitszustände, wiederholten sich nun alle 4—6 Wochen. Leberfunktionsproben normal. Verlegung in unsere Klinik Ende Januar 1952, nachdem die Tuberkulose zufriedenstellend ausgeheilt war.

R. gab an, daß er seit der Gefangenschaft viel an Kopfschmerzen zu leiden habe. Libido und Potenz seien erloschen. Das Herannahen der Schlafzustände bemerke er daran, daß er müde, energie- und kraftlos werde. Gegen diese „Tiefsinnigkeit" könne er sich nicht wehren; ihn zu erwecken, sei nie gelungen. Er habe nie eingenäßt, aber immer sehr stark geschwitzt. Wenn er wieder erwache, fühle er sich müde und schlapp, sei appetitlos; wenn er sich zum Essen zwinge, müsse er oft erbrechen. Sehr unangenehm sei ein starker Harndrang, er sei aber nicht in der Lage, die Blase zu entleeren. Erst wenn die Blase zum Überlaufen voll sei, gehe tropfenweise der Urin ab. Es dauere oft Tage, bis sich das Wasserlassen „wieder eingespielt" habe. Bei der Aufnahme ausreichender Kräftezustand. Lebhafter roter Dermographismus, vermehrtes Schwitzen, besonders an den Mundpartien. RR 115/75 mm Hg, Puls zwischen 60—70/min.

Neurologischer Befund: Spärliche Mimik und Mitbewegungen, etwas starre Körperhaltung. Leichte Konvergenzschwäche. Eigenreflexe an den Armen rechts Spur lebhafter als links. Mayerscher Grundgelenkreflex rechts noch lebhafter als links. Auch PSR und ASR rechts Spur lebhafter als links. Fußklonus beiderseits. Babinskisches Zehenphänomen rechts und Spreizphänomen links. Rossolimoscher Reflex beiderseits angedeutet. Motilität, Koordination und Sensibilität ungestört.

In psychischer Hinsicht keine sicher krankhaften Veränderungen.

Leichte Polyglobulie, 5,3—5,5 Mill. Ery., HB 106. MKR II im Serum und Liquor negativ. Liquor 18. 2. 1952: Pandy schwache Trübung; 7/3 Zellen, Rundzellen. Gesamteiweiß: 2,0; Eiweißquotient 0,16. Normomastixreaktion: III, V, VII, VI, IV, I, I, I, I, I.

EEG: Grundrhythmus von 10/sec (20—50 μV) mit Einlagerung von Zwischenwellen (4—6/sec) gleicher Amplitude. Vereinzelt Gruppen von 6/sec von 80 μV über vorderen Abschnitten. Seitendifferenz des Alpharhythmus, rechts z. T. fehlend. Anschließend an Hyperventilation treten für einige Sekunden negativ gerichtete spitze Abläufe (Krampfspitzen?) auf. Die über sämtlichen Ableitepunkten auftretenden trägen Abläufe sprechen für eine cerebrale Allgemeinschädigung. Die Seitendifferenz über hinteren Abschnitten kann als Herdhinweis gelten.

Wasserbelastungen: Etwas verzögert einsetzende, aber ausreichende Diurese. Thyroxin ohne diuretische Wirkung (von 800 cm³ nach 4 Std. 690 cm³ ausgeschieden), kräftige Antidiurese auf Hypophysin (190 cm³).

Blutzuckerbelastungen: Mehrfach erniedrigte Nüchternwerte unter 70 mg-%. Auf Suprarenin (Ausgangswert 110 mg-%) 30 min lang keine Änderung, dann leichter Anstieg bis 150 mg-% nach 60 min. Leukocyten steigen nur von 6600 auf 9200 nach 30 min an. Bei Ausgangswert von 65 mg-% (Nüchternblutzucker!) nach 14 Einheiten Insulin Anstieg auf 118 mg-% nach 30 min, dann Abfall auf 72 mg-% nach 60 min, anschließend wieder leichter Anstieg. Bei Dextropurgabe flacher Kurvenverlauf. Bei 76 mg-% Ausgangswert nach 30 min 115 mg-% als Höchstwert. Im Staub-Effekt leicht überhöhter 2. Gipfelwert.

7. 2. 1952 morgens auffällig müde und dösig, will schlafen und in Ruhe gelassen sein. Am Nachmittag wieder wie sonst. Verläßt am 16. 2. 1952 die Klinik.

R. wird am 4. 3. 1952 wieder eingewiesen, da es ihm seit 3 Tagen schlecht geht. Bei einer Versammlung war ihm übel geworden, und er hatte erbrochen. Am 3. 3. 52 war er früh in die nächste größere Stadt gefahren, ohne zu frühstücken. Dort wurde ihm schwach, schwarz vor den Augen und übel. Er saß zwei Stunden lang an der Haltestelle, um dann wieder heimzufahren.

Bei der Aufnahme am 4. 3. 1952 macht R. einen müden, erschöpften, etwas apathischen Eindruck und schwitzt stark. Klagt über heftige Kopfschmerzen. Am Morgen des 5. 3. ist R. nicht erweckbar, das Gesicht auffällig gerötet, R. in Schweiß gebadet, Schweißperlen stehen im Gesicht. R. bewegt sich spontan nicht, reagiert auch auf Schmerzreize nicht. Cornealreflex und Pupillenreaktionen jedoch erhalten. RR 130/70 mm Hg, Puls 78/min, Blutzucker 114 mg-%, allerdings erst eine halbe Stunde später bestimmt, als die Bewußtseinstrübung sich bereits aufhellte. Es wurde Adrenalin gegeben und eine Belastungskurve angefertigt, die ataktischen Verlauf hatte. Dabei Leukocytensturz von 7400 auf 3500 nach 20 min. RR-Werte gleichbleibend um 130/85 mm Hg. Anschließend Lumbalpunktion: Pandy schwache Trübung, 2/3 Zellen, 1,3 Gesamteiweiß, 0,08 Eiweißquotient, Normomastixkurve III, III, III, III, II, I, I, I, I, I. Liquorzucker 63 mg-% bei 120 mg-% Blutzucker. In dieser Zeit aufhellenden Bewußtseins besteht Unruhe im Mundbereich, gelegentlich werden Saugbewegungen gemacht, R. streckt und dreht sich, murmelt vor sich hin, antwortet evtl. auch mit Ja und Nein, döst aber noch den ganzen Nachmittag vor sich hin in einem schlafähnlichen Zustand. Man kann ihn wachrütteln; er gibt dann spärliche Antworten und verlangt mehrmals zu trinken. Babinski beiderseits deutlicher als sonst. Erst gegen Abend wird R. wacher, schwitzt immer noch, klagt über Durst, ist lichtempfindlich und äußert, heftige Kopfschmerzen zu haben. Es werden 6 Mill. Ery. gezählt und 118 Hb gefunden. Am 6. 3. 1952 morgens wacht R. spontan auf, fühlt sich müde und erschöpft, hat immer noch Durst, wirkt antriebslos. Kann keinen Urin lassen, obwohl 800 cm³ Tee gegeben werden. Erst nachmittags um 16 Uhr plötzliche Ausscheidung der ganzen eingenommenen Menge, dabei 1028 spez. Gewicht. Erst am 7. 3. 56 wieder ganz wach und frisch. Keine Erinnerung an die Eingriffe am 5. 3. (Lumbalpunktion usw.) und nur lückenhafte Erinnerung an den 6. 3. 52. In den folgenden Tagen Flüssigkeitsaufnahme um $1^1/_2$ l und Ausscheidung von etwa 700 cm³. Auf 2 Tabletten Pervitin mehr als verdoppelte Ausscheidung (1775 cm³). Ohne Wirkung auf die Psyche und den Antrieb. Babinski nur noch rechts in Andeutung. Danach bis zur Entlassung am 29. 3. 52 Wohlbefinden.

Am 26. 1. 1953 erneute Einlieferung im Anfall. R. ist wieder benommen, nicht ansprechbar, reagiert nur mit ungezielten Abwehrbewegungen auf Nadelstiche, kommt erst gegen Abend etwas zu sich. Am nächsten Morgen ist er wieder ganz klar. Aus seinem Bericht ergibt sich, daß in der Zwischenzeit zwei weitere „Schlafzustände" auftraten, die nur etwa einen Tag lang andauerten. Jetzt war er am 25. 1. 53 früh um 4.30 Uhr aufgestanden, war ohne Frühstück zur Arbeit gegangen. Gegen 8 Uhr traten Hitzewallungen und Schweißausbruch auf, es wurde ihm schwarz vor den Augen, es flimmerte, und er hatte das Gefühl, als ob sich alles nach links um ihn herumdrehe. Kurze Zeit später erneute Schwächeanwandlung, Übelkeit,

Flimmern, Schwindel und Blässe. R. schleppte sich noch zum Werksarzt. Dort hingelegt, verlor er das Bewußtsein. Er kam erst hier in der Klinik wieder zu sich.

Am 29. 1. 53 gegen mittag Müdigkeit, Kopfschmerzen und starker Durst. Blutzucker 56 mg-%! Abends gegen 9 Uhr fiel Mitpatienten auf, daß R. eigentümlich tief und langsam atmete und stark schwitzte. Einige Zeit später warf er sich im Bett hin und her und stürzte dabei aus dem Bett. Wurde von Patienten ins Bett gelegt, beruhigte sich und schien zu schlafen. Am nächsten Tag weiß R. nichts von alledem. Nüchternblutzucker 95 mg-%. Nachexploration ergibt, daß R. am Tag vorher zwar gefrühstückt hatte, daß er mittags aber nur etwas Suppe zu sich nahm. Es gab Fisch mit Kartoffelsalat, was er nicht mag. Nachmittags und abends fühlte er sich schon zu schwach und elend, um zu essen. Bemerkenswert ist, daß R. am 29. 1. morgens 67,6 kg und tags darauf morgens 69,1 kg wog. R. hat offenbar stark Wasser retiniert, viel getrunken, aber $1^1/_2$ Tage nicht uriniert. Mehrfache Nüchternblutzuckerbestimmungen in den nächsten Tagen ergaben zwischendurch immer wieder Werte unter 70 mg-%. Nüchternversuch am 3. 2. bei 87 mg-% Nüchternwert muß nach 4 Std. bei 66 mg-% wegen Übelkeit und Schweißausbrüchen abgebrochen werden.

Es erschien nun nicht mehr zweifelhaft, daß es sich um hypoglykämische Krisen handelt. R. erhielt die Anweisung, häufig kleine Mahlzeiten zu sich zu nehmen, morgens regelmäßig zu frühstücken, sich immer Traubenzucker bereitzuhalten und einzunehmen, wenn die Beschwerden eintreten, die seine Anfälle einleiten.

In den folgenden Monaten kein richtiger Schlafzustand mehr. R. war zweimal zwar „nahe dran", nahm sofort Traubenzucker, legte sich hin und fühlte sich rasch wieder wohl und konnte seine Arbeit fortsetzen.

Nachuntersuchung November 1955. In den vergangenen $2^1/_2$ Jahren insgesamt nur noch 2 Anfälle von Bewußtseinsstörung. Er hatte beide Male keinen Zucker bereit, weil er meinte, er brauche Anfälle nicht mehr zu befürchten. Später war er bereits „so abwesend", daß er an Zuckereinnahme nicht mehr dachte. Einmal dauerte der Zustand von 9 Uhr morgens bis nachmittags 16 Uhr, das andere Mal von abends 18 Uhr bis zum nächsten Morgen. Seit er wieder regelmäßig 6 kleine Mahlzeiten zu sich nimmt und Zucker ißt, wenn ihm „flau" wird, ist er wieder anfallfrei.

Auch bei diesem Kranken darf man auf Grund der Untersuchungsergebnisse und des Erfolges der Traubenzuckertherapie annehmen, daß es sich bei den episodischen, einem Schlafzustand ähnlichen Bewußtseinsstörungen um hypoglykämische Krisen gehandelt hat. Bemerkenswert ist die z. T. tagelange Dauer dieser Zustände, die noch zu Zeiten anhielten, als bereits wieder normale Blutzuckerwerte gefunden wurden. Hier dürfte zusätzlich eine Wasser- und Mineralhaushaltsstörung mitspielen, die allerdings auch sekundärer Natur sein kann. Ein Anhalt für ein Insulom ergab sich nicht. Die Ursache dieses Hyperinsulinismus war nicht eindeutig zu klären. Eine zentral-dysregulatorische Genese ist wahrscheinlich (leichtes Hirnstammsyndrom, Halbseitensymptome, Liquor- und EEG-Veränderungen). Es muß vor allem an eine neuro-endokrine Schädigung durch einen schweren Ernährungsschaden, vielleicht in Verbindung mit einer Malaria-Encephalitis, gedacht werden. Interessant ist die vorübergehende Verschlimmerung nach einer Hepatitis epidemica.

Fall 41. Elisabeth H., geb. 23. 3. 1910 (klin. Aufn. 25. 7. 55; Nachuntersuchung 24. 6. 56). Vom Hausarzt wegen „unklarer Anfälle" überwiesen. Bei der jetzt 63jährigen Mutter der Patientin wurde vor Jahresfrist ein Diabetes mellitus festgestellt. Frau H. hat zwei gesunde Geschwister. Menarche mit 15 Jahren, Periode immer regelmäßig, 2 gesunde Kinder. Mit 22 Jahren schwere Angina und danach Gelenkrheuma.

Erster Anfall im Frühjahr 1952. Morgens gegen 5 Uhr erwachte sie, weil sie „ein komisches Gefühl am Herzen und im Kopf und Übelkeit" verspürte. Dann wurde sie plötzlich weiß im Gesicht und verlor für kurze Zeit das Bewußtsein. Anschließend bekam sie einen ganz roten Kopf und Hitzewallungen. Den ganzen Tag über fühlte sie sich abgeschlagen und schlief viel, auch am folgenden Tage noch Anfälle von kurzer Bewußtlosigkeit, in denen sie die Augen verdrehte und „mümmelte", diese wiederholten sich mehrfach. Auch erbrach sie. Erst am dritten Tag fühlte sie sich wieder wohl. In den folgenden beiden Jahren, zumeist einige Tage vor den Menses, gleiche Anfallzustände, die immer nachts oder in den Morgenstunden begannen und sich einen Tag bis zwei Tage hinzogen. In den letzten beiden Jahren z. T. Pausen von mehreren Monaten. Die Kranke fühlt sich sonst eigentlich wohl, hat keine Kopfschmerzen. Lediglich ab und an schlafen die Hände ein, oder es werden die Lippen wie pelzig, und bei Anstrengungen tritt Herzklopfen, Atemnot, Schwäche und öfters auch Flimmern vor den Augen auf.

Im Februar und Mai 1955 erstmals „große Anfälle". Morgens gegen 3.30 Uhr erwachte der Ehemann, weil die Kranke stöhnte und sich unruhig herumwälzte. Sie war blaß, gab wie schlaftrunken Antwort, war nicht wachzurütteln, schwitzte stark. Dieser Zustand zog sich bis gegen 6 Uhr hin. Plötzlich drehte die Patientin den Kopf nach der rechten Seite, auch die Augen gingen nach rechts. Sie begann, sich tonisch zu strecken und dann klonisch zu krampfen. Sie schäumte und biß sich auf die Zunge. Bald danach kam Frau H. wieder zu sich und klagte über Herzschmerzen und große Müdigkeit. Gegen 10 Uhr vormittags verlor sie nochmals für eine Zeit das Bewußtsein, war dabei unruhig. Kein Krampfanfall. In den folgenden zwei Tagen wiederholten sich mehrfach die Benommenheits- und Unruhezustände. Sie waren oft von Erbrechen und Herzschmerzen gefolgt. Der Hausarzt stellte Bradykardie fest (50/min).

Im Mai erwachte Frau H. von einem krampfartigen Schmerz in der Herzgegend. Unmittelbar darauf verlor sie das Bewußtsein. Nicht lange danach erfolgte ein generalisierter Krampfanfall mit Zungenbiß. Beim Erwachen bestanden Kopfschmerzen und wieder das Gefühl großer Müdigkeit. Sie schwitzte stark, litt an Übelkeit und verlor später noch einmal für mehrere Minuten das Bewußtsein.

Im Juni 1955 morgens um 5.15 Uhr wieder Erwachen wegen Beklemmung und anschließend kurze Bewußtlosigkeit ohne Krampfen. Ähnliches wiederholte sich mittags und in der folgenden Nacht.

Befund Juli 1955: Herz perkutorisch und auskultatorisch o. B. RR 145/80 mm Hg, Puls 76/min. Bei der Kreislaufprüfung leichte hypodyname Störung, Absinken des systolischen und diastolischen Blutdrucks von 145/95 auf 110/80 mm Hg und Pulsanstieg von 68 auf 84/min.

EKG: Sinusrhythmus, 58/min, im Stehen 75/min, nach 20 Kniebeugen 100/min. Als Besonderheit negatives P III und leichte Aufsplitterung im absteigenden Schenkel von R II. Keine orthostatischen Veränderungen. Nach Belastung geringe Abflachung von T I und II.

Ca. im Serum 9,8 mg-%. Rest-N normal, Grundumsatz + 5%. Neurologischer Befund regelrecht. Augenhintergrund: enge Arterien, korkzieherartig geschlängelt, beginnende Kreuzungszeichen.

EEG: Frequenter Alpharhythmus von 11,5—13 sec, Übergang in kleine β-Wellen. Über vorderen Abschnitten vereinzelt und in kurzen Gruppen Zwischenwellen von 6—7/sec. Keine Herdzeichen, für Epilepsie keine Anhaltspunkte. Wasserbilanz ausgeglichen. Wasserbelastung regelrecht. Thyroxin wirkt leicht diuresehemmend. Kräftige Antidiurese bei Hypophysingabe.

Zuckerstoffwechsel: Erniedrigte Nüchternblutzuckerwerte, zumeist unter 80 mg-%. Durch Nüchternlassen war kein Anfall auszulösen (8 Uhr 77 mg-%, 10 Uhr 68 mg-%, 13 Uhr 74 mg-%, 16 Uhr 68 mg-%).

Belastung mit 50 g Dextropur. Blutzucker steigt nicht über 95 mg-%. Danach Absinken auf hypoglykämische Werte. Auch nach 100 g Dextropur Blutzuckeranstieg nur bis 120 mg-%. Suprarenin-Belastung: 77, 90, 125, 155, 160, 154, 145, 140, 136 mg-%. Leukocytenanstieg von 5900 auf 9400 nach 20 min als Höchstwert.

Insulinbelastung: 14 Einheiten. 72, 67, 60, 56, 47, 52, 70 mg-%. Auf 14 Einheiten i.v.: 80, 54, 34, 56, 66, 97, 88 mg-%. Leichte hypoglykämische Zeichen, Schwitzen, Schwäche, Blässe, die aber wieder schwinden.

Interne Untersuchung ergab erhöhte Diastase-Werte im Blut und Urin (Serum 256 DE, normal 8—32 DE, im Urin 512 DE, normal 16—128 DE).

Nach viertägiger Gabe von Schmittscher Kost war pathologischerweise im Stuhl reichlich Fett nachzuweisen. Bei Röntgenbreipassage fand sich das Magen-Antrum von caudal her etwas angehoben und die Pars descendens des Duodenums mit seinem caudalen Anteil nach medial umgebogen bei annähernd s-förmigem Verlauf.

Es bestand danach der Verdacht auf einen Pankreas-Tumor oder eine Pankreatitis. Patientin erhielt Anweisungen, wie sie sich mit dem Essen und beim Auftreten von Anfallprodromen zu verhalten habe. Frau H. blieb darauf seit einem Jahr anfallfrei. Nur einmal nachts bot sie alle Zeichen eines beginnenden Anfalls. Nach einem Glas Zuckerwasser, gab der Ehemann an, „dauerte es keine 2 min und meine Frau fühlte sich völlig frisch, alles Übelsein war verschwunden".

Auch in diesem Fall ist die hypoglykämische Natur der anfallweisen Bewußtseinsstörungen kaum in Zweifel zu ziehen. Ob ein Pankreastumor oder eine chronische Pankreatitis vorliegt und für die hypoglykämischen Krisen verantwortlich zu machen ist, wird erst der weitere Verlauf zeigen. Von Interesse ist, daß sich bei dieser Kranken nun $2^1/_2$ Jahre, nachdem die Hypoglykämien einsetzten, während dieser Zustände erstmals auch zwei epileptische Anfälle ereignet haben.

Symptomatologie und Therapie hypoglykämischer Krisen

Das klinische Bild der Spontanhypoglykämie entspricht der durch Insulingaben künstlich hervorgerufenen Hypoglykämie[1]. Da bei gewissen schizophrenen Erkrankungen die Insulintherapie anderen Behandlungsarten überlegen zu sein scheint und deshalb in den meisten Nervenkliniken durchgeführt wird, sind diese Zustände den Nervenärzten in der Regel gut bekannt. Daß trotzdem auch von Nervenärzten an hypoglykämische Krisen nicht immer gedacht wird, zeigen die Einweisungsdiagnosen unserer Beobachtungsfälle. Dabei ist die Erkennung dieser Anfallzustände zumeist eigentlich auf Grund charakteristischer Beschwerden, Prodromal- und Anfallerscheinungen nicht schwer. So treten die hypoglykämischen Zwischenfälle in den Stunden nach Mitternacht aus dem Schlaf heraus oder in den Vormittagsstunden auf, besonders dann, wenn unzureichend gefrühstückt wurde. Oft genügen schon die üblichen Pausen zwischen den Mahlzeiten, um eine Hypoglykämie entstehen zu lassen. Körperliche Betätigungen fördern das Absinken des Blutzuckerspiegels. Auch größere Mahlzeiten können zu überhöhtem Zuckeranstieg und folgender tiefer hypoglykämischer Nachschwankung und damit zu hypoglykämischen Zwischenfällen führen. Charakteristische *Prodromalerscheinungen* sind Müdewerden, Adynamie, profuser Schweißausbruch, Kongestion, manchmal auch Blässe, leichter Tremor, evtl. Hungergefühl, ja Heißhunger, und auch Durst. Gelegentlich stellen sich auch Oppression und Luftknappheit, Kopfschmerz, Schwindel, auch Drehschwindel, Augenflimmern als Initialsymptome ein. Unter Umständen kann kollapsartig *Bewußtlosigkeit* eintreten, zumeist aber trübt sich das Bewußtsein langsam. Die Kranken werden apathisch, einsilbig, interesse- und antriebslos, dösen vor sich hin, oder das Bewußtsein umdämmert sich zunehmend. Dämmerzustände wurden mehrfach beobachtet — so von SCHELLER, MARX und LAUBENTHAL —, in denen scheinbar ganz geordnet gehandelt wurde. Auch absence- oder dämmerattackenähnliche Zustände wurden beschrieben mit unmotiviertem Lachen, inkohärentem Reden, Dysarthrie, Grimassieren, Desorientierung und Erregung, des weiteren alle Grade der Bewußtseinstrübung mit psychomotorischer Unruhe, Schnauzkrämpfen, Jaktationen, klonischen Zuckungen (SCHELLER, JANZEN, MCGOVERN) oder mehr schlaf- oder

[1] Über die Klinik der arteficiellen Hypoglykämie und die dabei auftretenden Zwischenfälle (protrahiertes Insulinkoma) unterrichten die Arbeiten von M. MÜLLER, v. BRAUNMÜHL und R. HEIDRICH.

stuporähnlichen Zuständen mit Atonie wie in unserem Fall 40 und dem von PŘIBRAM beobachteten Fall von „Winterschlaf", schließlich auch komatöse Zustände mit Apnoe, Cheyne-Stokesscher Atmung, evtl. auch passageren Herdsymptomen. Besonders charakteristisch ist das anhaltend starke Schwitzen der Kranken im Anfall. Ebenso wie man gelegentlich in der arteficiellen Hypoglykämie *epileptische Krampfanfälle* auftreten sieht, wird man auch in hypoglykämischen Krisen mit epileptischen Krampfanfällen zu rechnen haben. Dabei leiten die Krämpfe die Bewußtseinsstörung, die Somnolenz oder den Dämmerzustand zumeist nicht ein wie bei der Epilepsie, sondern sie treten erst im Verlaufe des sich über kürzere oder längere Zeit hinziehenden hypoglykämischen Zustandes auf. In der Regel aber handelt es sich um motorische Phänomene nicht epileptischer, sondern subcorticaler Art. Die Dauer dieser hypoglykämischen Zustände kann Minuten, zumeist aber Stunden, selten auch Tage betragen. Oft erwachen die Kranken, als ob nichts gewesen wäre, fühlen sich frisch und wohl und sind amnestisch für die Zeit des Anfalls. Nach schwereren und viele Stunden anhaltenden hypoglykämischen Krisen, bei denen man mit cerebralen Reaktionen, cerebralen Kreislaufstörungen, Hirnödem, kolloidosmotischen Verschiebungen und evtl. auch Parenchymschädigungen rechnen muß, erholen sich die Kranken oft nur langsam, sind abgeschlagen, müde, klagen über migräneartige Kopfschmerzen, Durst, Übelkeit und erbrechen auch oft.

Die *Diagnose* ergibt sich aus der Anamnese, dem zwar vielgestaltigen, aber doch charakteristischen Anfallbild, aus dem Nachweis hypoglykämischer Blutzuckerwerte und der zumeist prompten Wirkung von Traubenzuckerzufuhr. Es ist dabei allerdings zu berücksichtigen, daß Blutzuckerspiegel und klinisches Erscheinungsbild einander nicht entsprechen, daß es offenbar nicht nur auf die absolute Höhe und auch nicht allein auf den relativen Blutzuckerabfall und die Schnelligkeit des Absinkens ankommt (UMBER, KATSCH, SUNDERMANN, GRAFE und KÜHNAU), sondern daß die Hypoglykämie sekundäre cerebrale Veränderungen macht (Hirnödem, lokale Gefäß- und Capillarstörungen u. a.), welche die Hypoglykämie überdauern und cerebrale Erscheinungen unterhalten können, die die Diagnosestellung erschwerden. Solches wird man in jenen Fällen von Spontanhypoglykämie anzunehmen haben, bei denen trotz normaler oder sogar überhöhter Blutzuckerwerte die cerebralen Erscheinungen angedauert haben. Gleiches erlebt man ja leider gelegentlich auch bei der Insulinschocktherapie, beim sog. „verzögerten Erwachen" oder dem „protrahierten Koma" (v. BRAUNMÜHL, M. MÜLLER, HEIDRICH). In der Regel findet man auch im Intervall niedrige Nüchternblutzuckerwerte und praktisch immer pathologische Blutzuckerbelastungskurven. Verläßliche Rückschlüsse aus dem Ergebnis der Zuckerbelastungskurven auf die Art der zugrunde liegenden Störung können dabei aber nicht gezogen werden. Wir finden, worauf besonders DERRA und SCHMIDT anhand von Literaturangaben hingewiesen haben, recht unterschiedliche Reaktionskurven, so daß eine Entscheidung, ob ein Insulom vorliegt oder ein Hyperinsulinismus anderer Genese, daraus praktisch nicht möglich ist. Für ein Insulom, wenn auch mit Vorbehalt, sprechen ein progredienter Verlauf und das Auftreten hypoglykämischer Krisen in relativer Unabhängigkeit von exogenen Belastungen (Nahrungsaufnahme, körperlichen Anstrengungen und dergleichen). In vielen Fällen von Spontanhypoglykämie ist es möglich, durch längeres Hungern hypoglykämische Zustände zu provozieren und damit die Diagnose weiter zu unterbauen. Bei länger bestehendem Hyperinsulinismus hat man gelegentlich extrem niedrige Blutzuckerwerte um 30 mg-% und darunter gefunden, ohne daß klinische Symptome von Hypoglykämie bestanden (KATSCH u. a.). Offenbar ist unter Umständen der Organismus in der Lage, sich bis zu einem gewissen Grade an pathologisch niedrige Blutzuckerwerte zu gewöhnen.

In jedem Fall ist eine eingehende Pankreas- und Leberuntersuchung vorzunehmen, um keine andersartige Pankreas-Erkrankung, etwa eine Pankreatitis, Pankreassteine oder eine hepatogene Entstehung der Spontanhypoglykämie zu übersehen. Findet sich ein namhafter Leberschaden, dann muß zumindest die Mitwirkung eines hepatogenen Faktors erwogen und bei der Behandlung berücksichtigt werden.

Die *therapeutischen Möglichkeiten* bei diesen Anfallzuständen sind gar nicht gering. In einem hohen Prozentsatz der Fälle gelingt es allein durch diätetische Maßnahmen, das Auftreten schwerer hypoglykämischer Krisen zu verhindern. Es empfiehlt sich, kohlenhydratarme, eiweißreiche und normal fetthaltige (etwa 80—100 g/Tag) Kost. Nur wenn ein Leberschaden vorliegt, ist kohlenhydratreichere Kost angebracht. In diesem Fall wird auch eine Leberschutz- und -stütztherapie einzuleiten sein. Es sind häufige kleine Mahlzeiten anzuraten und eine Nahrungszufuhr abends vor dem Schlafengehen, um die Nüchternpause nachts möglichst kurzzuhalten. Den Kranken ist zu empfehlen, ständig einige Stücke Würfelzucker oder Dextropur mit sich zu führen, um bei den ersten hypoglykämischen Erscheinungen sofort etwas einnehmen zu können. Überdies sollen die Kranken aber möglichst rasch eine kleine Mahlzeit zu sich nehmen. Damit gelingt es, zumindest in leichteren Fällen (wie z. B. in unseren Fällen 38, 39 und 40) meistens, den Anfall zu kupieren. Ist eine perorale Zuckerzufuhr, evtl. auch Einflößen von Zuckerwasser, nicht mehr möglich, oder tritt daraufhin keine rasche Besserung ein, dann ist intravenös Traubenzucker in ausreichender Menge, etwa 250 cm³ einer 40—50%igen Traubenzuckerlösung, zu verabfolgen. Zusätzliche Gabe von 0,5—1,0 cm³ Adrenalin subcutan kann den Effekt verstärken, doch ist wegen der Gefäßwirksamkeit des Adrenalins Vorsicht geboten.

Man sollte bei der Therapie schwerer spontanhypoglykämischer Anfälle, die auf perorale oder intravenöse Traubenzuckertherapie nicht ansprechen, mehr als bisher die sekundären Gefäß-, Mineral- und Wasserhaushalts-Veränderungen in Betracht ziehen und die Erfahrungen berücksichtigen, die bei der Behandlung der Zwischenfälle bei der Insulin-Schocktherapie gewonnen wurden und die Maßnahmen anwenden, die sich dabei bewährt haben. Wenn die Patienten auf die intravenöse Traubenzuckergabe nicht bald erwachen, ist zusätzlich Gabe von Coramin und Neospiran und Sauerstoffatmung angezeigt und zur weiteren Herz- und Kreislaufstütze auch Strophantin und Sympathol hinzuzufügen. Auch von Coffein und Papaverin kann man bei Zuständen von Gefäßspasmen eine günstige Wirkung erwarten sowie von intravenösen Calciuminjektionen und Rutingaben zur Gefäß- und Capillarabdichtung.

Bei zentral-dysregulatorischen Formen wird man evtl. laufend etwas Luminal oder Prominal in Kombination mit kleinen Atropindosen verordnen. Auch die Gabe von diabetogenen Hypophysenvorderlappenhormonen wirkt oft günstig. KATSCH vermutet, daß man durch eine längere kräftige Therapie mit Hypophysenvorderlappenhormon den Hyperinsulinismus vielleicht sogar anhaltend bessern kann, ausgehend von der Tatsache, daß man damit ja experimentell einen Diabetes (Young-Diabetes) erzeugen kann. Bei Hypophysen- und Nebenniereninsuffizienz und Schilddrüsenunterfunktion wird man schließlich eine vorsichtige hormonale Substitutionstherapie zu versuchen haben mit Hypophysenvorderlappenhormonen, wie Präphyson und Pituglandol, ACTH, Cortison oder Thyreoidea-Extrakten.

Insulome sind so frühzeitig wie möglich zu entfernen, weil — darüber muß man sich im klaren sein — die Kranken in jedem hypoglykämischen Anfall vom Tod im Schock bedroht sind und mit jedem weiteren Anfall die Gefahr wächst, daß irreparable cerebrale Schädigungen zurückbleiben. WIPPLE und FRANTZ haben über 35 Kranke berichtet, die durch operative Tumorentfernung praktisch beschwerdefrei geworden sind. Sie empfehlen, wenn auch nur der Verdacht auf einen Pankreastumor besteht, der Leber- und Hypophysenbefund normal sind und durch konservative Maßnahmen die hypoglykämischen Anfälle nicht verhindert werden können, die Probelaparatomie und die Teilresektion des Pankreas vorzunehmen auch dann, wenn bei der Inspektion makroskopisch keine Tumorbildung ausgemacht werden kann. Die gleiche Ansicht wird auch von anderen Kennern dieser Krankheitszustände vertreten (KATSCH, GRAFE, KÜHNAU). Zur „Problematik der chirurgischen Maßnahmen bei der Spontanhypoglykämie durch Tumor oder sog. Hyperplasie des Inselapparates“ haben sich kürzlich auch VOSZSCHULTE und W. H. BECKER geäußert und gleichfalls Probelaparatomie und die Teilresektion des Pankreas empfohlen, die Schwanzteile und Corpus einschließen soll, da man damit die Mehrzahl der oft makroskopisch nicht sichtbaren solitären oder multiplen Adenome erfaßt und auch bei Hyperplasien des Inselapparates günstige Operationserfolge erwarten darf. Die Gefahr, damit einen Diabetes mellitus hervorzurufen, ist nicht groß und bei der guten Behandlungsmöglichkeit und relativen Harmlosigkeit des Diabetes gegenüber dem „perniziösen“ Insulinismus das weitaus kleinere Übel (KATSCH). Die frühzeitige operative Behandlung ist nicht zuletzt auch deshalb angezeigt, weil die Adenome und das hyperplastische Inselzellgewebe gar nicht selten maligne entarten.

D. Die cerebralen Anfälle bei Störungen der Schlaf-Wach-Regulation

Wachsein bedeutet für den Organismus auf Leistung eingestellt sein und Leistungen zu vollbringen, im Schlaf dagegen wird der Organismus auf äußerste Energieeinsparung umgestellt und so in die Lage versetzt, durch regenerativen und restitutiven Aufbau die am Tage verbrauchten Kraftreserven zu erneuern. So sind Wachen und Schlafen vegetative Vorgänge, bzw. das Ergebnis recht komplexer vegetativer Funktionseinstellungen, wobei beim Wachen die ergotropen Wirkungskräfte überwiegen, deren extrazentraler Effektor der Sympathicus ist, im Schlaf dagegen bestimmt das trophotrop-endophylaktische Funktionsprinzip die Vorgänge im Organismus, das extrazentral vom Parasympathicus vertreten wird. Die „schlafsteuernden Zentren“ (L. R. MÜLLER und WÖHLISCH), welche die verschiedenen vegetativen Teilkomponenten zur Schlafeinstellung koordinieren und den periodischen Wechsel von Schlafen und Wachen regulieren, liegen, wie uns besonders die Erfahrungen mit der Encephalitis epidemica gelehrt haben und wie die experimentellen Untersuchungen von W. R. HESS zeigten, in der Übergangsregion vom Zwischen- zum Mittelhirn und im Thalamus. So betrafen die Veränderungen, die von v. ECONOMO bei der lethargischen Encephalitis aufgefunden werden konnten, vor allem das Gebiet zwischen dem Ende der Westphal-Edingerschen Kerne und der Wand des 3. Ventirkels bis hin zum Hypothalamus. W. R. HESS konnte einmal Schlafwirkungen durch Reizung eines Gebietes seitlich der Medianebene in Höhe der unteren zwei Drittel der Massa intermedia auslösen, das sich von hier bis in die medialen Partien der Radiatio thalamica erstreckte, und zum anderen gelang ihm das durch Reizung mittlerer Thalamusanteile, die nach vorn bis zum Vicq d'Azyrschen Bündel und nach hinten bis zum Tractus Meynert reichten. Klinische und anatomische Befunde, die die Bedeutung des Thalamus für die Schlaf-Wach-Regulation unter Beweis stellen, verdanken wir KLEIST und GONZALO sowie SCHALTENBRAND. Bei einer Patientin mit Schlafsucht fand SCHALTENBRAND einen Erweichungsherd, der isoliert den Fasciculus mammilo-thalamicus, die vorderen Abschnitte des Nucleus circularis und Teile des benachbarten Nucleus internus und lateralis thalami zerstört, die ventrale Kerngruppe des Thalamus aber verschont hatte. Die verschiedenen organischen Schädigungen der genannten Regionen können zu Störungen der Schlaf-Wach-Regulation führen; die Schlaf-Wach-Steuerung kann aber auch funktionell gestört sein.

Hier haben wir uns mit jenen Störungen der Schlaf-Wach-Regulation zu beschäftigen, denen Krankheitswert beizumessen ist und die Anfallcharakter haben. Es sind dies jene Störungen der Rhythmik und der Koordination der Schlaf-Wach-Einstellung, die erstmals 1877 bzw. 1880 von WESTPHAL und GELINEAU beschrieben, heute allgemein als *narkoleptisches* Syndrom bekannt sind.

Hierbei ist einmal die physiologische Rhythmik von Wachen und Schlafen in Übereinstimmung mit dem periodischen Wechsel von Tag und Nacht verändert. Diese Kranken leiden tagsüber unter Müdigkeit und Leistungsunfähigkeit, anfallweise tritt dann oft mehrmals am Tage imperativ Schlafbedürfnis ein, und die Kranken verfallen für einige Minuten, $^1/_4$ oder $^1/_2$ Std., in einen Schlafzustand. Aus diesem sind sie erweckbar, wie überhaupt der narkoleptische Zustand alle Charakteristiken des physiologischen Schlafes aufweist, einschließlich der für den physiologischen Schlaf typischen bioelektrischen Veränderungen (JANZEN, KORNMÜLLER, JUNG, COHN und CRUVANT u. a.). Der Nachtschlaf ist dagegen in der Regel unruhig und oberflächlich, durch lebhaftes Träumen gestört und von häufigem Erwachen unterbrochen.

Zum anderen treffen wir Störungen an, die als „Dissoziationserscheinungen" (PFISTER und BONHOEFFER) aufzufassen sind, d. h. es treten bei Nacht auch partielle Wachanfälle und bei Tage partielle Schlafanfälle auf. Es gelingt oftmals die Koordination von Bewußtsein und Psychomotorik nicht, von Hirn- und Körperschlaf, von psychischem und körperlichem Wachsein. So beobachten wir bei diesen Kranken häufig somnambule Zustände, die bedeuten, daß die Psychomotorik zur Selbständigkeit erwacht ist, während der Hirnschlaf noch andauert, oder es treten „Wachanfälle" auf (ROSENTHAL); die Kranken sind zwar geistig hell wach, doch sind sie nicht in der Lage, über ihre Psychomotorik zu verfügen und irgendeine Bewegung auszuführen. Diese Dissoziationserscheinung wurde auch „verzögertes psychomotorisches Erwachen" genannt. Wir haben auch das

Umgekehrte beobachtet: Dissoziation beim Einschlafen in der Form, das noch bei psychischer Wachheit die Psychomotorik bereits in Schlafeinstellung überging, ein Zustand, den man in Analogie zum „verzögerten psychomotorischen Erwachen“ „vorzeitiges psychomotorisches Einschlafen“ nennen könnte. Ebenso kann man die zumeist durch Affektwirkungen ausgelösten Tonusverluste oder kataplektischen Anfälle bei Tage — das zweite Kardinalsymptom des narkoleptischen Syndroms — als Isolierungsphänomen aus dem Schlafkomplex auffassen. Es stellt sich schlagartig die sonst den Schlaf begleitende Adynamie und Muskelatonie ein, während die Bewußtseinsstörung, der Hirnschlaf, ausbleibt. Gelegentlich geschieht es allerdings auch, daß ein solcher kataleptischer Anfall in einen narkoleptischen Anfall hinüberführt, daß die Schlafeinstellung der Psychomotorik Hirnschlaf nach sich zieht.

Diese beiden Kardinalsymptome, die narkoleptischen und kataleptischen Anfälle bilden das narkoleptische Syndrom und haben es rasch bekannt gemacht. Sehr bald fiel auf, daß bei den an Narkolepsie leidenden Kranken in einem hohen Prozentsatz neuro-endokrine Dyskrasien verschiedenster Art festzustellen waren. So hoben THIELE und BERNHARD hervor, daß bei manifester Narkolepsie vagotone Symptome, besonders eine *vagotone Einstellung des Herz- und Gefäßapparates* nie vermißt werden, daß sogar eine gewisse Parallelität zwischen Schwere der Krankheit und Ausmaß der Vagotonie zu erkennen sei. Dazu gehören auch der häufige Nachweis einer Lymphocytose und einer Eosinophilie, eine Erniedrigung der Temperaturen, der Blutzuckerwerte und des Grundumsatzes in Verbindung mit einer oft erheblichen Gewichtszunahme. Die häufige Vergesellschaftung mit Fettsucht war augenfällig. So fand CAVE unter 42 Krankheitsfällen 18mal deutliche Gewichtszunahme und MÜNZER unter 79 postencephalitischen Narkoleptikern 34mal ausgesprochene Adipositas. Die Mitteilungen über neuroendokrine Auffälligkeiten bei Narkoleptikern rissen nicht mehr ab. In einer Reihe von Fällen fanden REDLICH, DERCUM, THIELE und BERNHARD akromegale Zeichen. THARASCH und MASSA berichteten über einen Kranken mit Zwergwuchs, infantilistischen und akromegalen Zügen, der auch das Bild einer Dystrophia adiposo-genitalis bot. Ein Kranker SCHILDERs wies einen eunuchoiden Hochwuchs auf. WILDER beschrieb zwei Kranke mit hypophysärer Magersucht und Narkolepsie. Im Falle von WOHLFAHRT bestanden neben einer Fettsucht auch Potenzstörungen. Mehrere Beobachtungen von oligosymptomatischem Morbus Cushing (Prager Typ) mit Stammfettsucht, Hochdruck, Polyglobulie, Oligurie, Cholesterinämie und Narkolepsie verdanken wir NONNENBRUCH und FEUCHTINGER. Bei dem Kranken PFANNERs war ein Senium praecox, ein Hypogenitalismus und eine Kachexie mit generalisiertem Haarausfall und eine Polyurie eingetreten. Auch SCHACHTER berichtete 1948 über einen jungen Mann von hypophysärer Konstitution (Gigantosomie), bei dem sich erstmals mit 16 Jahren im Anschluß an einen unklaren, fieberhaften Infekt eine Schlafsucht einstellte und Schlaf- und Wachanfälle nachfolgten. Die Zahl der Kranken, bei denen Wasserhaushaltsstörungen nachgewiesen werden konnten, und zwar Polyurien und Polydipsien oder auch Oligurien mit Neigung zu Wasserretention ist groß (REDLICH, LEWIN, BALLEY und FULTON, RIZATTI, THIELE und BERNHARD, H. HOFF und STENGEL, SEREJESKI und FULTON). Auch darauf, daß bei Narkoleptikern relativ häufig Sellaveränderungen zu konstatieren sind, wurde mehrfach aufmerksam gemacht (Wilder, Thiele, Salmon). Nach anderen Beobachtungen wiederum scheinen Beziehungen zwischen Narkolepsie und Schilddrüsendysfunktionen (Redlich, Dercum, Strauss, Lewin, Eslavicz, Thiele und Bernhard), aber auch Beziehungen zwischen narkoleptischem Syndrom und einer Unterfunktion der Keimdrüsen zu bestehen (Jolly, Zehrer, Zador, Dercum, Moellenhoff, Stiefler, Fischer, Ballogh und Kollewijn u. a.).

Die angeführte Kasuistik gibt nur einen kleinen Ausschnitt aus der Fülle von Beobachtungen wieder, die das narkoleptische Syndrom als ein zentral-vegetatives bzw. hypophysär-diencephales Syndrom ausweisen. Da diese Anfälle als Folgeerscheinung einer fehlerhaften zentralen Wach-Schlaf-Steuerung aufzufassen sind, d. h. als das Ergebnis einer Störung der rhythmischen und koordinativen Funktionsleistungen der das Wachen und Schlafen regulierenden diencephalen Zentren, ist es meiner Ansicht nach berechtigt, die narkoleptische und kataplektische Anfallform in die Gruppe der vegetativen Anfälle einzureihen.

Was pathophysiologisch im narkoleptischen und kataplektischen Anfall vor sich geht, ist uns bis heute unbekannt. Man kann nur ganz allgemein bei diesen Kranken eine überwiegend trophotrop-endophylaktische Einstellung des vegetativen Tonus konstatieren, und man darf vermuten, daß sich in den narkoleptischen Anfällen auf irgendeine Weise teils komplexe, teils partielle trophotrope Entgleisungen manifestieren. Es ist dazu festzustellen, daß wir ja auch über das Phänomen des physiologischen Schlafs kaum etwas wissen. So ist unklar, durch welche Reize unter physiologischen Bedingungen die schlafsteuernden Zentren zur Funktionsänderung angeregt werden und auf welche Weise sie den höchst eigentümlichen Zustand von Hirn- und Körperschlaf hervorzurufen und auch wieder zu lösen vermögen. Soviel aber ist sicher, daß sich der Schlafzustand, in seiner physiologischen Erscheinungsform wie in der pathologischen Form der Narkolepsie, von allen Bewußtseinsstörungen unterscheidet, welche die bisher besprochenen Formen vegetativer Anfälle begleiten. Es ist daher anzunehmen, daß die narkoleptischen Anfälle auch auf andersartige pathophysiologische Vorgänge zurückzuführen sind als diese.

Unter den verschiedenen Theorien, die über die Entstehung des Schlafs aufgestellt wurden, darf die von L. R. Müller und E. Wöhlisch entwickelte besondere Beachtung beanspruchen. Sie versucht, das Phänomen der Ermüdung und Erholung durch „Entladung und Aufladung bioelektrischer Potentiale der Gewebe" zu erklären. Sie stellt die Tatsache in den Vordergrund, daß bei der Ermüdung der Gewebe eine Ionenverschiebung vor sich geht. Die arbeitenden Gewebszellen, besonders die Muskel- und Hirngewebszellen, verlieren Kalium und Phosphor an die Blut- und Gewebssäfte und nehmen aus diesen Natrium und Wasser auf. Damit gehe, wie die genannten Autoren meinen, ein Verlust an bioelektrischen Potentialdifferenzen einher, der als Reiz auf die schlafsteuernden Zentren wirke. Im Schlaf werden dann durch rückläufige Transmineralisation, indem die Organzellen wieder Kalium und Phosphor aufnehmen und Natrium und Wasser an die Blutsäfte abgeben, die verbrauchten bioelektrischen Energien erneuert, und damit werde die Leistungsfähigkeit des Organismus, wie sie im physiologischen, rhythmusgerechten Wachzustand gegeben ist, wieder hergestellt. Mit dieser Theorie finden erstmals, entsprechend den Untersuchungsergebnissen von W. R. Hess, sowohl die Schlafauslösung als zentraler Reizeffekt als auch die trophotrop-restitutiven Leistungen des Schlafs ihre biologisch sinnvolle Erklärung.

Wenn man diesen Vorstellungen folgt, dann könnten die narkoleptischen Anfälle auf einer Überempfindlichkeit der schlafsteuernden Zentren gegenüber solchen Ionenverschiebungen beruhen, auf die dann mit komplexen oder partiellen Schlaf-Wach-Umstellungen reagiert wird, oder aber auf einer Störung der „Transmineralisation", das hieße, daß beim Narkoleptiker weder die Ent- noch Aufladung der potentiellen bioelektrischen Energien in vollem Umfang gelingt und deshalb die einzelnen Phasen verkürzt in unphysiologischen Rhythmen verlaufen. Ich habe nicht die Absicht, hier solchen Hypothesen weiter nachzugehen, es soll mit diesen kurzen Hinweisen nur die Richtung aufgezeigt werden, welche die moderne theoretische und experimentelle Forschung eingeschlagen hat, die sich mit dem so interessanten Phänomen des Schlafs befaßt und uns vielleicht auch hinsichtlich des narkoleptischen Syndroms weiterbringen kann.

Bei der Mehrzahl der Narkoleptiker lassen sich exogene Schädlichkeiten, welche die schlafsteuernden vegetativen Zentren betroffen haben könnten, nicht eruieren. Man darf deshalb annehmen, daß es so etwas wie eine *konstitutionelle* Schwäche oder Labilität der für die Schlaf-Wach-Einstellung verantwortlichen Funktionssysteme gibt, vor allem auch, weil in einer allerdings relativ kleinen Zahl familiäres Auftreten des narkoleptischen Syndroms beobachtet wurde (J. Bauer, H. Hoff und Stengel, Westphal, J. Fischer, Ballet, Nevermann, Redlich, Jakobsohn, Thiele und Bernhard, Rosenthal, Schilder, Cave, Doyle und Daniels, Rolandi, Davidenko, R. und J. Roger, Schuhmacher und Duus). Krabbe und Magnussen, die selbst vier narkoleptische Geschwister beobachteten, haben aus dem Schrifttum 17 Familien zusammenstellen können, aus denen insgesamt 54 Mitglieder erkrankt waren. Wir sprechen in diesen Fällen von familiärer und idiopathischer Narkolepsie.

In etwa der Hälfte der Fälle liegt das Erkrankungsalter in den Jahren der Pubertät und Postpubertät, in einer Zeit also, die an die regulativen hypophysär-diencephalen Zentren besonders große Anforderungen stellt. Auch dies stützt die Auffassung, daß die Narkolepsie eine Krankheitserscheinung ist, die auf einer vegetativen Fehlsteuerung beruht. Auffällig ist das Überwiegen der männlichen Kranken gegenüber den weiblichen und zwar etwa im Verhältnis wie 4:1. Eine Erklärung hierfür kann nicht gegeben werden.

In anderen Fällen bedarf es zur Manifestation des narkoleptischen Syndroms neben einer entsprechenden regulatorischen Schwäche zusätzlicher *exogener* Schädigungen der schlafsteuernden Hirnregionen. Unter den exogenen Schädigungen steht an erster Stelle die epidemische Encephalitis. Der Prozentsatz der postencephalitischen Krankheitsfälle wird von Wilder mit etwa 20% angegeben. Aber auch nach Encephalitiden anderer Art, nach Grippeencephalitis, Scharlach, Typhus, Denguefieber und anderen parainfektiösen Encephalitiden, auch postvaccinaler Encephalitis, hat man narkoleptische Anfälle auftreten sehen. Schließlich liegen Mitteilungen vor, nach denen luetische und arteriosklerotische Hirnprozesse, Hypophysen- und Hirnstammtumoren und nicht zuletzt auch traumatische Hirnschädigungen zu narkoleptischen und kataplektischen Anfällen geführt haben (Literatur bei Wilder). Dies nimmt nicht wunder, denn es handelt sich bei der Narkolepsie ja nicht um einen morbus sui generis, sondern um ein vegetatives Reaktionssyndrom auf Grund einer besonderen angeborenen oder durch zusätzliche Schädigungen bestimmter Hirnareale erworbenen, vegetativen Regulationsstörung. Es gilt hier, wie bei den anderen vegetativen Syndromen, die Regel, daß Art und Ausmaß diencephaler Dysfunktionen weniger durch Form, Umfang und Lokalisation der Zwischenhirnschädigung, als vielmehr durch konstitutionelle Faktoren determiniert sind. Es reagiert die „vegetative Person" entsprechend der durch Anlagefaktoren bestimmten Stabilität oder Labilität in der ihr gemäßen Weise. In diesem Sinne ist auch die „symptomatische" Narkolepsie nur ein durch exogene Schädigungen ausgelöstes Reaktionssyndrom auf dem Boden einer besonderen konstitutionellen Reaktionsbereitschaft.

Kasuistik und Therapie der cerebralen Anfälle bei Störungen der Schlaf- und Wach-Regulation

Unter den Aufnahmen der letzten fünf Jahre an unserer Klinik (etwa 1600 Aufnahmen jährlich) befanden sich insgesamt 10 Kranke mit narkoleptischen und kataplektischen Anfällen. Davon waren 4 Fälle der idiopathischen Krankheitsform zuzurechnen. In allen diesen Fällen konnten wir, ebenso wie SKALWEIT, diencephale Regulationsstörungen nachweisen, die allerdings in ihrer Form und ihrem Ausmaß unterschiedlich ausgeprägt waren. Die Krankengeschichte eines dieser Patienten sei hier als Beispiel angeführt.

Fall 42. Josef E., geb. 20. 3. 1931 (klin. Aufn. 4. 9. 51). Der junge Mann, der mehrfach an seinem Arbeitsplatz eingeschlafen war und deshalb in Gefahr stand, seine Stellung als kaufmännischer Angestellter zu verlieren, kam von sich aus hilfesuchend in die Klinik. Er berichtete, daß sich diese Schlafanfälle einstellten, als er 15 Jahre alt war. Es befalle ihn täglich mehrmals, besonders in der Zeit vor und nach der Mittagspause, unwiderstehliche Müdigkeit, und er nicke für einige Minuten ein. Auch während des Essens, im Kino, am Fußballplatz, wo er voll Interesse dabei war, sei er schon eingeschlafen, im Sitzen wie im Stehen. Schon oft habe er dadurch, daß er bereits im Einschlafen unleserlich kritzelnd weitergeschrieben habe, Unannehmlichkeiten gehabt. Wenn er, sobald ihn die Müdigkeit anfliege, für eine Weile an die frische Luft gehe oder sich mit kaltem Wasser das Gesicht abwasche, dann könne er das Einschlafen für eine Weile hinauszögern, schließlich übermanne ihn die Müdigkeit aber doch, er sei ihr hilflos ausgeliefert. Einmal sei er sogar im Fahren vom Soziussitz eines Motorrads gestürzt. Überhaupt fühle er sich tagsüber immer müde und wenig leistungsfähig. Schon als Kind war er ein schlechter Schläfer, seit einigen Jahren sei es mit dem Nachtschlaf aber noch schlechter geworden. Er komme abends nicht zur Ruhe, schlafe oberflächlich und, wie die Angehörigen sagen, unruhig und wache regelmäßig mehrmals in der Nacht auf. Außerdem passiere es seit Jahren gelegentlich, daß er bei Erregung oder wenn er herzlich lachen müsse, plötzlich „zusammensacke, in die Knie gehe, völlig kraftlos werde". Dabei sind ihm auch schon Gegenstände aus der Hand gefallen.

Früher sei er recht schmächtig gewesen. Im letzten Jahr habe er laufend, insgesamt 20 Pfund, zugenommen. E. klagt über starkes Schwitzen. Auf Befragen erfährt man, daß er täglich gut 3 l Flüssigkeit zu sich nimmt, was er selbst als eine „schlechte Angewohnheit" ansieht. Geschlechtliches Verlangen habe er nicht. Während er früher häufige Pollutionen hatte, komme dies in den letzten zwei Jahren kaum mehr vor.

Leptosomer Habitus, etwas pastöse Haut. Kleine weiche Struma. RR 140/85 mm Hg, Puls 72/min. Akrocyanose. Neigt zum Erblassen, Schwitzen und Frösteln. Leichte Polyglobulie (5,2 Mill. Ery., 101% Hb.). Lymphocytose von 37%. Ca. im Serum 11,1 mg-%. Grundumsatz + 9%. Auf 7,5 sec verkürzte Blutumlaufzeit (Decholin).

Im Schellongschen Kreislaufversuch leichte hypodyname Regulationsstörung.

Blutzuckernüchternwerte gelegentlich unter der Norm. Flache, aber normal geformte Kurve beim Staub-Effekt. Auf Adrenalin flache, ataktische Kurve (72, 80, 78, 87, 102, 95, 82, 116, 108 mg-%). Blutdruckwerte dabei praktisch unverändert, systolische und diastolische

Werte sinken sogar etwas ab von 135/75 auf 125/55 mm Hg. Auf Insulin komplette Resistenz bei Ausgangswert von 94 mg-%.

Bei Wasserbelastung stark überschießende Ausscheidung (1560 cm³ nach 4 Std. bei Belastung mit 1000 cm³). Auf Thyroxin keine Änderung. Kräftiger antidiuretischer Tonephineffekt (235 cm³ nach 4 Std.).

Neurologischer Befund normal. Liquor o. B. Ventrikelsystem etwas weit, 3. Ventrikel auffällig kugelförmig.

E. wirkt etwas selbstunsicher, empfindsam, feminin. Er verfügt über eine gute Auffassungsgabe und über ein, an seinem Bildungsgang gemessen, überdurchschnittliches Wissen.

Mehrfach wurde er während der Beobachtungszeit schlafend angetroffen. Er schlief auch beim Mittagessen am Tisch zwischen dem Auftragen der Suppe und dem Hauptgericht ein. Auf Pervitin sprach er gut an, die Wirkung einer Tablette hielt aber nur etwa 2 Std. vor. Er mußte wenigstens 1 Tablette am Vormittag und 1—2 Tabletten am Nachmittag nehmen und zumindest ein kurzes Mittagsschläfchen halten, wenn er verhindern wollte, unter der Arbeitszeit einzuschlafen.

Bei drei Kranken war das narkoleptische Syndrom posttraumatisch entstanden. Es hatte sich um mittelschwere Schädeltraumen gehandelt, die den Schädel in der Mittellinie und in Scheitelhöhe getroffen hatten, so daß man eine Contre-coup-Wirkung auf den Hirnstamm und die Gegend des 3. Ventrikels annehmen darf. Unsere Beobachtungen sind bisher noch nicht veröffentlicht worden. In 2 Fällen posttraumatischer Narkolepsie war gleichzeitig mit dem Auftreten dieses Syndroms eine erhebliche Fettsucht entstanden. Das Schädeltrauma braucht zunächst nicht einmal als sehr schwer erscheinen, und in einem dieser Fälle war nicht einmal Bewußtlosigkeit aufgetreten — entscheidend ist wohl die Richtung der Gewalteinwirkung. Daß in allen Begutachtungsfällen natürlich besonders kritische Zurückhaltung geboten ist und der zeitliche Zusammenhang evident sein muß, sei hier nur vermerkt. Ein Kranker schilderte neben narkoleptischen und kataplektischen Anfällen auch typische „Wachanfälle“. Bei einer Kranken dieser Gruppe, die eine posttraumatische Psychose durchgemacht hat, stellten sich bald danach Tonusverluste und Schlafstörungen ein. Obwohl bisher — der Unfall liegt 9 Jahre zurück — keine narkoleptischen Anfälle in Erscheinung getreten sind, möchte ich in Anlehnung an ähnliche Beobachtungen von VILLAVERDE, ETHELBERG, H. HOFF und STENGEL glauben, daß hier ebenfalls ein traumatisch ausgelöstes abortives narkoleptisches Syndrom vorliegt. Wenn nicht ganz selten Narkolepsien ohne kataplektische Anfälle zur Beobachtung kommen, so ist nicht recht einzusehen, warum es nicht auch ein isoliertes Auftreten von kataplektischen Anfällen geben soll. Ersteres ist offenbar häufiger, letzteres dagegen bestimmt nur selten der Fall.

Ein weiterer Kranker (Fall 43) ist dadurch von besonderem Interesse, daß er mit 17 Jahren an einer Encephalitis epidemica erkrankt war, die scheinbar folgenlos ausheilte. 23 Jahre später entwickelte sich unmittelbar im Anschluß an ein schweres Schädeltrauma der genannten Art eine ausgesprochene Fettsucht und ein klassisches narkoleptisches Syndrom. Eine ähnliche Beobachtung wurde meines Wissens bisher nicht gemacht. Man wird wohl in der Annahme nicht fehl gehen, daß bei diesem Kranken sowohl eine konstitutionelle (die Mutter und ein Cousin mütterlicherseits leiden an Fettsucht) als auch durch die Encephalitis eine erworbene Krankheitsbereitschaft vorlag, die durch die zusätzliche traumatische Hirnschädigung erst manifest wurde.

Fall 43. Franz M., geb. 27. 9. 1905 (klin. Aufn. 5. 6. 51; 3. 7. 52; 28. 11. 55). Die Mutter wog 2 Zentner, bei einem Cousin besteht ebenfalls eine Fettsucht.

1923 erkrankte M. an einer Kopfgrippe. Danach fühlte er sich bald wieder voll leistungsfähig. Er erwarb sich durch Fleiß, Unternehmungsgeist und Geschick im Umgang mit Menschen ein großes Fuhrunternehmen.

Im Oktober 1950 erlitt M. bei einem Autounfall ein schweres Schädeltrauma. Er wurde mit dem Schädel gegen eine Wand geschleudert und zog sich eine große Platzwunde und Fissuren in Scheitelhöhe am Schädeldach zu. Er war etwa 8 Std. bewußtlos und anschließend

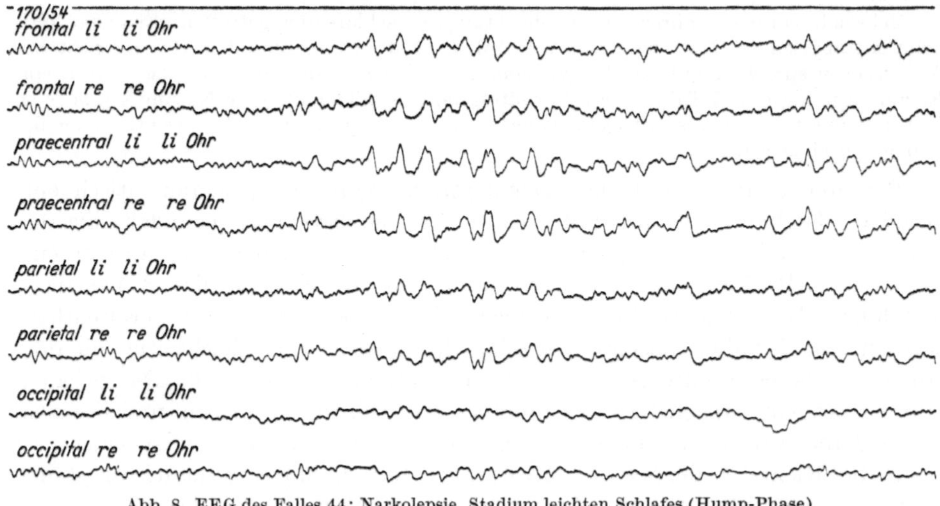

Abb. 8. EEG des Falles 44; Narkolepsie, Stadium leichten Schlafes (Hump-Phase)

fast eine Woche lang noch benommen. Er schlief in dieser Zeit und auch in den folgenden Wochen auffallend viel. Als er aufzustehen und wieder zu arbeiten begann, fiel sehr bald eine Neigung zum Einschlafen auf. Immer wieder wurde er untertags „eingenickt“ angetroffen. Er schlief während des Essens, bei Unterhaltungen in Gesellschaft, ja sogar bei Besprechungen mit Kunden über Geschäftsabschlüsse ein. Da die Schlafsucht plötzlich und zwingend über ihn kam, getraute er sich nicht mehr, einen Wagen zu steuern. Wenn er nicht geweckt wurde, erwachte er nach 10—20 min. Er fühlte sich auch sonst ständig müde, ließ den „früheren Schwung“ vermissen. Der Nachtschlaf blieb unverändert gut, traumlos; Wachanfälle oder affektive Tonusverluste traten nicht auf. Der an sich schon korpulente Mann nahm in der Zeit nach dem Unfall laufend an Gewicht zu, in dem ersten halben Jahr von 218 auf 240 Pfund. Er klagte über ein Schwinden des Geschlechtstriebs und der Potenz. Vorher war er sexuell recht interessiert und anspruchsvoll gewesen. Der Umgebung fiel eine Änderung seines Wesens auf; er schwankte in seiner Stimmung, war reizbar und unbeherrscht und von einer merkwürdigen frustranen Betriebsamkeit.

Bei der ersten Untersuchung im Sommer 1951 konnte kein sicher krankhafter neurologischer Befund erhoben werden. Auch das EEG war normal.

RR 145/90 mm Hg, Puls 92/min. Bei der Kreislaufprüfung ergab sich eine hypodyname Kreislaufstörung. Es fand sich eine leichte Lymphocytose. Grundumsatz —17,5%. Normale spez.-dyn. Eiweißwirkung. Sella normal.

Nüchternblutzuckerwerte schwankten zwischen 80—160 mg-%. Im Staub-Effekt doppelgipflige Kurve (130/175, 142/174, 158, 145 mg-%). Insulinbelastung (14 E): 160/134, 116, 122, 125, 115, 120 mg-%. Adrenalinbelastung: leicht ataktischer Kurvenverlauf (80/95, 84, 130, 114, 145, 116, 128, 140 mg-%). Normale Wasserbilanz. Leicht überschießende Ausscheidung bei Belastung (bei 800 cm³ Flüssigkeitsaufnahme 1250 cm³ nach 4 Std.).

Im Sommer 1952 hatte M. inzwischen weiter zugenommen, wog nun 264 Pfund. Die Fettverteilung war gleichmäßig. Es bestand jetzt eine Art Vollmondgesicht mit Rötung des

Gesichts. An Bauch und Hüftpartien hatten sich starke livide Striae entwickelt. Potenz und Libido waren ganz erloschen. Die Schlafanfälle hatten sich gehäuft und dauerten nun, wenn M. nicht geweckt wurde, z. T. bis zu 2 Std. M. klagte über Mattigkeit und weiteren Rückgang seiner Leistungsfähigkeit.

Die Nüchternblutzuckerwerte waren diesmal normal, auch die Adrenalinbelastungskurve verlief regelrecht. Auf Insulingabe paradoxe Reaktion (92/128, 120, 95, 102, 114, 118 mg-%).

Bei einer Nachuntersuchung im November 1955 wog M. 279 Pfund. Die Blutzuckerbelastungstests ergaben diesmal fast normale Werte, Kurven von hyporegulatorischem Typ. Es

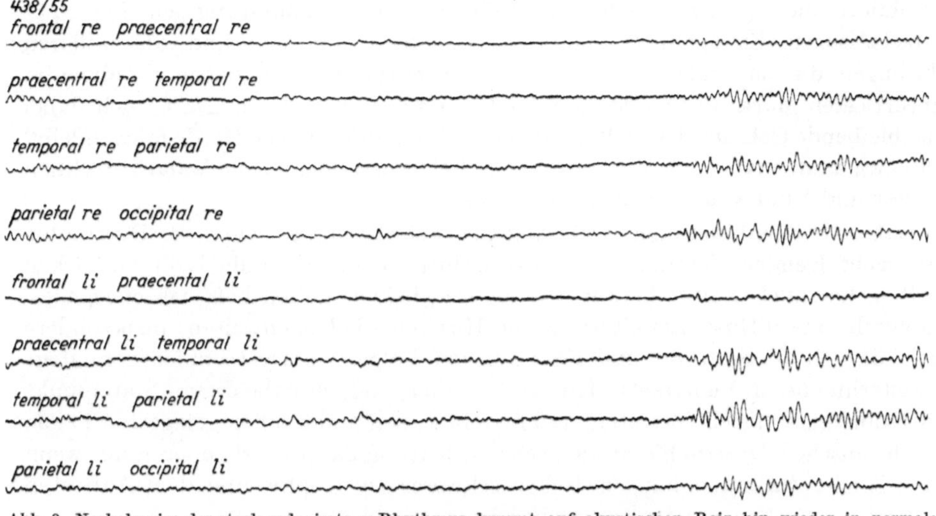

Abb. 9. Narkolepsie; der stark reduzierte α-Rhythmus kommt auf akustischen Reiz hin wieder in normaler Größe zum Vorschein (Einschlaf-Stadium)

bestand jetzt eine Polyglobulie und eine Lymphocytose von 40%. Das EEG war wieder ohne pathologischen Befund. Während der Ableitung aber schlief M. mehrmals leicht ein, es traten ähnliche Veränderungen auf, wie sie Abb. 8 und 9 erkennen lassen. Für Narkolepsie ist diese Veränderung nicht beweisend, denn es gibt ja keine für die Narkolepsie spezifischen EEG-Veränderungen. Wir haben derartige EEGs jedoch bei der Mehrzahl unserer Narkoleptiker ableiten können.

Schließlich hat sich bei zwei Kranken das narkoleptische Syndrom von typischer Ausprägung während einer langdauernden schweren Dystrophie entwickelt. Wir wissen heute, daß sich anhaltender Eiweiß- und Vitaminmangel besonders auf die für die neuro-hormonale Steuerung verantwortlichen Organe schädigend auswirkt (GÜLZOW, SCHEFFLER, KALK) und daß in der Folge von Dystrophien irreparable Schädigungen der inkretorischen Drüsen und des Gehirns im allgemeinen, wie der Hirnstammanteile im besonderen, gar nicht selten sind (JAKOB, HALLERVORDEN, DÖRING, UEHLINGER, WADSWORTH und MCKEON u. a.). Daß Hungerdystrophien zu Hirnatrophien führen können, die bevorzugt die frontalen Hirnanteile und die Partien um den 3. Ventrikel betreffen, haben W. SCHULTE und FAUST an einer größeren Zahl von Dystrophikern encephalographisch nachgewiesen. Diese Kranken ließen Züge organischer Wesensänderung erkennen und z. T. erhebliche „vegetativ-dystone Störungen", insbesondere Kreislaufstörungen. Bei einigen waren vasomotorische Anfälle, bei anderen Jackson-Anfälle und Dämmerattacken aufgetreten. Ich selbst konnte kürzlich gemeinsam mit GOTTWALD über einen jungen Mann berichten, bei dem sich aus einer schweren Dystrophie eine hypophysär-diencephale Störung mit Magersucht entwickelt hat. Wie sich aus den nachstehenden Krankengeschichten ergibt, bestand bei beiden Kranken, ehe die ersten narkoleptischen Anfälle in Erscheinung traten, bereits längere Zeit eine erhebliche Hungerdystrophie. Im Fall 45 dürfte ätiologisch auch eine zusätzliche traumatische Hirnschädigung, vielleicht auch eine Malaria-Encephalitis eine Rolle spielen. Nach SPATZ und WEIMANN finden sich als Folge von gefäßabhängigen progressiven und regressiven Vorgängen bei der Malaria die sog. „Dürckschen Granulome", deren Ausbreitung dem Typ einer metastatischen Encephalitis entspricht. Diese Granulome und die miliaren Blutungen, die man dabei nach Art einer Hirnpurpura findet, liegen vor allem im subcorticalen Mark, in den Stammganglien und im Kleinhirn. Da es sich dabei um „bleibende Gebilde" handelt, „die sich später in sklerotische Herde umwandeln" (DÜRCK), muß man auch mit cerebralen Folgezuständen nach Malaria rechnen (HORST und VERHAART, STERTZ, LOWITSCH u. a.).

Daß sich Kombinationen von exogenen Schädigungen, wie z. B. Dystrophie mit nachfolgendem Trauma, auf das Gehirn besonders unheilvoll auswirken dürften, hat auch FAUST betont. In unseren beiden Fällen ließ sich encephalographisch eine diffuse Erweiterung der Hirnventrikel nachweisen, insbesondere auch die von W. SCHULTE und FAUST in der Folge von Dystrophien gefundene Erweiterung des 3. Ventrikels. Ich glaube daher, und ich habe diesen Standpunkt mit Erfolg gutachtlich vertreten, daß man in diesen und ähnlich gelagerten Fällen der chronischen Dystrophie ätiologische Bedeutung dann zuerkennen muß, wenn der zeitliche Zusammenhang zwischen schwerer Dystrophie und dem Auftreten des narkoleptischen Syndroms gegeben ist.

Fall 44. Alois H., geb. 26. 4. 05 (klin. Aufn. 9. 8. 54). Familien- und Eigenanamnese ohne Besonderheiten. 1941 leichte Commotio. Bei Kriegsende geriet H. in russische Kriegsgefangenschaft und erkrankte hier an einer schweren Gastroenteritis, von der er sich nicht wieder erholen konnte. Trotz erheblicher Dystrophie (Gruppe 3) wurde er, da er Zimmermann war, zu Aufbauarbeiten herangezogen. Im Laufe des Jahres 1946 stellten sich erstmals „Schlafanfälle" ein. Er schlief unter der Arbeit, im Stehen, während des Essens ein. Seit der gleichen Zeit schlief er nachts schlecht, oberflächlich und unruhig. Während er früher kaum geträumt hatte, quälten ihn nun „Angstträume"; er wurde ermordet, niedergeschossen u. ä. m. Auch geschah es immer wieder, daß er bei Erregung, Schreck, aber auch bei freudigen Ereignissen oder wenn er lachen mußte, „plötzlich den Halt verlor, ganz schlaff wurde und in sich zusammensackte". 1947 wurde er wegen Arbeitsunfähigkeit infolge fortgeschrittener Dystrophie entlassen. Er erholte sich bald, die Schlafanfälle und affektiven Tonusverluste blieben aber unverändert bestehen, auch hatte er weiter viel unter Kopfschmerzen zu leiden.

Bei einer Untersuchung im Sommer 1954 konnten wir folgende bemerkenswerten Befunde erheben: Allgemeine Adipositas, H. wog bei einer Größe von 172 cm 184 Pfund. Hände und Füße waren kühl, feucht und leicht cyanotisch. Es fand sich ein verstärkter roter Dermographismus und Fingertremor, eine Lymphocytose von 39% und eine Eosinophilie.

Der neurologische Befund war regelrecht, der Liquor normal. Im Encephalogramm ergab sich eine diffuse Erweiterung der inneren und äußeren Liquorräume, besonders eine Erweiterung beider Vorderhörner, des Cella-media-Bereiches, und auch der 3. Ventrikel war spindelförmig. Sella etwas flach, Epiphyse verkalkt, an normaler Stelle.

Bei der Wasserbelastung war die 4 Std.-Menge normal, die Ausscheidung verlief jedoch mehrphasig. Auf Thyroxin erfolgte eine kräftige überschießende Diurese.

Bei den Zuckerbelastungs-Tests ergab sich eine regulatorische Starre.

Im EEG leichte Allgemeinveränderung, Herdveränderungen fehlen. Mehrmals während der Ableitung verschwindet der α-Rhythmus; an seine Stelle treten kleine Zwischenwellen, einmal erschienen in einer solchen Periode auch große träge Abläufe nach Art der Humps (Abb. 8). H. war während der Ableitung mehrmals eingeschlafen. Wie das EEG zeigt, ist er dabei nur in geringe Schlaftiefe geraten.

Den Zusammenhang von Dystrophie, Schädeltrauma und Narkolepsie illustriert folgende Beobachtung:

Fall 45. Arnulf Pf., geb. 5. 7. 1920 (klin. Aufn. 19. 5. 53; 26. 5. 53). Auch hier war nichts über Stoffwechselkrankheiten, Nervenleiden oder Schlafanfälle in der Familie in Erfahrung zu bringen. Als Kind und auch später immer schwächlich. Pf. geriet im Sommer 1944 in russische Kriegsgefangenschaft, erkrankte einige Wochen später an schweren Durchfällen, die Lazarettbehandlung notwendig machten. Danach konnte er nicht wieder zu Kräften kommen. Obwohl er gleichfalls erhebliche Hungerödeme hatte, mußte er schwerste körperliche Arbeiten leisten. Bei Verladearbeiten traf ihn damals ein mehrere Meter langer, schwerer Holzbalken in Scheitelhöhe am Kopf. Pf. kam erst mehrere Stunden später, nachdem eine große Platzwunde versorgt worden war, wieder zu sich. Er blieb 6 Wochen in Revierbehandlung und wurde danach 3 Monate lang arbeitsunfähig geschrieben. Dann aber mußte er wieder voll arbeiten.

Im Sommer 1947 erkrankte er an einer Malaria. Eine zweite Malariaerkrankung 1948 verlief sehr schwer. Er soll schwer darniedergelegen haben und hat an eine Reihe von Tagen keine Rückerinnerung. Im Herbst des gleichen Jahres traten dann erstmals Schlafzustände auf. Wo er saß und stand, auch während der Arbeit, schlief er ein. Wenn sie in Trägerkolonnen Balken zu verladen hatten, geschah es immer wieder, daß er, wenn die Reihe anhielt, in schlaftrunkenem Zustand auf den Vordermann auflief oder daß er gegen den Holzstapel stieß, wovon er dann erwachte. Es kam immer wieder vor, daß er die Essenspausen verschlief. Er schlief auf offenem Lastkraftwagen bei 30° unter Null, auf dem Weg von und zur Arbeit und wurde deshalb von den Mitgefangenen verspottet. Es hieß, „der verschläft noch seine Entlassung“. Während der ganzen Zeit war Pf. dystrophisch und wurde schließlich auch im April 1949 wegen schwerer Dystrophie entlassen.

Nachdem er sich körperlich erholt hatte und im Herbst 1949 als Polier zu arbeiten begann, bekam er bald Unannehmlichkeiten, weil er immer wieder von seinem Vorarbeiter bei der Arbeit schlafend angetroffen wurde. Er beobachtete an sich, daß er um so eher einschlief, je eintöniger die Arbeit war. Jede freie Stunde benutzte er dazu, sich auszuruhen, um bei der Arbeit wachzubleiben. Es half jedoch nichts. Obwohl er einmal versuchsweise das Wochenende über zu Bett blieb, schlief er trotzdem am Montag, wie sonst auch, mehrfach ein. Wenn man ihn nicht weckte, schlief er bis zu einer halben Stunde lang. Pf. ist zweimal als Beifahrer vom Motorrad gestürzt, offenbar weil er eingeschlafen war. Für besondere Anlässe erhielt er Pervitin verordnet. Dies hielt ihn für etwa 2 Std. verläßlich wach. Anfang 1950 entließ man ihn mit der Bemerkung: „Leute, die bei der Arbeit schlafen, kann man nicht gebrauchen.“ Inzwischen verlor er noch drei weitere Arbeitsstellen wegen seiner „Schlafsucht“. Seit dem Auftreten der Schlafanfälle hatte sich auch der Nachtschlaf verändert, war oberflächlich und unruhig geworden. Auch stellten sich schwere Träume ein, in denen er verfolgt, erschossen, gemartert wurde und aus denen er „wie zerrädert“ erwachte. Die Angehörigen berichten, daß Pf. im Schlaf oft laut phantasiere und schreie. Mehrmals traf man ihn schlafwandelnd an. Auch über kataplektische Anfälle wird berichtet. „Wenn ich lache, kann ich mir plötzlich gar nicht helfen, es kommt eine Schwäche über mich und ich sacke zusammen.“ Er sei allerdings manchmal in der Lage, sich mit den Händen zu halten und das Hinstürzen zu verhindern. Wenn er erschrecke, sei er für den Augenblick nicht in der Lage zu sprechen und werde „weich in den Knien“. Er vermeide deshalb tunlichst jede Aufregung und Gemütserschütterung, da ihm seine Schwäche schon manchen Spott eingetragen habe. Auch auf sexuellem Gebiet habe sich eine Schwäche eingestellt, der Trieb und die Potenz seien fast ganz erloschen.

Im Mai 1953 ergab sich folgender Befund: Größe 154 cm, Gewicht 108 Pfund.

Blutdruckwerte schwanken zwischen 110/65 und 140/90 mm Hg. Puls konstant bradykard. Lymphocytose von 41%, Eosinophilie von 8%.

Normaler neurologischer Befund, normale Liquorwerte, normale Sella und Basisformation.

Encephalogramm: Diffuse Erweiterung aller Ventrikel, besonders des 3. Ventrikels. Auch die subarachnoidale Luftzeichnung über der gesamten Konvexität ist abnorm grobstreifig.

EEG dysrhythmisch mit paroxysmalen Gruppen träger Wellen von mittlerer Amplitude (allgemeine Hirnschädigung bzw. Schädigung subcorticaler Hirnanteile). Pf. schlief während einer $1^1/_2$ Std. fortgeführten Ableitung 3mal leicht ein, wobei der Alpharhythmus weitgehend verschwand (Abb. 10) und auf Weckreiz hin wieder zum Vorschein kam.

Die Kreislaufprüfung ergab eine kombiniert hypoton-tachykarde Regulationsstörung. Amplitudenverkleinerung von 40 auf 20 und Pulsanstieg von 46 auf 80/min.

Bei doppelter Dextropurgabe erhöhter zweiter Anstieg. Bei Adrenalingabe normaler Blutzucker und Leukocytenanstieg und -abfall. Auf Insulin fast keine Reaktion (100/90, 96, 108, 90, 104, 89 mg-%).

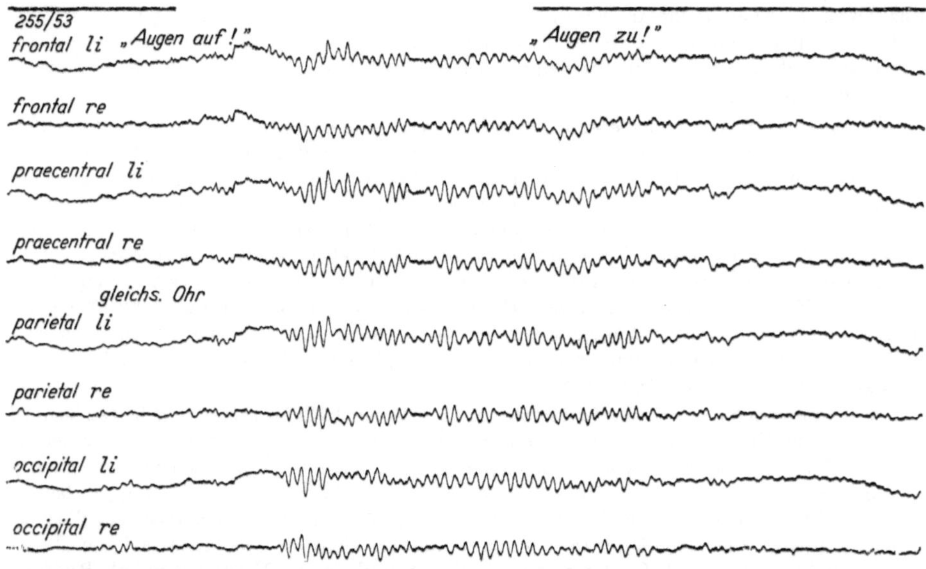

Abb. 10. EEG des Falles 45 (Narkolepsie). Der verschwundene α-Rhythmus setzt nach „Augen auf" wieder ein, geht aber bald nach Augenschluß wieder zurück, als Ausdruck für ein Stadium starker Ermüdung (Schläfrigkeit)

Noch ein Wort zur *Therapie*. Bevor die Weckamine zur Verfügung standen, gab man mit z. T. zufriedenstellendem Erfolg Ephedrin bis zu 3mal 0,05 g täglich. Heute sind die Benzedrinpräparate Pervitin und Isophen als Mittel der Wahl zu betrachten. Mit weniger als 2 Tabletten täglich scheint man kaum auszukommen. Um höhere Dosen zu vermeiden, haben wir gelegentlich zusätzlich Ephedrin verordnet. Eine schon seit langer Zeit bekannte Erfahrung ist es, daß der Eingriff der Encephalographie zumindest für eine gewisse Zeit die Häufigkeit und Schwere der narkoleptischen Anfälle vermindert. Dies ist wohl als Folge einer Reizwirkung auf die diencephalen Zentren, bzw. als „Stress-Effekt" aufzufassen. Postencephalitische Narkolepsien sollen gelegentlich auch auf Atropin-Präparate günstig ansprechen und so wird man in solchen Fällen auch das altbewährte Mittel Homburg 680 und die neueren Präparate Akineton, Bellacristin, Artane usw. versuchen.

Abschließend sei darauf hingewiesen, daß zwischen den narkoleptischen Anfällen und den postencephalitischen *Blickkrämpfen* oder *Schauanfällen* gewisse

Beziehungen zu bestehen scheinen. BONHOEFFER hat sie deshalb zu den „pathologischen Isolierungserscheinungen aus dem Schlafkomplex" gerechnet. Auch diese Blickkrämpfe gehen mit eigentümlichen Bewußtseinsveränderungen einher, die an hypobulische und hyponoische Zustände erinnern, und die deshalb auch vielfach, z. B. von LEONHARD, als „partielle Schlafzustände" oder als „Schlaf der Willenssphäre" gedeutet wurden. Auch STERN spricht von einer „Spaltung der Persönlichkeit im Blickkrampf", womit er die dabei zu Tage tretenden Dissoziationsphänomene meint und deren Ähnlichkeit mit den Wachanfällen der Narkoleptiker hervorhebt. Auch SCHILDER und GUTTMANN sahen im Blickkrampf und den ihn begleitenden psychischen Veränderungen und Sinnestäuschungen ein „Äquivalent des Schlafs". Übrigens wurde gelegentlich auch eine Auslösung der Blickkrämpfe oder Schauanfälle durch affektive Reize beobachtet (STERN, HERMANN). Wahrscheinlich handelt es sich um Reizzustände bzw. Reizeffekte der Region der primären Blickzentren unterhalb des Bodens des 3. Ventrikels, also der Hirnstammpartien, die den schlafsteuernden Zentren unmittelbar benachbart sind.

Schließlich müssen auch die Beobachtungen von *„periodischen* und *episodischen Schlafzuständen* bzw. *Umdämmerungen"* erwähnt werden, die KLEIST, KLEINE, GOLDFLAMM, SCHRÖDER, STÖCKER, KRÜGER, STIEFLER, CAMPBELL, STADLER, GROSCH u. a. mitgeteilt haben. Hierbei handelte es sich um tage-, ja wochenlange Schlafzustände, die sich in mehrwöchigen Rhythmen, oftmals im Zusammenhang mit dem Menstruationszyklus, wiederholten. Zumeist fiel der Beginn dieser phasenhaften Krankheitserscheinungen in die Zeit der Pubertät, und dieselben schwanden mit Abschluß der Reifung. In den meisten Fällen bestanden grobe endokrine und vegetative Auffälligkeiten, wie bei den Kranken von GROSCH, STADLER, MOLLWEIDE, DANA, JOLLY, LEONHARD, SPECKMANN, HENNEBERG und REDLICH. Die endokrinen Funktionsanomalien weisen nach GROSCH auf Regulationsstörungen des Hypophysen-Keimdrüsen-Systems hin bzw. auf eine Anlageschwäche des hypophysär-diencephalen Systems, das unter den erhöhten Belastungen der Reifungszeit „akut dekompensiere". Auch diese Krankheitserscheinungen hat man als Folgezustände eines Versagens oder Entgleisens der normalen rhythmischen Regulation des Zwischenhirns aufgefaßt und den Zustand der „Umdämmerung" als Zwischenstufe von Wachen und Schlafen, als Ergebnis „mangelnder Schlaf-Wach-Entmischung" (GROSCH) erklärt. Unsere Kenntnis dieser Krankheitszustände ist noch gering. Möglicherweise hat es sich bei einem Teil der Fälle um rezidivierende Dämmerzustände aus dem epileptischen Formenkreis und auch um langdauernde hypoglykämische Zustände gehandelt, ähnlich wie bei unserem Fall 40, bei dem „Schlafzustände" von einer Dauer bis zu 3 Tagen auftraten. Wären hier die zahlreichen Blutzuckerbestimmungen, Belastungsproben und der Versuch einer Zuckertherapie unterblieben, dann wäre dieser Fall wohl als episodischer Schlafzustand deklariert worden. Auch bei dem von MOLLWEIDE beschriebenen Kranken scheinen mir spontanhypoglykämische Zustände nicht hinreichend ausgeschlossen. Die angegebenen Blutzuckerwerte liegen abnorm niedrig, einmal bei 56 mg-%. Man wird wohl gut daran tun, weitere Beobachtungsfälle abzuwarten, ehe man diesen Krankheitszuständen in pathophysiologischer Hinsicht und bezüglich ihrer Ätiologie eine bestimmte Stellung zuweist.

Einteilung der cerebralen vegetativen Anfälle

Zum Schluß sei noch einmal zusammengefaßt, was wir unter einem vegetativen cerebralen Anfall verstanden wissen wollen und welche Arten von cerebralen Anfällen wir zu unterscheiden haben.

Der Begriff des „vegetativen Anfalls“ wurde von PETTE unter phänomenologischem Aspekt gebildet. Es hatte sich gezeigt, daß die Symptomatologie einer gewissen Gruppe von Anfällen und die psycho-physische Konstitution der Anfallträger es nicht erlaubten, diese Anfallform als epileptisch, hysterisch oder als einfache Ohnmacht zu bezeichnen. Die oft sehr ausgeprägten vegetativen Erscheinungen im Anfall ließen es berechtigt erscheinen, diese Anfallform „vegetativ“ zu nennen und sie „als Resultat eines komplexen, krisenhaft auftretenden, vegetativen Geschehens“ aufzufassen. Vasomotorische Mechanismen schienen das primum movens zu sein und schienen durch Übergreifen auf andere benachbarte vegetative Zentren weitere vegetative Dysfunktionen auszulösen. Über diese allgemeine Deutung PETTEs ist man seit 1938 eigentlich nicht hinausgekommen. Die Einheitlichkeit dieses Krankheitsbegriffes schien von Anfang an ungewiß. So wurde der vegetative Anfall im klinischen Gebrauch zum Sammelbegriff für ungewöhnliche, anderweitig nicht einzuordnende Anfälle, oder es wurde, wie von SELBACH u. a. das Bestehen einer solchen Anfallform überhaupt in Abrede gestellt, indem man einen Teil den epileptischen Anfällen, den Dämmerattacken und subcorticalen epileptischen Anfällen, einen anderen Teil den synkopalen Anfällen W. SCHULTEs zurechnete.

Hier ist meiner Ansicht nach eine neue Orientierung möglich und notwendig. Sie hat davon auszugehen, daß das vegetative neuro-endokrine System eine ganze Reihe lebenswichtiger Funktionen zu erfüllen hat und zwar vor allem die Steuerung des Herzens und des Kreislaufs, die Regulation des Wasser- und Mineralhaushalts, des Zuckerhaushalts und der Schlaf-Wach-Rhythmik. Ereignen sich infolge vegetativer Dysregulationen in den genannten Funktionsbereichen anfallartige cerebrale Funktionsänderungen, dann erscheint es mir richtig, den Begriff des vegetativen Anfalls zu gebrauchen, der damit zum Sammel- bzw. Oberbegriff für alle cerebralen Anfälle auf dem Boden vegetativer Fehlsteuerungen wird. Nach der jeweils zugrunde liegenden vegetativen Funktionsstörung wird man vegetative Anfälle bei Störungen der Herz- und Kreislaufregulation, bei Dysregulation im Wasser- und Mineralhaushalt, im Zuckerhaushalt und bei Störungen der Schlaf-Wach-Regulation unterscheiden, die ihrerseits, entsprechend der polaren Struktur des vegetativen Systems, entweder ergotrop- sympathicotone oder trophotrop-parasympathicotone Entgleisungsreaktionen darstellen.

Damit ergibt sich folgendes vorläufiges *Einteilungsschema*:

A. Gruppe der vegetativen cerebralen Anfälle bei Störungen der Herz- und Kreislaufregulation

1. Die vago-vasalen Anfälle
   - a) Vago-vasale Schmerz- und Schreckreaktion,
   - b) Vago-vasale Erschöpfungs- und Ermüdungsreaktion,
   - c) Orthostatische vago-vasale Reaktion,
   - d) Vago-vasale Reaktion bei Hyperaktivität des Carotis-Sinus (depressorisches Carotis-Sinus-Syndrom),
   - e) Alimentäre vago-vasale Reaktion,
   - f) Vestibuläre vago-vasale Reaktion

2. Die vago-kardialen Anfälle (Adams-Stokes- bzw. Morgagni-Adams-Stokes-Syndrom)
   a) Kardiogene Anfallform (Reizleitungs- und muskulärer Typ),
   b) neurogene Anfallform,
   c) reflektorische Anfallform oder das Carotis-Sinus-Syndrom kardialen Typs,
3. Die sympathico-kardialen Anfälle
4. Die sympathico-vasalen Anfälle
5. Die Anfälle bei cerebralen Gefäßkrisen oder die cerebro-vasalen Anfälle

B. Gruppe der vegetativen cerebralen Anfälle bei Störungen im Wasser- und Mineralhaushalt
1. Polyurische Krisen
2. Oligurische Krisen

C. Gruppe der vegetativen cerebralen Anfälle bei Störungen im Kohlenhydrathaushalt oder Anfälle bei hypoglykämischen Krisen

D. Gruppe der vegetativen cerebralen Anfälle bei Störungen der Schlaf-Wach-Regulation
1. Die narkoleptischen Anfälle (narkoleptisches Syndrom)
   a) narkoleptische Anfallform,
   b) kataplektische Anfallform,
   c) Wachanfälle
2. Episodische bzw. periodische Schlafzustände
3. Schauanfälle (?)

Wie aus der Aufstellung zu ersehen ist, wurde der Begriff des „synkopalen Anfalls", obwohl er heute allgemein gebräuchlich geworden ist, von mir nicht übernommen. Versteht man darunter nämlich nicht allein, wie es vielfach geschieht, jene von W. Schulte beschriebenen Anfälle, die der Gruppe der vago-vasalen Anfallform zuzurechnen sind, sondern alle in Form einer Ohnmacht oder Synkope in Erscheinung tretenden Anfälle, dann werden damit patho-physiologisch heterogene Vorgänge zusammengefaßt (s. dazu auch S. 12). Die Hypoxydose des Gehirns, die dem synkopalen Anfall zugrunde liegt, kann, wie ich oben ja ausführlich dargestellt habe, eben sowohl durch eine Blutverteilungsstörung allgemeiner oder umschriebener Art als auch durch eine Blutförderungsstörung, z. B. bei unzureichender Herzleistung oder Aussetzen der Herzfunktion hervorgerufen sein. Vgl. hierzu die Ausführungen von Lewis und Jarisch über den „Synkopen-Mechanismus". Man muß sich deshalb dessen bewußt bleiben, daß mit der Zuordnung eines Anfalls zur Gruppe der „synkopalen Anfälle" noch keine hinreichende diagnostische Klärung erreicht ist, um über die Prognose Verbindliches aussagen und zielgerechte Therapie treiben zu können.

Ich habe das Einteilungsschema „vorläufig" genannt, weil mit zunehmender Erfahrung und Kenntnis solcher Anfallformen dieses sicher in dem einen oder anderen Punkt zu revidieren und wohl auch zu ergänzen sein wird. So ist z. B. die Frage offen, ob die tetanische Stoffwechselstörung, die durch Änderung des Kalium-Calcium-Quotienten eine Verschiebung des gesamten Elektrolytgleichgewichtes zur Folge hat, nicht cerebrale Anfälle eigener Art hervorrufen kann. Die Funktionsglieder, die die Steuerung des Kalium-Calcium-Haushaltes regeln, setzen sich zusammen aus dem Hypophysen-Zwischenhirnsystem, den Epithelkörperchen, den anderen endokrinen Drüsen und dem Blut, welche sich nach Art eines Funktionskreises wechselseitig beeinflussen. Aus dem Schema der vegetativen Regulation nach F. Hoff (Abb. 1) läßt sich die Bedeutung des Elektrolythaushaltes für die vegetative Regulationslage ablesen. Es zeigt die Wechselbeziehung zwischen Überwiegen von Calcium, Acidose und Sympathicotonie und Überwiegen von Kalium, Alkalose und Vagotonie. Die Verbindung von vegetativer Dystonie und manifester oder auch latenter Tetanie ist offenkundig. Die Verschiebung des vegetativen Tonus in vagotoner Richtung macht es erklärlich, daß Tetanische zu vago-vasalen Reaktionen bzw. Anfällen neigen. KLOTZ hat sogar von einer „synkopalen Form der Tetanie der Erwachsenen" gesprochen. Hier schafft die tetanische Stoffwechsellage aber nur eine Disposition zu vagovasalen Synkopenmechanismen, die Synkope ist hier nicht direkte Folge eines

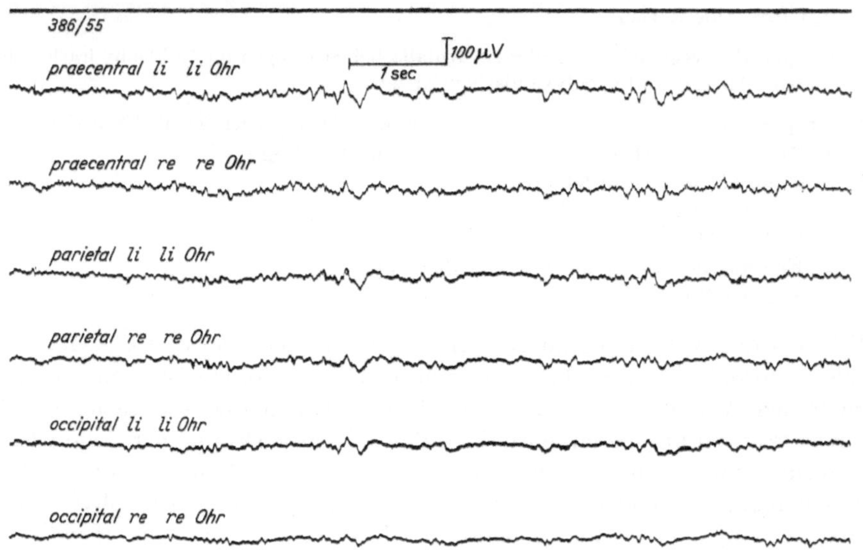

Abb. 11. Christa B. Tetanie mit Synkopen und Anfällen von kurzem Bewußtseinsverlust. Im Intervall flaches EEG mit einigen Zwischenwellen (5—6/sec)

patho-physiologischen Vorganges spezieller Art. Gleichzeitig führen das relative Überwiegen des Kaliums und die Alkalose zu erhöhter neuro-muskulärer Erregbarkeit und gelegentlich bei entsprechender Krampfbereitschaft des Gehirns zu epileptischen Anfällen. PAMPUS, SIOLI u. a. haben in solchen Fällen von einer „Übererregbarkeits-Epilepsie" oder „epileptoiden Tetanie" gesprochen. Aber auch dazu dürfte die tetanische Stoffwechsellage nur dann in der Lage sein, wenn schon konstitutionell eine gewisse Krampfbereitschaft besteht. Wie FÜNFGELD in einer Fußnote bemerkt, sah er auch „Dämmerzustände" bei der Tetanie (s. dazu auch MOLLWEIDE). Hier sei noch auf eine Beobachtung F. HOFFs (Fall 79) aufmerksam gemacht; ein 26jähriger Mann verfiel nach einer Poliomyelitis episodisch in schlafähnliche Bewußtseinsstörungen, in denen sich dann paroxysmal Tachykardien bis zu 160/min einstellten und in Zusammenhang mit einer Hyperpnoe typische tetanische Anfälle auftraten, die regelmäßig von einer etwa 10 min dauernden, tiefen Bewußtlosigkeit gefolgt waren. Der Calciumwert im Serum war dabei immer normal, trotzdem glaubt F. HOFF, hier einen „Hirnstammanfall und zentral bedingten tetanischen Anfall" annehmen zu können. Auch PETTE, der in einer Veröffentlichung der Ansicht widerspricht, daß jede Tetanie auf einer

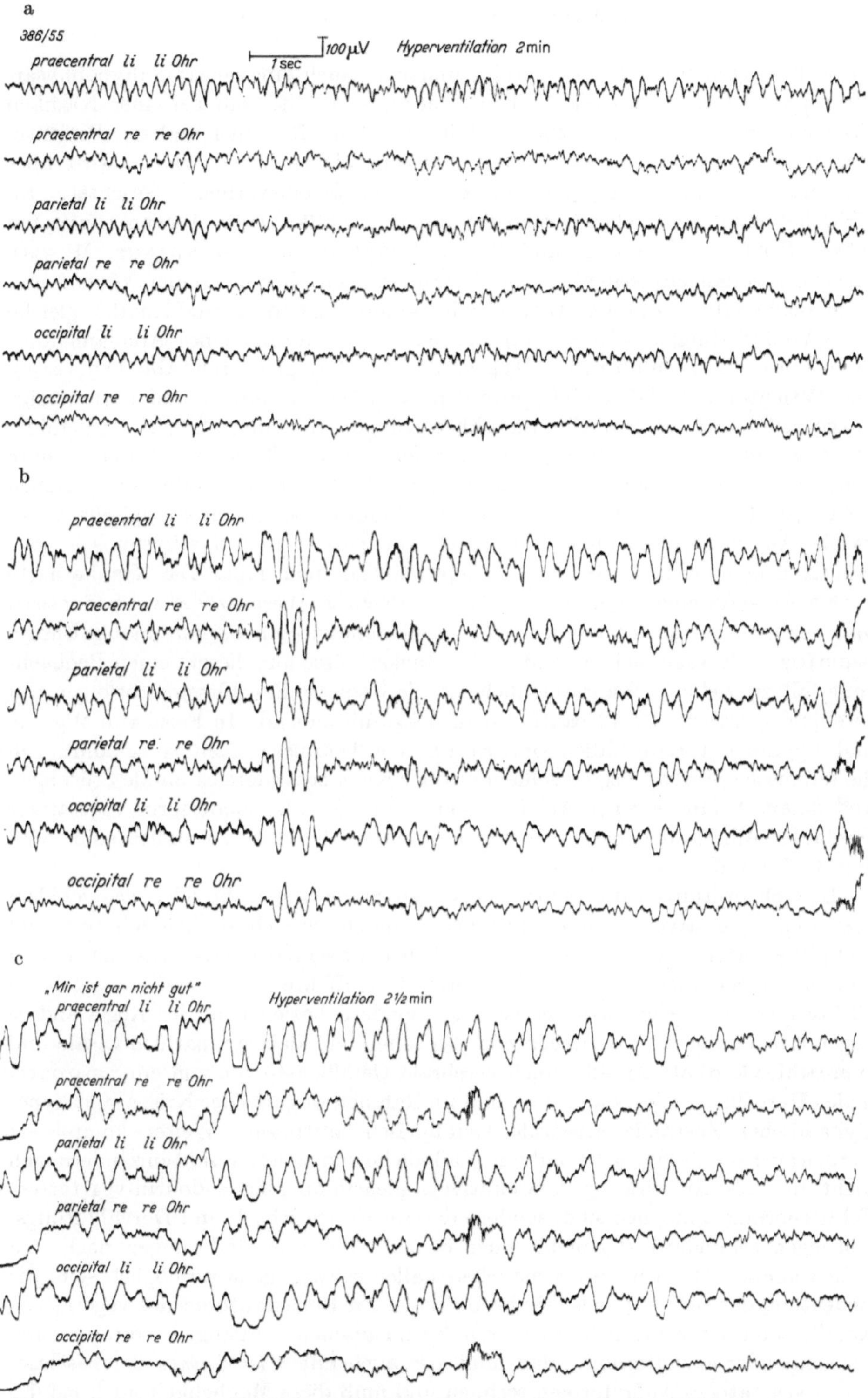

Abb. 12. a, b und c schließen zeitlich unmittelbar aneinander an. In der 2. Minute der HV-Zwischenwellen von 7,5/sec. Rasche Frequenzabnahme, nach 20 sec große δ-Wellen (3/sec) über allen Hirnregionen. Die trägen Wellen verschwinden wieder nach 15 sec

Epithelkörpercheninsuffizienz beruht, und u. a. auch eine zentrale (hypophysär-diencephale) Genese des tetanischen Syndroms vertritt, sah bei einer Kranken „Benommenheit" im tetanischen Anfall auftreten. Bei einer anderen Patientin (Fall 5) mit tetanischen Anfällen von 10 min bis zu 2 Std. Dauer wird über „Bewußtseinstrübung, gelegentlich auch Bewußtseinsverlust" berichtet. Im EEG hat man mehrfach während tetanischer Anfälle „träge Wellen" auftreten sehen (Gotha und Odoriz und Pinto, Fernbach und Szandange, Müsch). Janzen hat danach gesucht, solche Veränderungen aber nie finden können und stellt sie deshalb in Zweifel. Erst kürzlich konnten Stühler und ich aber gleiche EEG-Veränderungen bei einer unserer Kranken während eines Atemanhaltens unmittelbar im Anschluß an eine Hyperventilation (!) registrieren (Abb. 11 u. 12a-c). Die Patientin war dabei blaß geworden, vornüber gesunken und hatte einige Carpo-pedal-spasmen-ähnliche Streckbewegungen mit den Armen ausgeführt. Diese Kranke wies deutliche Zeichen einer latenten Tetanie auf und konnte willentlich durch Hyperventilation Carpo-pedal-Spasmen produzieren. Neben sicher psychogen-demonstrativen Anfällen konnten wir auch 2 typische vagovasale Anfälle beobachten. Das EEG war paroxysmal dysrhythmisch, was immerhin den Verdacht auf eine Epilepsie aufkommen läßt. Die Kranke hatte auch gewisse für eine epileptische Anlage verdächtige Wesenszüge, war pedantisch und reizbar, allerdings auch infantil, unselbständig, empfindsam und geltungsbedürftig. Ich wage nicht irgendwelche Rückschlüsse aus diesem einen Beobachtungsfall zu ziehen. Wahrscheinlich ist, daß solche Bewußtseinsstörungen auf cerebrale spastische Gefäßreaktionen zurückzuführen sind. In Form von Migräne und Angina pectoris-Anfällen sind sie uns bei Tetaniekranken ja bekannt. Ob die tetanische Stoffwechselverschiebung oder Krise besondere cerebrale Störungen und damit Anfälle eigener Art bewirken kann, die als Sonderform vegetativer cerebraler Anfälle den beschriebenen Formen an die Seite zu stellen sind, wird erst die Zukunft erweisen müssen.

Da sich Störungen der neuro-endokrinen Steuerung mehr oder weniger dem gesamten vegetativen System mitteilen, handelt es sich praktisch immer um komplexe vegetative Wirkungen. So bleiben krisenhafte Dysregulationen und Umschaltungen nicht auf Kreislauf- und Herzeffekte, auf Verschiebungen im Elektrolytgleichgewicht usw. beschränkt, sondern beziehen in der Regel andere vegetative Funktionsänderungen ein. So sahen wir, daß sympathico-vasale und sympathico-kardiale Anfälle, auch cerebrale Gefäßkrisen oft von einer paroxysmalen Harnflut gefolgt waren und daß im Rahmen oligurischer Krisen und hypoglykämischer Zustände cerebrale Gefäßkrisen auftraten. Weiter kompliziert werden auch die Verhältnisse dadurch, daß solche und andere Funktionsänderungen nicht nur als Auswirkung konsekutiver, gleichlaufender endokrin-vegetativer Fehlsteuerungen möglich sind, sondern daß die Stoffwechsel- und Durchblutungsstörungen sekundäre allgemeine oder örtliche Funktionsänderungen nach sich ziehen können. So wird es in manchen Fällen schwierig, ja unmöglich sein, die Bedeutung der sich wechselseitig beeinflussenden Einzelfaktoren des vegetativen Anfalles und der verschiedenen patho-physiologischen Vorgänge zu erfassen und gegeneinander abzugrenzen. Man muß also auch mit *Mischformen* der beschriebenen vegetativen Anfallformen rechnen und muß diese Möglichkeit auch bei der Therapie berücksichtigen.

Literatur

Einleitung

HOFF, F.: Medizinische Klinik. Stuttgart: Georg Thieme 1948.

JANZEN, R.: Das Anfallgeschehen in der Neurologie. Dtsch. Z. Nervenheilk. **155**, 42 (1943).

— Das Grenzland der Epilepsie. Fortschr. Neur. **19**, 333 (1951).

JUNG, R.: Neurologisch-psychiatrisches Diagnosenschema. Nervenarzt **19**, 552 (1948).

LEMKE, R.: Über vegetative Anfälle bei Sella-Anomalie. Psychiatr. Neur. u. med. Psychol. **5**, 34 (1953).

PETTE, H.: Über den vegetativen Anfall. Z. Neur. **165**, 320 (1938). Der sog. vegetative Anfall (Hirnstammkrisen); Z. Nervenheilk. **154**, 272 (1942/43).

SATTES, H.: Verticaler Nystagmus und vegetative Anfälle als Detonationsschädigung. Nervenarzt **24**, 128 (1953).

SCHOTTKY, J.: Über endokrin-vegetative Anfälle und ihre Beziehung zur erblichen Fallsucht. Z. Neur. **169**, 543 (1940).

STAEHELIN, J. E.: Über vegetative Anfälle. Schweiz. med. Wschr. **1948 II**, 1257.

A. Anfälle bei Störungen der Herz- und Gefäßregulation

Übersichten und zusammenfassende Darstellungen

BIRKMAYER, W., u. W. WINKLER: Klinik und Therapie der vegetativen Funktionsstörungen. Wien: Springer 1951.

BODECHTEL, G.: Zur Klinik der zerebralen Kreislaufstörungen. Verh. dtsch. Ges. Kreislaufforsch. Bad Nauheim 1953, 109.

BROBEIL, A.: Hirndurchblutungsstörungen. Stuttgart: G. Thieme 1950.

FÜNFGELD, E.: Gefäßkrankheiten und Nervensystem. Fortschr. Neur. **14**, 259 (1942).

GAGEL, O.: Erkrankungen des vegetativen Systems. Handbuch der inneren Medizin, Bd. V/II, S. 777.

— Vegetatives System, Bd. V/I, S. 453. Berlin-Göttingen-Heidelberg: Springer 1953.

GOWERS, W. R.: Das Grenzgebiet der Epilepsie. Übersetzt L. SCHWEIGER. Leipzig-Wien: Fr. Deuticke 1908.

HERING, H. E.: Der Blutdruckzüglertonus in seiner Bedeutung für den Parasympathicotonus. Leipzig: G. Thieme 1932.

— Carotis-Sinus-Reflexe auf Herz und Gefäße. Dresden: Th. Steinkopf 1927.

HESS, W. R.: Die Regulierung des Blutkreislaufs. Leipzig: G. Thieme 1930.

— Das Zwischenhirn und die Regulation von Kreislauf und Atmung. Leipzig: G. Thieme 1938.

— Die funktionelle Organisation des vegetativen Nervensystems. Basel: Benno Schwabe 1948.

HEYMANS, C.: Beziehungen zwischen Blutdruck, Herzfrequenz, Blutgefäßtonus und Lungenventilation. Klin. Wschr. **1930 I**, 673.

HOCHREIN, M.: Herzkrankheiten. Dresden: Th. Steinkopf 1943.

HOFF, F.: Steuerungseinrichtungen des Organismus. Leipzig: G. Thieme 1943.

JORES, A.: Das Phäochromocytom. Handbuch der inneren Medizin, Bd. VII/1, S. 276. Berlin-Göttingen-Heidelberg: Springer 1953.

JUNG, R.: Hirnelektrische Befunde bei Kreislaufstörungen und Hypoxieschäden des Gehirns. Verh. dtsch. Ges. Kreislaufforsch. **19**, 170 (1953), Literatur. Verh. dtsch. Ges. inn. Med. **56**, 80 (1951).

— Das Elektroencephalogramm. Handbuch der inneren Medizin Bd. V/1, S. 1296. Berlin-Göttingen-Heidelberg: Springer 1953.

KOCH, EB.: Irradiation der pressorezeptorischen Kreislaufreflexe auf das animale Nervensystem. Z. Kreislaufforsch. **24**, 251 (1932); Verh. 14. internat. Kongr. Physiol. **1932**, 137; ref. Zbl. Neur. **68**, 494 (1933).

MÜSCH, H. J.: Über EEG-Veränderungen bei vegetativen Krisen, ihre klinische und pathophysiologische Bedeutung. Arch. f. Psychiatr. **181**, 256 (1948).

OPITZ, E., u. M. SCHNEIDER: Über den Sauerstoffverbrauch des Gehirns und den Mechanismus von Mangelerscheinungen. Erg. Physiol. **46**, 126 (1950).

PAL, J.: Gefäßkrisen. Leipzig: S. Hirzel 1905.

— Die Tonuskrankheiten des Herzens und der Gefäße. Wien: Springer 1934.

PARR, F.: Zur Pathophysiologie und Klinik der orthostatischen Kreislaufstörungen. Habilitationsschrift, Würzburg 1955. Literatur.

PEIN, H. v.: Die Störungen der Herzschlagfolge. Neue dtsch. Klin. **18**, 248 (1942).

POLZER, K., u. W. SCHOBER: Die vegetativen Anfälle des Herzens. Wien: Wilh. Maudrich 1948.

RICHTER, H.: Die Migräne. Handbuch der Neurologie, BUMKE-FOERSTER, Bd. XVII, S. 166. Berlin: J. Springer 1935.

SCHELLER, H.: Klinik und Differentialdiagnostik der bei Durchblutungsstörungen auftretenden Anfallsformen. Regensburger Jb. ärztl. Fortbild. **1955**.

SCHELLONG, F.: Regulationsprüfung des Kreislaufs. 2. Aufl. bearb. von B. LÜDERITZ. Darmstadt: D. Steinkopf 1954.

SCHERF, D., u. L. J. BOYD: Klinik und Therapie der Herzkrankheiten und der Gefäßkrankheiten. Wien: Springer 1951.

SCHNEIDER, D.: Über die Regulierung der Durchblutung des Gehirns. Arch. klin. Chir. **180**, 16, 461 (1934).

— Die Vasomotorik der Gehirndurchblutung. Zbl. Neurochir. **3**, 127, 248 (1938).

SCHNEIDER, M., u. D. SCHNEIDER: Untersuchungen über die Regulierung der Gehirndurchblutung. Mitt. I—III, Naunyn-Schmiedebergs Arch. **175**, 606, 640 (1934); **176**, 393 (1934).

SCHOLZ, W.: Dynamik und pathologisch-anatomische Auswirkungen funktioneller Durchblutungsstörungen des Hirngewebes. J. Neur. **167**, 424 (1939).

— Histologische und topische Veränderungen und Vulnerabilitätsverhältnisse im menschlichen Gehirn bei Sauerstoffmangel, Ödem und plasmatischer Infiltration. Arch. f. Psychiatr. **181**, 621 (1949).

SCHÖNEBERG, G., u. G. MAURER: Kollaps, Dresden-Leipzig: Th. Steinkopf 1942.

SCHULTE, W.: Die Synkopalen Anfälle. Stuttgart: G. Thieme 1949.

SELBACH, H.: Die cerebralen Anfallsleiden. Handbuch der inneren Medizin, Bd. V/3, S. 1113. Berlin-Göttingen-Heidelberg: J. Springer 1953.

STAUDER, K. H.: Ergebnisse der Epilepsieforschung. Fortschr. Neur. **13**, 189 (1941).

WHITE, P. D.: Heart Disease, 2. Aufl. New York: Macmillan Company 1942.

WINTERBERG, H.: Arrhythmie. Neue dtsch. Klin. **1**, 562 (1942).

ZIPF, F.: Natur, klinische Bedeutung und pharmakologische Beeinflussung des Bezold-Jarisch-Reflexes. Klin. Wschr. **1950 I**, 593.

1. Einzelarbeiten über vago-vasale Anfälle

ANTONI, N.: Vaso-vagale Synkope und orthostatische Epilepsie. Acta psychiatr. (Københ.) **12**, 545 (1937); ref. Zbl. Neur. **89**, 189 (1938).

BAYER, O., H. REINDELL u. G. SEYBOLD: Experimentelle Untersuchungen zur Deutung des „gastrokardialen Symptomenkomplexes". Arch. Kreislaufforsch. **15**, 84 (1949).

BOLTEN, G. C.: Die vaso-vagalen Anfälle. Mschr. Psychiatr. **49**, 52 (1921).

BROSER, F.: Zur Frage synkopaler Anfälle bei cervikalem Wurzelsyndrom und cervicaler Migräne. Nervenarzt **28**, 176 (1957).

COTTON, T. F., and T. LEWIS: Observations upon Fainting Attacks due to Inhibitory cardiac Impulses. Heart **7**, 23 (1918).

DIETRICH, S.: Die Blutdruckregulation bei Einwirkung der Schwerkraft in wechselnder Richtung und ihre Störungen. Verh. dtsch. Ges. Kreislaufforsch. **3**, 283 (1941).

— u. G. SCHIMMERT: Der Kollaps beim Herzinfarkt als Grenzfall der vom Herzen ausgehenden reflektorischen Kreislaufsteuerung. Z. Kreislaufforsch. **32**, 432 (1940); Verh. dtsch. Ges. Kreislaufforsch. **13**, 131 (1940).

DIETRICH, S. u. H. SCHWIEGK: Angina pectoris und Anoxie des Herzmuskels. Z. klin. Med. **125**, 195 (1933).

ELLIS, L. B., and F. W. HAYNES: Postural Hypotension with particular Reference to its Occurrence in Disease of the central Nervous System. Arch. Int. Med. **58**, 773 (1936).

GILCHRIST, A. R.: Lecture on Faints and Fits. Brit. Med. J. **1937**, 203.

GOLDHAHN, R.: Schock und Kollaps. Med. Welt **1940 I**, 573 u. 597.

HOCHREIN, M., u. J. SCHLEICHER: Chronische Ermüdung als Krankheitsursache. Münch. med. Wschr. **1942 I**, 47.

HOFF, F.: Über Aerophagie. Münch. med. Wschr. **1953 I**, 15.

JARISCH, A.: Kreislaufsteuerung durch das Herz. Klin. Wschr. **1941 II**, 1045.

— Vago-vasale Synkope. Z. Kreislaufforsch. **33**, 267 (1941).

— Die Bedeutung des Vagus für die Wirkung der Mistel und des Veratrins. Arch. exper. Path. u. Pharmakol. **197**, 266 (1941).

— u. C. HENZE: Über Blutdrucksenkung durch chemische Erregung depressorischer Nerven. Arch. exper. Path. u. Pharmakol. **187**, 706 (1937).

— u. H. RICHTER: Der Bezold-Effekt, eine vergessene Kreislaufregulation. Klin. Wschr. **1939 I**, 185.

— Die Kreislaufwirkung des Veratrins. Arch. exper. Path. u. Pharmakol. **193**, 347 (1939).

— Zur Frage der Wirkstoffe in der Mistel. Arch. exper. Path. u. Pharmakol. **195**, 89 (1940).

ICKERT, F.: Der Blutdruck bei Ermüdung und Infektion. Dtsch. med. Wschr. **1943 I**, 7.

KLEMPERER, G.: Vom niederen Blutdruck und essentieller Hypotonie. Neue dtsch. Klin. **12**, 2 (Erg.-Bd.) 560 (1934).

KOCH, J.: Störungen der Innenohrfunktion nach Schädeltrauma. Arch. Ohr- usw. Heilk. **137**, 2 (1933).

LEIDLER, R.: Das vegetative System und der Vestibularapparat. Mschr. Ohrenheilk. **68**, 513, 686 (1934).

— Vestibularapparat und vegetatives System. Mschr. Ohrenheilk. **69**, 1 (1935).

— Wie weit kann man aus der Vestibularisuntersuchung auf Art und Sitz einer Hirnerkrankung schließen. Prakt. ot. etc. **2**, 86, 152 (1939).

— u. P. LOEWY: Der Schwindel bei Neurosen. Mschr. Ohrenheilk. **57**, 21 (1923).

— Beteiligung der Cochlea und des Labyrinthes bei den Neurosen. Handbuch der Neurologie des Ohres. ALEXANDER-MARBURG, Bd. III, S. 350. Berlin-Wien: Urban & Schwarzenberg 1926.

LEWIS, TH.: The mechanism and graphic registration of the heart-beat (London). Brit. Med. J. **1932**, 873.

— Lecture on vaso-vagal Syncope and Carotid-Sinus Mechanism with comments on GOWERS and NOTHNAGEL's Syndrom. Heart **15**, 305 (1931).

LIEBAU, G.: Beobachtungen bei Schock- und Kollapszuständen. Münch. med. Wschr. **1942 I**, 577.

MEYER, J. DE: A propos d'un cas d'anémie cérébrale (Hypertrophie d'une carotide). Arch. Mal. Coeur **14**, 11 (1921).

MIES, H.: Die Reizung des Vestibularapparates als Belastungsprobe des Organismus. Z. inn. Med. **1/2**, 520 (1946/47).

— Weitere Untersuchungen über die Beziehung zwischen Labyrinth und Blutdruckregulation. Pflügers Arch. **243**, 708 (1940).

MORRISON, L. M., and W. A. SWAHN: Die Rolle des Magen-Darmkanals bei der Entstehung von kardialen Symptomen. J. Amer. Med. Assoc. **114**, 217 (1940); Ref. Kongreßzbl. inn. Med. **104**, 424 (1940).

PARADE, G. W.: Elektrokardiographische Untersuchungen im Kollaps. Klin. Wschr. **1943 I**, 295.

ROSELLI DEL TURCO: Zit. H. MIES.

SCHÄFER, H.: Über die Sensibilität von Herz- und Skelettmuskel und ihre klinische Bedeutung. Klin. Wschr. **1943 I**, 553.

SCHELLONG, F.: Funktionsprüfung des Kreislaufs als Untersuchungsmethode. Klin. Wschr. **1936 I**, 361.

— u. M. HEINEMEYER: Über die Kreislaufregulation in aufrechter Körperstellung und ihre Störungen. Z. exper. Med. **89**, 49 (1933).

SCHÖNEBERG, G., u. G. MAURER: Kollaps. Dresden-Leipzig: Th. Steinkopf 1942.
SCHRADE, W., u. R. HEINECKER: Über die alimentäre Kollapsneigung der Magenresezierten. Münch. med. Wschr. **1954 I**, 43, 79.
SCHUR, M.: Zur Frage der endokrin-nervösen Blutdruckregulierung im Stehen und nach Arbeit. Wien. Arch. inn. Med. **29**, 271 (1936).
SEIDEL, H. H.: Die neuropathische Ohnmacht. Dtsch. Z. Nervenheilk. **157**, 148 (1944) Literatur.
SMITH, H. L., and H. C. HINSHAW: Syncopal Attacks due to a congenital Anomaly of the Right Common carotid Artery. Amer. Heart J. **11**, 619 (1936).
STEAD, E. A. jr., and R. V. EBERT: Postural Hypotension: a Disease of the sympathetic Nervous System. Arch. Int. Med. **67**, 546 (1941).
STIER, E.: Über die Bedeutung der nach Kopfverletzungen nachweisbaren vestibulären Störungen. Zbl. Neur. **78**, 162 (1936).
— Schädeltrauma und Hirnstamm. Zbl. Neur. **83**, 708 (1937).
— Kopftrauma und Hirnstamm. Arch. f. Psychiatr. **106**, 351 (1937).
— Schwindel nach Kopftrauma. Nervenarzt **10**, 554 (1937).
TÖNNIS, W.: Pathogenese und Klinik der gedeckten Hirnverletzung. Ärztl. Forschg. **2**, 179 (1948).
— Die Behandlung der frischen gedeckten Hirnverletzung. Nervenarzt **19**, 201 (1948).
— u. F. LOEW: Untersuchungen über Kreislaufregulationsstörungen bei intrakraniellen raumbeschränkenden Prozessen. Ärzt. Forsch. **3**, 449 (1949).
— — u. H. BORMANN: Die Bedeutung der orthostatischen Kreislaufprüfung (SCHELLONG) für die Erkennung und Behandlung gedeckter Hirnverletzungen. Klin. Wschr. **1949 I**, 390.
WELTZ, G. A.: Die kleinen Ohnmachten des täglichen Lebens. Z. Kreislaufforsch. **36**, 289 (1944).
WOLLHEIM, E.: Zur Funktion der subpapillären Gefäßplexus in der Haut. Klin. Wschr. **1927 II**, 2134.
— Kompensation und Dekompensation des Kreislaufs. Klin. Wschr. **1928 II**, 1261.
— Die Blutreservoire des Menschen. Klin. Wschr. **1933 I**, 12.
— Gefäßinsuffizienz, Schock, Kollaps und Minus-Dekompensation. Cardiologia (Basel) **20**, 327 (1952).

2. *Einzelarbeiten über vago-kardiale Anfälle*

ABELES, M., u. D. E. SCHNEIDER: Elektrokardiographische Veränderungen während der Encephalographie. Amer. J. Med. Sci. **190**, 673 (1935); ref. Zbl. Neur. **80**, 70 (1936).
ASENJO, A.: Lokalisierte bioelektrische Ableitungen von der Hirnrinde bei experimentellen Störungen des Blutkreislaufs des Gehirns. Zbl. Neurochir. **3**, 198 (1938).
— Über die Wirkung des extrakraniellen Verschlusses der Hirngefäße auf die bioelektrische Tätigkeit der Hirnrinde. Zbl. Neurochir. **4**, 41 (1939).
BEIGEL, A., R. HAARSTRICK u. F. PALME: Zit. R. JUNG, Luftfahrtmedizin **7**, 305, 319 (1942).
BERGER, H.: Über das Elektroencephalogramm des Menschen. Arch. f. Psychiatr. **101**, 452 (1933); **102**, 538 (1934).
BINHOLD, A.: Symptom. Epilepsie als Folge eines Herzsteckschusses. Med. Z. **1944 I**, 56.
BIRKMAYER, W.: Ein Fall von Tumor der Carotisdrüse mit epileptischen Anfällen. Wien. Arch. inn. Med. **33**, 13 (1940).
BOGAERT, A. VAN: Zit. L. PÜTZ, C. r. Soc. Biol. (Paris) **1935 I**, 119.
— Hypothalamo-hypophysäre Regulation des Zirkulationsapparates. Arch. Mal. Coeur **29**, 15, 109 (1936); ref. Zbl. Neur. **81**, 157 (1936).
BOUCKAERT, J. J., u. C. HEYMANS: Zit. H. FRANKE, C. r. Soc. Biol. (Paris) **99**, 187 (1928). Reguliert der Carotis-Sinus reflektorisch den Tonus der Gehirngefäße? C. r. Soc. Biol. **100**, 202 (1929).
— Carotissinus und reflektorische Regulation des peripheren arteriellen Vasomotorentonus. C. r. Soc. Biol. (Paris) **104**, 336 (1930).
BOYCE, C.: Epileptic convulsions, unusually slow action of the Heart. Brit. Med. J. 1884.
BREU, W.: Zit. G. BODECHTEL, Z. Kreislaufforsch. **37**, 247 (1948).
BRISSAUD, N.: Zit. E. FLAUM u. R. KLIMA.

BROSER, F., u. R. STÜHLER: Zur Kasuistik d. neurogen. Form Adams-Stokesscher Anfälle. Nervenarzt **26**, 117 (1955).

— J. HANN u. H. LEUBE: Die perorale Cardiozol-Medikation als Epilepsietest. Nervenarzt **22**, 351 (1951).

BRÜCKE, F. VON: Pharmakotherapie des akuten Herzversagens. Dtsch. med. J. **7**, 261 (1956).

CORRELL, H. L., and M. C. F. LINDERT: Vago-vasale Synkope: Bericht über einen Fall der augenscheinlich durch Digitalisierung hervorgerufen wurde. Amer. Heart J. **37**, 446 (1949).

— An unusual vago-vagal Reflex type of Adams-Stokes syndrome. J. Labor. a. Clin. Med. **32**, 1520 (1947); ref. Zbl. Neur. **106**, 306 (1949).

CRAIG, J., and M. SMITH: Zit. P. H. ROSSIER.

DOENNECKE, u. HERTZ: Zit. M. HOCHREIN.

DUENSING, F.: Die α-Aktivierung als Herdsymptom im EEG. Nervenarzt **19**, 544 (1948).

EDENS: Zit. v. PEIN.

ENGEL, G., and L. FAINTING: Physiological and Psychological Considerations. Springfield, Ill.: Thomas 1950.

ERLANGER, J.: Zit. M. NAGAYO, J. of Exper. Med. **1905/06 I**, 7; Brit. Med. J. **1906 I**, 2.

FERRIS, E. B. jr., R. B. CAPPS and S. WEISS: Ohnmacht infolge Reizung des Carotis-Sinus und seine Bedeutung für die Entstehung von Bewußtlosigkeit und Konvulsionen. Medicine **14**, 377 (1935); ref. Zbl. Neur. **80**, 580 (1936).

— Die Beziehungen des Sinus-Caroticus zum autonomen Nervensystem und den Neurosen. Arch. of Neur. **37**, 365 (1937); ref. Zbl. Neur. **85**, 628 (1937).

FLAUM, E., u. R. KLIMA: Zur neurogenen Form des Adams-Stokesschen Symptoms. Wien. Arch. inn. Med. **23**, 223 (1933).

FRANKE, H.: Beitrag zur Klinik und Pathogenese der cardialen Form des gesteigerten Sinus-caroticus-Reflexes. Arch. f. Kreislaufforsch. **15**, 198 (1949).

— Die pharmakologische Beeinflussung der cardialen Form des hypersensitiven Carotis-sinus-Syndroms durch hydrierte Mutterkornalkaloide. Z. exper. Med. **116**, 463 (1950).

— Zur Herzdynamik des hypersensitiven herzhemmenden Carotis-Sinus-Syndroms. Z. klin. Med. **148**, 211 (1951).

— u. J. HANN: Die Auswirkung des hypersensitiven Carotis-Sinus-Syndroms auf das Hirnstrombild des Menschen. Arch. f. Kreislaufforsch. **20**, 83 (1953); Verh. dtsch. Ges. Kreislaufforsch. **19**, 203 (1953).

FREY, W.: Über Vorhofsflimmern beim Menschen und seine Beseitigung durch Chinidin. Berl. klin. Wschr. **1918 I**, 417 u. 450.

GALLAVARDIN, C.: Zit. nach E. FLAUM u. R. KLIMA, Rev. Neur. **1911 I**, 753.

GELLHORN, E., and CH. W. DARROW: Über die Wirkung von Metrazol auf das autonome Nervensystem. Arch. internat. Pharmacodynamie **62**, 114 (1939); ref. Zbl. Neur. **95**, 285 (1940).

GERHARDT, D.: Über Rückbildung des Adam-Stokes-Symptomenkomplexes. Dtsch. Arch. f. klin. Med. **93**, 485 (1908).

GREMELS, H.: Über die Wirkung d. Vagus auf die Herztätigkeit. Naunyn-Schmiedeberg's Arch. **179**, 360 (1935); **188**, 1 (1937).

GRUBNER, R., S. SCHNUR and J. H. CRAWFORD: Zit. H. FRANKE u. J. HANN, J. Clin. Invest. **18**, 345 (1939).

HAHN, F., D. MÜLLER u. W. RUMMEL: Untersuchungen über den Angriffspunkt von Cardiazol und Coramin. Arch. exper. Path. u. Pharmakol. **209**, 312 (1950).

HEINEKE, A., A. MÜLLER u. H. v. HÖSSLIN: Zur Kasuistik d. Adams-Stokes-Symptomenkomplexes u. den Überleitungsstörungen. Dtsch. Arch. klin. Med. **93**, 459 (1908).

HILDEBRAND, K. H., u. F. MÖLLER: Physikalische Grundlagen beim Karotisdruckversuch am Normalen. Z. Kreislaufforsch. **33**, 617 (1941).

HOFF, F., u. M. FLUCH: Über zentral ausgelöste Herzrhythmusstörungen. Münch. med. Wschr. **1943 I**, 503.

HOLBERTON, F. H.: A case of slow pulse with fainting fits. Med. Chir. Trans. Roy. Soc. London **24** (1941).

HUCHARD, H.: Maladies du coeur et des vaisseaux, Paris 1889; Des formes frustes et anociées de la maladie de Adams-Stokes. Arch. gén. Med. 1895.

JAQUET, A.: Über einen Fall von Adams-Stokesscher Krankheit. Arch. klin. Med. **72**, 77 (1902).

JUNG, R., u. J. TÖNNIES: Hirnelektrische Untersuchungen über Entstehung und Erhaltung von Krampfentladungen. Arch. f. Psychiatr. **185**, 701 (1950).

KAHLER, H.: Zur Kenntnis der neurogenen Adams-Stokes-Anfälle. Wien. Arch. inn. Med. **7**, 207 (1923).

KEHRER, H. E.: Über elektrokardiographische Veränderungen infolge Luftfüllung der Hirnventrikel. Dtsch. med. Wschr. **1947 I**, 288.

KORNMÜLLER, A. E., F. PALME u. H. STRUGHOLD: Die Ableitung der Gehirnaktionsströme, eine Methode zur Untersuchung der Höhenkrankheit. Klin. Wschr. **1942 I**, 5.

KORTH, C.: Über die Auslösung von Extrasystolen durch einen zentralnervösen Reiz. Dtsch. med. Wschr. **1938 I**, 449.

LANGENDORF, O., u. R. ZANDER: Zit. L. J. J. MUSKENS.

LEGER, L., et P. WILMOTH: Le sinus carotidien. Paris: Masson & Cie. 1942.

LÉPINE, S.: Pouls lent, épilepsie bulbaire. Lyon méd. **1884**, 11; zit. M. NAGAYO, Semaine méd. **1907**, 601.

LEWY, B.: Ein Fall von Adams-Stokes-Krankheit . Z. klin. Med. **47**, 321 (1902).

LOTTENBACH, K.: Die Wirkung des Mittels 9295 Ciba auf die Kreislaufreflexe beim Carotissinussyndrom. Schweiz. med. Wschr. **1951 I**, 310.

LUCKE, H.: Über zentral ausgelöste Herzrhythmusstörungen. Dtsch. Arch. klin. Med. **180**, 40 (1937).

MARJOLIN, S. G., H. STRAUSS u. G. L. ENGEL: Elektroencephalographie bei Carotis-Sinus-Überempfindlichkeit. J. Nerv. Dis. **93**, 628 (1941); ref. Zbl. Neur. **101**, 107 (1942).

MOLLWEIDE, H.: Klinische Mitteilung über das Adams-Stokes-Syndrom. Nervenarzt **17**, 240 (1944).

MUSKENS, L. J. J.: Epilepsie. Monographie. Neurologie, H. 47. Berlin: J. Springer 1926.

NAGAYO, M.: Pathologisch-anatomische Beiträge zum Adams-Stokes-Symptomen-Komplex. Z. klin. Med. **67**, 495 (1909), Literatur!

NOËL, W. K., u. A. E. KORNMÜLLER: Zit. R. JUNG, Pflügers Arch. **247**, 518, 553, 685 (1944).

OLMER, D., A. X. JOUVE et J. VAGUE: Zit. P. H. ROSSIER, Presse méd. **1939**, 1673.

OPITZ, E.: Der Stoffwechsel des Gehirns und seine Veränderungen bei Kreislaufstillstand. Verh. dtsch. Ges. Kreislaufforsch. Bad Nauheim **1953**, 26.

OPPENHEIM, H.: Lehrbuch der Nervenkrankheiten. S. 879. Berlin: S. Karger 1913.

OSTERWALD, K. H.: Das Verhalten der Hirndurchblutung im Cardiazolkrampf. Naunyn-Schmiedebergs Arch. **198**, 245 (1941); ref. Zbl. Neur. **102**, 462 (1942).

PATERSON, A., and W. L. MILLIGAN: Elektronarkose, eine Behandlungsmethode der Schizophrenie. Lancet **1947 II**, 198; ref. Zbl. Neur. **107**, 285 (1949).

PLETNEW, D.: Der Morgagni-Adams-Stokessche Symptomenkomplex. Erg. inn. Med. **1**, 47 (1908), Literatur!

PORTAL, M.: Zit. D. PLETNEW u. F. RIEGEL, Anatomie méd. T. IV (1804).

PÜTZ, L.: Die Beeinflussung der Herztätigkeit durch vegetative zentralnervöse Impulse. Med. Mschr. **3**, 503 (1949), Literatur!

RIEGEL, F.: Die Verlangsamung der Schlagfolge des Herzens. Z. klin. Med. **17**, 221 (1890).

ROBINSON, L. J.: Syncope, convulsions and the unconscious state relation to the hyperactive carotid sinus. Arch. of Neur. **41**, 290 (1939); Zbl. Neur. **93**, 604 (1939).

ROSSIER, P. H.: Das Carotis-Sinus-Syndrom, seine klin. Bedeutung und seine Therapie. Schweiz. med. Wschr. **1939 I**, 531, Literatur!

— M. DRESSLER u. R. SIMMEN: Der zentrale Typ des Carotis-Sinus-Syndroms. Schweiz. med. Wschr. **1940 I**, 563.

RUF, H.: Die Beeinflussung des Krampfgeschehens durch die Hirndurchblutung. Verh. dtsch. Ges. inn. Med. **56**, 72 (1951).

— Stellungnahme z. Bemerkung M. G. GOODS. Arch. f. Psychiatr. **187**, 97 (1951).

SCHÄFER, H.: Über die Sensibilität von Herz- und Skelettmuskel und ihre klinische Bedeutung. Klin. Wschr. **1943 I**, 553.

SCHERF, B.: Der Morgagni Adams-Stokessche Symptomenkomplex und seine Behandlung. Wien. klin. Wschr. **1936 I**, 83.

SCHUSTER, D.: Zur cardialen Bradycardie. Dtsch. med. Wschr. **1896 I**, 484.

SIEGLER, L. H.: Zit. R. JANZEN.
SIMPSON, H. N., and A. J. DERBYSHIRE: Zit. R. JUNG, Amer. J. Physiol. **109**, 99 (1934).
SPERBER: Zit. A. HEINEKE u. Mitarb.
STACKLER, N.: Contribution à l'étude de la pathologie du pneumogastrique à propos d'un cas de compression de nerf avec pouls lent permanent crises épileptiformes et syncopales. Rev. méd. **1882 II**, 104.
STARLING, and LEWIS: Zit. M. HOCHREIN.
STEVENSON, C. A.: Röntgentherapie bei Carotis-Sinus-Syndrom. Radiology (Am.) **32**, 209 (1939).
STRAJESKO, N. D.: Zit. D. PLETNEW.
STURM, A.: Stellung des Internisten zum Problem Hypothalamus und neuro-vegetative Symptome. Schweiz. med. Wschr. **1949 I**, 1099.
SUGAR, O., and R. W. GERARD: Anoxia and brain potentials. J. of Neurophysiol. **1**, 558 (1938); ref. Zbl. Neur. **92**, 567 (1939).
SZERREIKS: Zit. v. PEIN.
TABORA, V.: Zit. A. HEINEKE u. Mitarb. Z. exper. Path. u. Ther. **3** (1906).
TOURNADE, A., u. L. ROCCHISANI: Wo sind die Receptoren der vasosensiblen Nerven zu lokalisieren. C. r. Soc. Biol. (Paris) **115**, 1107 u. 1199 (1934).
WEISS, S., u. J. P. BAKER: Schwindel, Schwäche und Konvulsionen infolge Hyperaktivität des Carotis-Sinus-Reflexes. Proc. Soc. Exper. Biol. a. Med. **30**, 614 (1933); ref. Zbl. Neur. **68**, 769 (1933).
— B. CAPPS, E. B. FERRIS jr. and D. MUNRO: Ohnmacht infolge Reizung des Carotis-Sinus und seine Bedeutung für die Entstehung von Bewußtlosigkeit und Konvulsionen. Arch. Int. Med. **58**, 407 (1936); ref. Zbl. Neur. **84**, 202 (1937).
WELTZ, G. A.: Die kleinen Ohnmachten des täglichen Lebens. Z. Kreislaufforsch. **36**, 289 (1944).
ZURHELLES: Zit. A. HEINEKE u. Mitarb., Berl. klin. Wschr. **1871**.

3. *Einzelarbeiten über sympathico-kardiale Anfälle*

ABELES, M., and D. E. SCHNEIDER: Elektrokardiographische Veränderungen während der Encephalographie. Amer. J. Med. Sci. **190**, 673 (1935); ref. Kongreßzbl. inn. Med. **85**, 379 (1936).
ASCHENBRENNER, R.: Die Herz- und Kreislaufstörungen beim Fleckfieber. Klin. Wschr. **1943 I**, 1.
— u. G. BODECHTEL: Über EKG-Veränderungen bei Hirntumor-Kranken. Klin. Wschr. **1938 I**, 298.
BEATTIE, J., G. R. BROW and C. N. H. LONG: Physiologischer und anatomischer Nachweis der Existenz von Nervenbahnen, die den Thalamus mit spinalen Sympathicus-Zentren verbinden. Proc. Roy. Soc. London B **106**, 253 (1930); ref. Kongreßzbl. inn. Med. **58**, 710 (1930) u. J. Amer. Med. Assoc. **95**, 715 (1930).
BOER, S. DE: Die Physiologie und Pharmakologie des Flimmerns. Erg. Physiol. **21**, 1 (1923), Literatur!
— Über Kammerflattern und Flimmern bei einem Patienten mit totalem Herzblock. Z. exper. Med. **38**, 191 (1923).
— Die physiologische Grundlage des unregelmäßigen Herzschlags. Erg. inn. Med. **29**, 391 (1926).
— Ursprung und Wesen des Morgagni-Adams-Stokes-Syndroms. Ann. Int. Med. **37**, 48 (1952); ref. Kongreßzbl. inn. Med. **146**, 90 (1953).
BOGAERT, L. VAN: Zit. L. PÜTZ.
BOUCKAERT, J. J., et R. PANNIER: Zur Lokalisation der Chemoreceptoren und der Pressoreceptoren der Carotisteilungsstelle. Arch. internat. Pharmacodynamie **67**, 464 (1942).
DONAT, K.: Zur Beeinflussung von Funktionsstörungen des Herzens und Fehlsteuerungen des vegetativen Nervensystems. Dtsch. med. Wschr. **1957 I**, 382.
DOXIADES, L.: Paroxysmale Tachycardie bei Neugeborenen. Klin. Wschr. **1930 I**, 454.
DUKEN, J.: Profuse Lungenblutung bei recidivierender Endocarditis. Zugleich ein Beitrag zur Kenntnis der kindlichen Mitralstenose. Z. Kinderheilk. **45**, 333 (1928).
FALTISCHEK, F.: Die Behandlung der Tachycardien. Wien. klin. Wschr. **1936 II**, 1432.

FREY, W.: Zur Kenntnis der atrio-ventrikulären Schlagfolge des menschlichen Herzens. Dtsch. Arch. klin. Med. **120**, 192 (1916).

GALLEVARDIN, L., et M. BERARD: Zit. S. DE BOER, Arch. Mal. Coeur **1**, 18 (1924).

HALSEY, R. H.: Zit. S. DE BOER, Heart **6**, 67 (1915).

HARRISON, T. R., W. G. HARRISON jr. and J. P. MARSH: Reflektorische Atmungserregung durch Venendrucksteigerung. Amer. J. Physiol. **100**, 417 (1932).

HATZENBERGER, K.: Morgagni-Adams-Stokes-Anfall bei schneller Kammertätigkeit und schlechter Kammerfüllung. Acta brev. neerl. Physiol. **9**, 135 (1939); ref. Kongreßzbl. inn. Med. **101**, 396 (1939).

HOFF, F.: Über Urina spastica. Medizinische **1955 I**, 65.

— Über Aerophagie . Münch. med Wschr. **1953 I**, 15.

— u. M. FLUCH: Über zentral ausgelöste Herzrhythmusstörungen. Münch. med. Wschr. **1943 I**, 503.

HOFFMANN, A.: Die paroxysmale Tachycardie. München: J. F. Lehmann 1900.

HOLZMANN, M.: Der Herzanfall bei Störungen des Herzrhythmus. Dtsch. med. J. **1956**, 268.

KISS, P. VON: Über die Acetylcholinbehandlung der paroxysmalen Tachycardie. Arch. Kinderheilk. **110**, 217 (1937).

KORTH, C.: Über die Auslösung von Extrasystolen durch zentralnervösen Reiz. Dtsch. med. Wschr. **1938 I**, 449.

— M. MARX u. S. WEINBERG: Über die Wirkung des Strophantins auf das Zentralnervensystem. Arch. exper. Path. u. Pharmakol. **185**, 42 (1937).

LABERKE, J. A.: Über den Menièreschen Symptomenkomplex bei Aerophagie. Münch. med. Wschr. **1953 II**, 933.

LAUTER, S.: Über die paroxysmale Tachycardie. Münch. med. Wschr. **1938 II**, 1430.

LENOX, W. G., F. H. GIBBS and E. L. GIBBS: Beziehung von Bewußtseinsverlust zur Gehirndurchblutung und zur Anoxämie. Arch. of Neur. **34**, 1001 (1935); ref. Zbl. Neur. **80**, 148 (1936).

McDOWALL, R., J. S.: Die Physiologie des psychogalvanischen Reflexes. Quart. J. Exper. Physiol. **23**, 277 (1933); J. of Physiol. **61**, 5 (1934).

PAULIAN, D., M. TUDOR et GH. CONSTANTINESCO: Der Einfluß der Luftencephalographie auf die Gestalt des EKG. Arch. Neur. (Bucarest) **5**, 81 (1941).

PFAUNDLER, M.: Handbuch Kinderheilk. 4. Auflage. S. 280. Berlin: F. C. W. Vogel 1942.

PÜSCHEL, E.: Das Krankheitsbild der paroxysmalen Tachycardie beim Säugling. Mschr. Kinderheilk. **80**, 375 (1939).

PÜTZ, L.: Die Beeinflussung der Herztätigkeit durch vegetativ-zentralnervöse Impulse. Med. Mschr. **3**, 503 (1949).

SALENIN, W. F.: Zum Problem der Paroxysmen (vegetative Krisen). Dtsch. Arch. klin. Med. **187**, 15 (1941).

SASSA, u. MUYZAKA: Zit. L. PÜTZ, J. of Physiol. **54**, 203 (1940).

SCHÄDRICH, E., u. G. W. PARADE: Über tachycardische Anfälle im Kindesalter und ihre Beeinflussung durch Zuckerzufuhr. Jb. Kinderheilk. **137**, 141 (1932).

SCHERF, D.: Der Morgagni-Adams-Stokes-Symptomenkomplex und seine Behandlung. Wien. klin. Wschr. **1936 I**, 83.

— Untersuchungen über die Entstehungsweise der Extrasystolen und der extrasystolischen Allorhythmien. Z. exper. Med. **65**, 198 (1929).

SCHEWACH, M.: Ein Fall von paroxysmaler Tachycardie in den ersten Lebenswochen. Diss. Erlangen 1950.

SCHLIEPHAKE, E.: Der kardio-intestinale Symptomenkomplex. Z. Kinderheilk. **47**, 85 (1929).

— Zur Kenntnis der Cholin-Wirkung auf den menschlichen Blutkreislauf. Dtsch. Arch. klin. Med. **157**, 113 (1926); **154**, 249 (1927).

SCHOBER, W.: Zur Differentialdiagnostik sympathico-vasaler Anfälle. Acta neurovegetativa (Wien) **4**, 139 (1952).

SCHRADE, W., u. H. NOESKE: Erfahrungen mit der Repositionsbehandlung. Dtsch. med. Wschr. **1954 I**, 965.

STEPP, W., u. E. SCHLIEPHAKE: Cholin bei der paroxysmalen Tachycardie. Münch. med. Wschr. **1925 II**, 1997.

VEIL, W. H.: Passagere Polyurien nervöser Genese. Erg. inn. Med. **23**, 745 (1923).

WEISS, S., and H. B. SPRAGUE: Vaguserregbarkeit und die Behandlung von paroxysmaler Auricular-Tachycardie mittels Ipecacuanhae. Amer. J. Med. Sci. **194**, 53 (1937); ref. Zbl. Neur. **87**, 333 (1938).

WENCKEBACH, K. F.: Die Störungen der Reizleitung und anderer Funktionen im Herzen. Münch. med. Wschr. **1925 I**, 1015.

WETZLER, K., u. R. THAUER: Beobachtungen über Synchronisierung von Herzschlag und klonischer Muskelzuckung. Z. exper. Med. **108**, 398 (1940).

WINTERBERG, H.: Über die Wirkung des Physostigmins auf das Herz. Z. exper. Path. u. Ther. **4**, 636 (1907).

WRIGHT, F. H.: Paroxysmal nodal tachycardia treated with Mecholyl. Amer. J. Dis. Childr. **56**, 1334 (1938).

4. Einzelarbeiten über sympathico-vasale Anfälle

BERNAL, P.: Crises hypertensives: étude clinique pathogénique et thérapeuthique. Paris: G. Dvin & Cie. 1933.

BIEBL, M., u. P. WICKELS: Zit. A. BROBEIL, Virchows Arch. **257**, 182 (1926).

BRANDT, F., u. G. KATZ: Über den Nachweis von Adrenalinsekretion beim Menschen. Z. klin. Med. **123**, 23 (1933).

FRÄNKEL, F.: Zit. K. POLZER u. W. SCHOBER, Wien. med. Bl. **19**, 211 (1896).

— Ein Fall von doppelseitigem, völlig latent verlaufendem Nebennierentumor und gleichzeitiger Nephritis mit Veränderungen am Zirkulationsapparat und Retinitis. Virchows Arch. **103**, 244 (1886).

GÄRTNER, W.: Das klinische Bild, insbesondere die Kreislaufstörungen, bei Paragangliom der Nebenniere. Z. Kreislaufforsch. **28**, 82 (1936).

GOLDZIEHER, M.: Über die Nebennieren bei Hochdruck und Arteriosklerose. Virchows Arch. **280**, 749 (1931).

HANNAN, J. H.: On certain adrenaline effects at the menopause and their significans. Brit. Med. J. **1927**, 14.

HOFFMEYER, J.: Zwei Formen von Nebennierentumoren und ihre möglichen Beziehungen zur Arteriosklerose. Virchows Arch. **302**, 627 (1938).

HOWARD, J. E., and W. H. BARKER: Paroxysmal Hypertension and other clinical Manifestations associated with benign chromaffin Tumors. Bull. Johns Hopkins Hosp. **61**, 371 (1937).

HYMAN, A., and W. H. MENCHER: Phaeochromocytoma of adrenal Gland. J. of Urol. **49**, 755 (1943).

KIRCHBAUM, J. D., and R. B. BALKIN: Adrenalin producing Phaeochromocytoma of the Adrenal associated with Hypertension. Ann. Int. Surg. Med. **116**, 54 (1942).

KUGELMANN, B.: Zur Frage der Adrenalinausschüttung bei der Insulinhypoglykämie und bei Palschen Gefäßkrisen. Klin. Wschr. **1933 II**, 1488.

LEWIS, F.: Angina pectoris associated with High Blood Pressure and its Relief by Amyl-Nitrite. Heart **15**, 305 (1931).

MANDL, F.: Das Phäochromocytom. Wien. klin. Wschr. **1947 I**, 1.

MEYERS, W. K., and J. T. KINGS jr.: Observations on the Menopause. Bull. Johns Hopkins Hosp. **47**, 22 (1930).

MORTEL, P., and P. WHITE: Phaeochromocytome; case record. New England J. Med. **235**, 906 (1946).

PAUL, FR.: Die krankhafte Funktion der Nebenniere und ihre gestaltlichen Ausdrücke. Virchows Arch. **282**, 256 u. 327 (1931).

PENFIELD, W.: Diencephalic autonomic epilepsy. Arch. Neur. **22**, 358 (1929); Ref. Zbl. Neur. **55**, 486 (1930).

— A contribution to the mechanism of intracranial pain. Res. Nerv. a. Ment. Dis. Proc. **15**, 399 (1935).

PREISSECKER, E.: Zit. W. BIRKMAYER u. W. WINKLER.

RAAB, W.: Anfälle von Fieber, Hochdruck und Tachycardie nach Gehirnerschütterung. Z. klin. Med. **136**, 362 (1939).

— Neurohormonal bedingte Herzkrankheiten (Pathogenese und Therapie). Arch. Kreislaufforsch. **15**, 39 (1949), Literatur.

Rivoire, R.: Les Aquisitions nouvelles de l'Endokrinologie. Paris 1942. Zit. K. Polzer u W. Schober.

Sack, H.: Zur klinischen Analyse des Phäochromocytoms. Dtsch. med. Wschr. **1948 I**, 531.

Scherf, D.: Der Morgagni-Adams-Stokessche Symptomen-Komplex und seine Behandlung Wien. klin. Wschr. **1936 I**, 83.

— Coronarerkrankungen. Erg. ges. Med. **20**, 237 (1935).

— Untersuchungen über die Entstehungsweise der Extrasystolen und der extrasystolischen Allorhythmien. Z. exper. Med. **65**, 198 (1929).

Schober, W.: Zur Differentialdiagnose sympathico-vasaler Anfälle. Acta neurovegetativa (Wien) **4**, 139 (1952).

Schwartz, S. P.: Paroxysmal cardiac Pain. The Syndrom in Young Adults with Rheumatic Valvular. Heart disease. Amer. Heart J. **2**, 497 (1927).

— and A. Jezer: Wirkung von Chinin und Chinidin bei Patienten mit vorübergehendem Kammerflimmern. Amer. Heart J. **9**, 793 (1934).

Walter, C. W., and M. J. Pijoan: Persistent Hypertension due to Hypothalamic Injury. Surgery **1**, 282 (1937).

Wetzler, K., u. R. Thauer: Beobachtung über Synchronisierung von Herzschlag und klonischer Muskelzuckung. Z. exper. Med. **108**, 398 (1941).

Wickels, P., u. M. Biebl: Zur Diagnose der Paragangliome der Nebennieren. Münch. med. Wschr. **1928 I**, 656.

5. *Einzelarbeiten über Anfälle bei cerebralen Gefäßkrisen*

Arslan, M.: Die Pathogenese des «syndrome sympathique cervical postérieur». Rev. d'Otol. etc. **24**, 1 (1952); ref. Nervenarzt **25**, 433 (1954).

Bärtschi-Rochaix, W.: Migraine cervicale. Bern: H. Huber 1949 (Literatur).

Bahner, Fr.: Das Morgagni-Syndrom. Handbuch der inneren Medizin Bd. VII/1, S. 1059. Berlin-Göttingen-Heidelberg: Springer 1953.

Barré, J. A., et Y. C. Liéou: Zit. W. Bärtschi-Rochaix u. J. Euzière.

Bostroem, A.: Die Klinik der Kreislaufstörungen des Gehirns vom Standpunkt der Neurologie und Psychiatrie. Z. Neur. **167**, 375 (1939).

Braunmühl, A. von: Über Gehirnveränderungen bei puerperaler Eklampsie und ihre Entstehung durch Kreislaufstörungen. Z. Neur. **117**, 698 (1928).

Broser, F.: Zur Frage synkopaler Anfälle bei cervicalem Wurzelsyndrom und cervicaler Migräne. Nervenarzt **28**, 176 (1957).

Chorobski, J., and W. Penfield: Cerebrale vasodilatatorische Nerven und ihre Bahnen von der Medulla oblongata ab. Arch. of Neur. **28**, 1257 (1932).

Euzière, J.: Das «Syndrome sympathique cervical postérieur» nach Barré-Liéou. Rev. d'Otol. etc. **24**, 22 (1952).

Fischer-Wasels, B.: Die funktionellen Störungen des peripheren Kreislaufs. Frankf. Z. Path. **45**, 1 (1933).

Friedmann, A. P.: Modern Headache. St. Louis: C. V. Mosby Comp. 1951.

Gärtner, W.: Das klinische Bild, insbesondere die Kreislaufstörungen, bei Paragangliomen der Nebennieren. Z. Kreislaufforsch. **28**, 82 (1936).

Graham, J. R., and H. G. Wolf: Der innere Vorgang beim Migräne-Kopfschmerz und die Wirkung von Ergotamintartrat. Arch. of Neur. **39**, 737 (1938).

Hahn, L., u., u. F. W. Stein: Zur Pathogenese und Therapie der Migräne. Zbl. Neur. **30**, 382 (1922).

Hoff, F.: Diskussionsbemerkung zur Klinik der cerebralen Kreislaufstörungen. Verh. dtsch. Ges. Kreislaufforsch. Bad Nauheim 1953, S. 163.

Hoffmeyer, J.: Zwei Formen von Nebennierentumoren und ihre möglichen Beziehungen zur Arteriosklerose. Virchows Arch. **302**, 627 (1938).

Kleyn, A. de, u. C. Versteegh: Über verschiedene Formen von Menière-Syndrom. Dtsch. Z. Nervenheilk. **132**, 157 (1933).

Krapf, E.: Über Spätepilepsie. Arch. f. Psychiatr. **97**, 323 (1932).

— Die Seelenstörungen des Blutdruckkranken. Leipzig-Wien: Fr. Deuticke 1936.

Kreici, u. Bornstein: Zit. M. Arslan.

Marx, H., u. P. Weber: Zur Pathogenese des epileptischen Anfalles. Nervenarzt **7**, 183 (1934).

RICHTER, H.: Migräne, Pathogenese und Ätiologie. Handbuch der Neurologie. FOERSTER-BUMKE, Bd. XVII, S. 166. Literatur.
SÄCKER, G.: Zur Genese des Halswirbelsäulensyndroms und der Behandlung des veget. Anteils mit Hydergin. Nervenarzt **22**, 333 (1952).
SCHMIDT, R.: Über „Oligodypsie". Med. Klin. **1911 II**, 1882.
SCHOLZ, W.: Kreislaufschäden des Gehirns und ihre Pathogenese. Verh. dtsch. Ges. Kreislaufforsch. Bad Nauheim 1953.
SCHRADE, W., u. H. NOESKE: Erfahrungen mit der Repositionsbehandlung. Dtsch. med. Wschr. **1954 I**, 965.
SPIEGEL, E. A.: Experimentelle Analyse der veget. Reflexwirkungen des Labyrinthes. Handbuch der Neurologie des Ohres. ALEXANDER u. MARBURG, Bd. II, S. 577, und Bd. III, S. 632. Berlin-Wien: Urban & Schwarzenberg 1928.
UNTERHARNSCHEIDT, FR.: Das syncopale cervicale Vertebralis-Syndrom. Nervenarzt **27**, 481 (1956).
VALLERY-RADOT, P.: Rapport sur la pathologenie des migraines. Rev. neur. **32**, 121 (1925).
WESTPHAL, A.: Über einen Fall von Hemicrania ophthalmica. Neur. Zbl. **30**, 1148 (1911).
WESTPHAL, K., u. R. BÄR: Über die Entstehung des Schlaganfalls. Dtsch. Arch. klin. Med. **151**, 1 (1926).
WILDER, J.: Zur Klinik der cerebralen und peripheren Angiospasmen. Z. Neur. **105**, 752 (1926).
WOLFF, H. G.: Headache and other Head Pain. New York: Oxford University Press 1948.

B. Anfälle bei Störungen des Wasser- und Mineralhaushalts

BARGMANN, W.: Über die neurosekret. Verknüpfung von Hypothalamus und Hypophyse. Klin. Wschr. **1949 I**, 617.
BAUER, J.: Habituelle Oligurie. Klin. Wschr. **1926 II**, 1308.
BENDA, L.: Experimentelle Untersuchungen zur hormon. Steuerung der Wasserhaushaltsstörungen bei Leberkranken. Verh. dtsch. Ges. inn. Med. Wiesbaden 1955.
BROSER, F.: Periodische Bewußtseinsstörungen und paroxysmale Comata bei einem Fall von primärer Oligurie. Arch. f. Psychiatr. **187**, 311 (1951).
BUCHBORN, E., KH. R. KOCZOREK u. H. P. WOLFF: Aldosteronausscheidung und tubuläre Nierenfunktion. Klin. Wschr. **1957 I**, 452 (Literatur!).
BÜSSOW, H.: Zur Frage der psychischen Störungen bei Zwischenhirntumor. Allg. Z. Psychiatr. **124**, 161 (1949).
CASSANO, C., e E. FIASCHI: Oligurie bei Fettsucht. Arch. Path. e Clin. med. **22**, 1 (1941); ref. Zbl. Neur. **103**, 204 (1942).
CURSCHMANN, H.: Über funktionelle Oligurie. Med. Welt **1936 I**, 550.
— Über funktionelle Oligurien. Zbl. Neur. **99**, 318 (1941).
CZÉPAI, K.: Über isolierte Störungen des Salzstoffwechsels bei einem Fall von polyglandulärer Sklerose. Klin. Wschr. **1923 II**, 1988.
DAMM, G.: Störungen des Wasserhaushalts bei hypophysär-diencephalen Erkrankungen. Dtsch. med. Wschr. **1949 II**, 1000.
DITFURTH, H. v.: Diencephale Oligurie und epileptische Anfälle. Nervenarzt **22**, 170 (1951).
ENGEL, R.: Die Bedeutung des Wasserhaushalts in der Epilepsie. Nervenarzt **6**, 120 (1933).
FIASCHI, E.: Studien über Oligurie bei Fettsüchtigen. Giorn. Clin. med. **22**, 1 (1941); ref. Zbl. Neur. **101**, 136 (1942).
FISHER, C., H. W. MAGOUN and S. W. RANSON: Diabetes insipidus and the neurohormonal control of water balance 1938.
GAGEL, O.: Die Bedeutung des Hypophysenzwischenhirns für Wasser- und Kohlehydratstoffwechsel. Klin. Wschr. **1947 I**, 289.
— u. H. H. KLAES: Zur Hypothalamo-hypophysären Regulation des Wasserhaushalts. Klin. Wschr. **1950 I**, 295.
GAUPP, R. jr.: Diabetes insipidus und Zwischenhirn. Z. Neur. **154**, 314 (1935).
GÖMÖRI, P.: Über die isolierte Störung des Kochsalzstoffwechsels. Klin. Wschr. **1933 II**, 1845.
GRASHEIM, K.: Über primäre Oligurie. Z. klin. Med. **110**, 469 (1929).
GROSS, F.: Nebennierenrinde und Wasser-Salzstoffwechsel unter besonderer Berücksichtigung von Aldosteron. Klin. Wschr. **1956 II**, 929, Literatur!
HESS, W. R.: Die funktionelle Organisation des vegetativen Nervensystems. Basel: Benno Schwabe 1948.

HESS, W. R.: Die hypothalamische Steuerung der vegetativen Funktionen. Zbl. Neur. **107**, 10 (1949.)

HOFF, F.: Über urina spastica. Medizinische **1955 I**, 65.

— Medizinische Klinik. Stuttgart: G. Thieme 1948.

HOFF, H., u. P. WERMER: Die nervöse und hormonale Regulation des Wasserhaushalts. Ref. Zbl. Neur. **47**, 840 (1927).

HOLZER, H., u. O. KLEIN: Über einen Fall von Stoffwechselstörungen mit periodischer Oligurie und Oedemtendenz nach Grippe-Encephalitis. Med. Klin. **1927 I**, 8.

HORTEN, E.: Die Wirkung der Kurzwellenbestrahlung des Hypophysen-Zwischenhirns auf die vegetativen Funktionen des Menschen. Klin. Wschr. **1946/47 I**, 392.

JOHNSON, B. B., and J. A. LUETSCHER: Zit. F. GROSS.

JUNGMANN, P.: Über eine isolierte Störung des Salzstoffwechsels. Klin. Wschr. **1922 II**, 1546; **1923 I**, 1.

— u. E. MEYER: Experimentelle Untersuchungen über die Abhängigkeit der Nierenfunktion vom Nervensystem. Arch. exper. Path. u. Pharmakol. **73**, 49 (1913).

KOLLERT, V.: Oligurie und Polyurie vom therapeutischen Standpunkt. Wien. med. Wschr. **1930 II**, 1321.

KRETSCHMER, G.: Leber und Wasserhaushalt. Verh. dtsch. Ges. inn. Med. Wiesbaden 1955.

LAUDA, E.: Zur Frage der primären Oligurie. Wien. klin. Wschr. **1934 II**, 1290.

— u. O. WICHTL: Oligurie durch Kochsalzretention. Wien. klin. Wschr. **1936 I**, 141.

LICHTWITZ, L.: Die Praxis der Nierenkrankheiten. Berlin: J. Springer 1934.

LÖB, A.: Klinische Untersuchungen über den Einfluß von Kreislauf auf die Urinzusammensetzung. Dtsch. Arch. klin. Med. **83**, 452 (1905).

MACHWITZ, H., u. M. ROSENBERG: Über Urämie. Dtsch. med. Wschr. **1915 II**, 1123.

— Klinische u. funktionelle Studien über Nephritis. Münch. med. Wschr. **1916 II**, 1752 u. 1824.

MARX, H.: Der Wasserhaushalt des gesunden und kranken Menschen. Berlin: J. Springer 1935. Literatur!

Die Störungen des Wasserhaushaltes bei Erkrankung der Hypophyse. Dtsch. Arch. klin. Med. **158**, 149 (1928).

MERTENS, H. G.: Über Beziehungen der cerebralen Krampfbereitschaft zum Elektrolyt- und Wasserhaushalt. Verh. dtsch. Ges. inn. Med. Wiesbaden 1955.

PATRONO, V.: Beitrag zur Pathogenese der essentiellen Oligurie. Rass. Fisiopath. **13**, 49 (1941); ref. Kongreß zbl. inn. Med. **108**, 354 (1941).

PETTE, H.: Zur Frage der Bedeutung der Zwischenhirnzentren für den Wasserhaushalt. Dtsch. med. Wschr. **1936 II**, 1905.

PICHLER, E.: Nykturie bei Schußverletzungen des Zwischenhirns. Nervenarzt **18**, 511 (1947).

ORTMANN, R.: Morphologisch experimentelle Untersuchungen über das hypophysär-diencephale System im Verhältnis zum Wasserhaushalt. Klin. Wschr. **1950 I**, 449.

RANSON, S. W., u. H. W. MAGOUN: Zit. W. BARGMANN, Erg. Physiol. **41**, 56 (1939).

SCHARRER, E.: Die Erklärung der scheinbar pathologischen Zellbilder im nucleus supraopticus und paraventricularis. Z. Neur. **145**, 462 (1933).

SCHARRER, E., u. R. GAUPP: Neue Befunde am nucleus supraopticus und paraventricularis am Menschen. Z. Neur. **148**, 766 (1933).

SCHMIDT, O.: Über Oligodypsie. Med. Klin. **1911**, 1883.

STEFANACCI, G.: Untersuchung des Wasserhaushaltes bei Epilepsie. Rass. Studi psychiatr. **2**, 1215 (1934); ref. Zbl. Neur. **75**, 424 (1935).

STENGEL, E.: Über ein periodisch auftretendes Syndrom: Steigerung der Speichelsekretion, parkinsonistische Motilität und melancholische Depression. Arch. f. Psychiatr. **106**, 726 (1937).

STONE, Th., and H. CHOR: Wasserhaushalt in Beziehung zu Krämpfen. Arch. of Neur. **38**, 798 (1937); ref. Zbl. Neur. **88**, 284 (1938).

STRUBE, G.: Primäre Oligurie nach Unfall. Dtsch. med. Wschr. **1932 I**, 46.

TRAUBE, G.: Eine Hypothese über den Zusammenhang, in welchem die sogenannten urämischen Anfälle zur Erkrankung der Nieren stehen. Ges. Beitr. Path. u. Physiol. **1**, 2, 551 (1871).

VEIL, W. H.: Über primäre Oligurie. Dtsch. Arch. klin. Med. **139**, 192 (1922).

— u. A. STURM: Die Pathologie des Stammhirns und ihre vegetativ-klinischen Bilder. Jena: G. Fischer 1942.

Volhard, F.: Nieren und ableitende Harnwege. Handbuch der inneren Medizin v. Bergmann u. Staehelin, Bd. VI/1 u. 2, Berlin: J. Springer 1931.
Zondek, H.: Über hypophysär-zentral-peripherische Fettsucht (Salz-Wasser-Fettsucht). Dtsch. med. Wschr. **1925 II**, 1267.
Zutt, J.: Betrachtungen zur Pubertätsmagersucht. Klin. Wschr. **1946 I**, 21.
— Das psychiatrische Krankheitsbild der Pubertätsmagersucht. Arch. f. Psychiatr. **180**, 776 (1948).

C. Anfälle bei Störungen des Kohlenhydratstoffwechsels

Übersichten und zusammenfassende Darstellungen

Braunmühl, A. v.: Insulinschock und Heilkrampf in der Psychiatrie. Stuttgart: Wissensch. Verlagsanstalt 1947.
Druey, J.: Die Wirkung des Insulins auf den norm. Organismus. Schweiz. Arch. Neur. u. Psychiatr. **42**, 27 (1938).
Gagel, O.: Die Bedeutung des Hypophysenzwischenhirnsystems für den Wasser- und Kohlenhydratstoffwechsel. Klin. Wschr. **1947 I**, 289.
— Hypophysenzwischenhirnsystem und Kohlehydrat-Stoffwechsel. Z. Neur. **172**, 723 (1941).
Grafe, E.: Die Spontanhypoglykämien und der Hyperinsulinismus. Handbuch der inneren Medizin, Bd. VII/2, S. 337. Berlin-Göttingen-Heidelberg: Springer 1955.
— u. J. Kühnau: Die Krankheiten des Kohlehydratstoffwechsels. Handbuch der inneren Medizin, Bd. VII/2, S. 1. Berlin-Göttingen-Heidelberg: Springer 1955.
Jores, A.: Die hormonale Regulation des Kohlehydratstoffwechsels. Klin. Wschr. **1946 I**, 97.
Heidrich, R.: Zur Klinik des protrahierten Insulinkomas. Psychiatr. Neurolog. u. med. Psychol. **4**, 36 (1952).
Katsch, G., u. J. Brinck: Die Krankheiten der Bauchspeicheldrüse. Handbuch der inneren Medizin v. Bergmann u. Staehelin, Bd. III/2, S. 1019. Berlin: J. Springer 1938.
Meythaler, F., u. M. Ehrmann: Über Spontanhypoglykämien. Erg. inn. Med. **54**, 116 (1938).
Müller, M.: Insulin- und Cardiazolschockbehandlung. Fortschr. Neur. **9**, 131 (1937).
— Die somatischen Behandlungsmethoden in der Psychiatrie. Fortschr. Neur. **19**, 195 (1956).
Opitz, E., u. M. Schneider: Über die Sauerstoffversorgung des Gehirns und des Mechanismus von Mangelwirkungen. Erg. Physiol. **46**, 126 (1950).
Rosenberg, M.: Über artifiziellen und spontanen Hyperinsulinismus. Klin. Wschr. **1932 II**, 2097, Literatur.
Umber, F.: Ernährung u. Stoffwechselkrankheiten, 3. Aufl. Berlin-Wien: Urban & Schwarzenberg 1925.
— Erkrankungen des Pankreas. Handbuch der inneren Medizin v. Bergmann-Staehelin, 2. Aufl. Bd. III/2, S. 204. Berlin: J. Springer 1926.
Wilder, J.: Ein neues hypophysäres Krankheitsbild: die hypophysäre Spontanhypoglykämie. Dtsch. Z. Nervenheilk. **112**, 192 (1930).
— Zur Neurologie und Psychiatrie der hypoglykämischen Zustände. Med. Klin. **1930** 616.
— Klinik u. Therapie d. Zuckermangelkrankheiten. Wien-Leipzig-Bern: Weidmann & Co. 1936.
Ziegler, E.: Neuere Ergebnisse über die Regulation des Kohlehydratstoffwechsels. Galenica Bern 1954; Sonderdruck Materia Med. Nordmark Nov. 1954 bis Juni 1955.

Einzelarbeiten

Accornero, F.: Herdveränderungen im Gehirn beim experimentellen Insulinschock. Giorn. Psichiatr. **68**, 1 (1940); ref. Zbl. Neur. **99**, 406 (1941).
Allen, F. M.: Zit M. Rosenberg u. E. Grafe, Arch. Int. Med. **44**, 65 (1929).
Andersen, W. Th.: Zit. M. Rosenberg, Amer. J. Med. Sci. **180**, 71 (1930)
Bartelheimer, H.: Die Kapillardichte in der Hypoglykämie. Klin. Wschr. **1947 I**, 815.
— u. Th. Afendulis: Insulinschocks gegen Allergie. Z. exper. Med. **103**, 227 (1938).
— Histaminausschüttende und antiallergische Wirkung des Insulinschocks. Z. exper. Med. **104**, 31 (1938).
Bauer, J.: Innere Sekretion. Berlin: J. Springer 1927.
Beiglböck, W.: Über den Einfluß hoher Insulindosen auf den Mineralhaushalt des menschlichen Blutserums. Z. klin Med. **133**, 36 (1937).
Bodechtel, G.: Der hypoglykämische Schock und seine Wirkung auf das Zentralnervensystem. Dtsch. Arch. klin. Med. **175**, 188 (1933).

BODECHTEL, G.: Zur Klinik der cerebralen Kreislaufstörungen. Verh. dtsch. Ges. Kreislaufforsch. Bad Nauheim 1953, S. 109.
BRIGGS, J. FR.: Zit. E. GRAFE, Minnesota Med. **17**, 527 (1934).
— and H. OERTING: Extrapankreatische Hypoglykämie. Amer. J. Digest. Dis. a. Nutrit. **3**, 436 (1936).
BRINK, J.: Hyper- und Hypoglykämie bei Pankreatitis. Z. klin. Med. **127**, 488 (1934).
— u. G. SPONHOLZ: Hypoglykämie und Pankreassteine. Dtsch. Z. Verdauungs- usw. Krkh. **1**, 3 (1938); ref. Kongreßzbl. inn. Med. **98**, 38 (1939).
BURESCH, A.: Stoffwechseluntersuchungen bei Morbus Addison. Z. klin. Med. **118**, 206 (1936); ref; Zbl. Neur. **62**, 848 (1932).
CAMMIDGE, N.: Hypoglykämie. Lancet **1924 II**, 1277.
CARR, A. D.: Neurologische Symptome bei Hypoglykämie. J. Amer. Med. Assoc. **97**, 1850 (1931); ref. Zbl. Neur. **64**, 109 (1932).
— u. Mitarb.: Zit. M. ROSENBERG, J. Amer. Med. Assoc. **96**, 1363 (1931).
CRAINE, E. L., and G. W. THORN: Functioning pancreatic islet celladenoms. Medicine **28**, 427 (1949).
CROWFORD, J. W.: Hypoglykämie in einem Fall von primärem Leberkrebs. Amer. J. Med. Sci. **181**, 496 (1931).
CUSHING, H.: Neurohypophysäre Mechanismen vom klin. Standpunkt. Lancet **1930 II**, 119 u. 175.
DARROW, D. C.: Angeborener Schwachsinn mit Krämpfen und Hypoglykämie. Amer. J. Dis. Childr. **51**, 575 (1936); ref. Zbl. Neur. **82**, 79 (1936).
DERRA, E., u. C. SCHMIDT: Spontanhypoglykämie und Pankreastumor. Dtsch. med. Wschr. **1948 I**, 274.
FARQUHARSON, R. F., u. Mitarb.: Zit. E. GRAFE u. J. KÜHNAU, Trans. Amer. Clin. a. Clin. Assoc. **54**, 106 (1938).
FRANK, H.: Letale Hypoglykämie bei Pankreasadenom. Dtsch. Arch. klin. Med. **171**, 175 (1931).
FRANTZ, V. K.: Zit. E. GRAFE u. J. KÜHNAU, Ann. Surg. **119**, 824 (1944).
FROEHLICH, A. L., G. TWERDY et G. VANDENBERGHE: Tödliches hypoglykämisches Koma bei einem Gastrektomierten. Seine Beziehungen zum Schwinden der α-Zellen des Inselsystems. Acta gastro-enterol. belg. **14**, 179 (1951).
GOUGEROT, H., et E. PEYRE: Hypophyse, Nebenniere und Dysinsulinismus. C. r. Soc. Biol. (Paris) **93**, 1002 (1925); ref. Zbl. Neur. **44**, 227 (1926).
GREIF, ST., u. E. MORO: Resektionshypoglykämie. Münch. med. Wschr. **1951 II**, 1161.
GRÜNTHAL, E.: Über eine ungewöhnliche Schädigung der Großhirnrinde durch Insulin. Mschr. Psychiatr. **104**, 301 (1941).
HANTSCHMANN, L.: Beitrag zu den Stoffwechselstörungen bei Hypophysenvorderlappenausfall. Dtsch. Arch. klin. Med. **176**, 397 (1934).
HARNAPP, G. O.: Hyperinsulinismus. Dtsch. med. Wschr. **1936 II**, 840.
HARRIS, S.: Klin. Typen von Hyperinsulinismus. Amer. J. Digest. Dis. a. Nutrit. **1**, 562 (1934); ref. Kongreßzbl. inn. Med. **78**, 583 (1935).
— Hyperinsulism and Dysinsulinism. J. Amer. Med. Assoc. **83**, 229 (1924).
HOFF, F.: Medizinische Klinik. Stuttgart: Georg Thieme 1948.
HOLMANN, E.: Zit. M. ROSENBERG, J. Amer. Med. Assoc. **94**, 1116 (1930).
HOUSSAY, B. A.: Hypophyse und Stoffwechsel der Eiweißkörper und Kohlehydrate. Klin. Wschr. **1932 II**, 1529.
HOWLAND, G., W. R. CAMPBELL, E. J. MALTBY and W. L. ROBINSON: Dysinsulinismus, Krämpfe und Koma, hervorgerufen durch einen Tumor des Inselsystems. J. Amer. Med. Assoc. **93**, 674 (1929); ref. Zbl. Neur. **55**, 519 (1930).
KÄMMERER, H., u. H. MICHL: Über den Umschlag von Diabetes in protrahierte Spontanhypoglykämie sowie über Diagnostik und Therapie der Inseladenome. Ärztl. Forsch. **1947 I**, 22.
KASTEIN, G. W.: Insulinvergiftung. Klinische und pathophysiologische Beschreibung. Z. Neur. **163**, 322 (1938).
KATSCH, G.: Über perniziösen Insulinismus. Dtsch. med. Wschr. **1948 I**, 271.
KRAMER, B., H. G. GRAYZEL and CH. J. SALOMON: Chron. Hypoglykämie im Kindesalter. J. of Pediatr. **5**, 299 (1934); ref. Kongreßzbl. inn. Med. **78**, 583 (1935).

KRAUSE, F.: Hyperinsulinismus mit hypoglykämischen Symptomenkomplex. Klin. Wschr. **1930 II**, 2346.

KYLIN, E.: Weitere Fälle mit dem Symptombild der Simmondsschen Krankheit. Sv. Läkartidn. **1933**, 905 u. 934; ref. Zbl. Neur. **71**, 571 (1934).

LAROCHE, G., G. LELOURDY et J. A. BUSSIERE: Ein Fall von spontaner Hypoglykämie mit schweren nervösen Erscheinungen. Bull. Soc. méd. Hôp. Paris **44**, 375 (1928).

LAUBENTHAL, E., u. H. MARX: Über einen Fall von Dämmerzustand bei Spontanhypoglykämie nach Hirntrauma. Nervenarzt **4**, 592 (1931).

LEHMANN, J.: Mesencephal-hypophysär bed. Spontanhypoglykämie. Klin. Wschr. **1950 I**, 118.

LEVERAT, M., et R. BRETHE: Langerhans cancer of the pancreas with hypoglycaemia, muscular pains and degenerative myositis of metabolic origin. Presse méd. **1948**, 530.

LOPEZ-KRÜGER, R., and M. B. DOCKERTY: Zit. E. GRAFE u. J. KÜHNAU, Surgery **85**, 495 (1947).

MARANNON, G.: Über die hypophysäre Fettsucht. Presse méd. **1925 II**, 1665.

MARBLE, F.: The treatment of diab. melitus, 8. Aufl. v. JOSLIN u. Mitarb. Philadelphia: Lea & Febiger 1946.

MARX, H.: Über die Ätiologie unklarer Dämmerzustände. Nervenarzt **6**, 193 (1933).

— Die Spontanhypoglykämie. Dtsch. med. Wschr. **1936 I**, 843.

— Zur Klinik des Hypophysen-Zwischenhirnsystems. Nervenarzt **18**, 40 (1947).

— Die hypophysäre Kachexie. Handbuch der inneren Medizin v. BERGMANN u. STAEHELIN, 3. Aufl., Bd. VI, S. 407, Berlin: J. Springer 1941.

MASSA, M.: Hypoglykämische Zustände u. Hyperinsulinismus. Giorn. Clin. med. **10**, 679 (1929).

MCCLENAHAN, W. U., and G. W. NORRIS: Adenom der Langerhans-Inseln mit Hypoglykämie. Amer. J. Med. Sci. **177**, 93 (1929).

MCGOVERN, M.: Epileptiforme Anfälle und Hyperinsulinismus. Endocrinology (Springfield, Ill.) **16**, 293 (1932); ref. Zbl. Neur. **65**, 799 (1933).

MØGENSEN, E.: Spontanhypoglykämie bei Simmondsscher Krankheit. Nord. med. (Stockh.) **1939**, 3437; ref. Zbl. Neur. **97**, 414 (1941).

MOLLWEIDE, H.: Neue somatische Ergebnisse bei einer Kranken mit episodischen Dämmerzuständen. Nervenarzt **19**, 1 (1948).

OBERDISSE, K., u. G. SCHALTENBRAND: Hirnschädigungen durch stumme Hypoglykämien bei pankreaslosen Hunden. Z. exper. Med. **114**, 209 (1944).

— u. W. TÖNNIS: Bericht über 264 operierte Hypophysenadenome. Acta neurochirurg. (Wien) **3**, 113 (1933).

PETTERSON: Zit M. ROSENBERG, Acta med. scand. (Stockh.) **69**, 232 (1928).

PŘIBRAM, B. O.: Pathologisches Altern und pathologischer Schlaf. Virchows Arch. **264**, 498 (1927); ref. Zbl. Neur. **47**, 560 (1927); J. Amer. Med. Assoc. **90**, 2001 (1928).

RATHERY, FR., M. DÉROT et J. STERNE: Hypoglykämie bei 2 Fällen von Subarachnoidalblutung. Bull. Soc. med. Hôp. Paris **3**, s. 47, 1578 (1931); ref. Zbl. Neur. **62**, 615 (1932).

ROTH, O.: Über idiopathische Glykämie. Med. Klin. **1930 II**, 1777.

SANDBLOM, P.: Spontaneous hypoglycaemia: report of seven cases. Acta med. scand. (Stockh.) Suppl. **128**, 45 (1947).

SCHALTENBRAND, G.: Nervenkrankheiten. Stuttgart: G. Thieme 1951.

SCHELLER, H.: Bewußtseinsstörungen und Krampfanfälle bei Spontanhypoglykämie, insbesondere bei Inseladenom. Zbl. Neur. **91**, 306 (1939).

— Spontanhypoglykämie bei Inselzelladenom. Zbl. Neur. **93**, 709 (1934).

— u. FR. STROEBE: Hypoglykämische Anfälle bei Inseladenom mit Ausgang in hyperglykämisches Koma. Mschr. Psychiatr. **99**, 520 (1938).

SCHOLZ, W.: Die Krampfschädigungen des Gehirns. Monographien aus dem Gesamtgebiet der Neurologie und Psychiatrie. Heidelberg: Springer 1951.

— Kreislaufschäden des Gehirns und ihre Pathogenese. Verh. dtsch. Ges. Kreislaufforsch. 1953.

SCHULTE, H., u. B. OSTERTAG: Hirnbefunde bei Insulinvergiftungen und deren Entstehung. Zbl. Neur. **95**, 249 (1940).

STENSTRÖM, TH.: ,,Spontane'' hypoglykämische Reaktion bei stillender Frau. Dtsch. Arch. klin. Med. **152**, 173 (1926).

— Einige Bemerkungen über spontan-hypoglykämisches Coma. Dtsch. Arch. klin. Med. **153**, 181 (1926).

STOCKINGER, W.: Diabetes Mellitus und Glykopathie. Klin. Wschr. **1947 I**, 801

TAUBER, R. L.: Zur Kenntnis der Simmondsschen Krankheit. Med. Klin. **1927 II**, 1499.
TERBRÜGGEN, A.: Über Diabetes mellitus, Inselregeneration und Inseladenome. Münch. med. Wschr. **1933 II**, 1705.
— Inseladenome und Spontanhypoglykämie. Klin. Wschr. **1947 I**, 310.
THALHIMER, W., and FR. D. MURPHY: Langerhanssches Insel-Carcinom. J. Amer. Med. Assoc. **91**, 89 (1928).
VOSSSCHULTE, K., u. W. H. BECKER: Über die Problematik der chirurgischen Maßnahmen bei der Hypoglykämie durch Tumor oder sog. Hyperplasie des Inselapparates. Dtsch. med. Wschr. **1953 I**, 185 u. 195.
WADI, W.: Über Hypoglykämie bei Morbus Addison. Klin. Wschr. **1928 II**, 2107.
WEITZ, W.: Über die Vererbung von Stoffwechselkrankheiten. Med. Welt **1941 II**, 1249.
WILDER, R. M., c. s. Zit. M. ROSENBERG, J. Amer. Med. Assoc. **89**, 348 (1927).
WIPPLE, A. O.: Zit. E. GRAFE, New England J. Med. **1942 I**, 226; Surgery **16**, 289 (1944).
— and V. K. FRANTZ: Über Inselzelladenome mit Hyperinsulinismus. Ann. Surg. **101**, 1299 (1935).
WOHLWILL, FR.: Über Hirnbefunde bei Insulinüberdosierung. Klin. Wschr. **1928 I**, 344.
WOLF, G., u. A. TIETZE: Zur Röntgendiagnostik der Pankreassteine. Klin. Wschr. **1928 I**, 1182.
WOMACK, E. B.: Zit. M. ROSENBERG, C. s. J. Amer. Med. Assoc. **97**, 830 (1931).

D. Anfälle bei Störungen der Schlaf-Wachregulation

Übersichten und zusammenfassende Darstellungen

ECONOMO, C. VON: Die Encephalitis lethargica. Wien-Leipzig: Urban & Schwarzenberg 1929.
— Der Schlaf als Lokalisationsproblem. Hrg. SARASON. München: J. T. LEHMANN 1929.
HESS, R. W.: Das Schlafzentrum. Verh. schweiz. naturforsch. Ges. Basel **1927**, 247.
— Hirnreizversuche über den Mechanismus des Schlafes. Arch. f. Psychiatr. **86**, 287 (1928).
— Lokalisatorische Ergebnisse des Hirnreizversuches mit Schlafeffekt. Arch. f. Psychiatr. **88**, 813 (1929).
— Zwischenhirn und Motorik. Helvet. physiol. Acta **1948**, Suppl. II.
HEYCK, H., u. R. HESS: Zur Narkolepsiefrage. Klinik u. EEG, Fortschr. Neur. **12**, 531 (1954).
JANZEN, R.: Hirnbioelektrische Untersuchungen über den physiologischen Schlaf und den Schlafanfall usw. Dtsch. Z. Nervenheilk. **149**, 93 (1939).
— u. A. F. KORNMÜLLER: Hirnbioelektrische Erscheinungen bei Änderung der Bewußtseinslage. Dtsch. Z. Nervenheilk. **149**, 74 (1939).
JUNG, R : Elektroencephalographische Befunde bei der Epilepsie und ihrer Grenzgebiete. Arch. f. Psychiatr. **109**, 335 (1939).
KLEIST, K.: Episodische Dämmerzustände. Leipzig: Georg Thieme 1926.
MÜLLER, L. R., u. E. WÖHLISCH: Über den Schlaf. Berlin-München: Urban & Schwarzenberg 1948.
PÖTZL, O.: Zur Topographie der Schlafzentren. Mschr. f. Psychiatr. **64**, 1 (1927).
— Der Schlaf. München: J. F. Lehmann 1929.
REDLICH, E.: Zur Narkolepsiefrage. Mschr. f. Psychiatr. **37**, 85 (1915).
— Über Narkolepsie, Epilogomene zur Narkolepsiefrage. Z. Neur. **136**, 128 (1931).
— Die Gelineausche Narkolepsie. Med. Welt **1927 II**, 1281.
SCHALTENBRAND, G.: Thalamus und Schlaf. Allgem. Z. Psychiatr. **25**, 48 (1949).
THIELE, R., u. H. BERNHARDT: Beitrag zur Kenntnis der Narkolepsie. Berlin: S. Karger 1933.
TRÖMNER, E.: Das Problem des Schlafes. Wiesbaden: J. F. Bergmann 1912.
WILDER, J.: Narkolepsie. Handbuch der Neurologie von BUMKE u. FOERSTER, Bd. XVII, S. 87. Berlin: J. Springer 1935

Einzelarbeiten

ADIE, W. J.: Idiopathic narcolepsy. Brain **49**, 257 (1926); ref. Zbl. Neur. **49**, 599 (1928).
BALEY, P., and J. F. FULTON: Contribution to the study of tumors in the region of third ventricle. J. Nerv. Dis. **69**, 1, 145, 261 (1929).
BALLET, G.: Contribution à l'étude du sommeil pathologique. Rev. méd. **1882**, 945; ref. Neur. Zbl. **1**, 560 (1882).
BALOGH, M.: Narkolepsie während der Schwangerschaft. Orv. Hetil. **1924**, 14; ref. Zbl. Neur. **39**, 264 (1925).

Bauer, J.: Zur Frage der konstitutionellen Minderwertigkeit umschriebener Hirngebiete. Disposition zu Chorea und Narkolepsie. Wien. med. Wschr. **1929 I**, 237.

Behringer, K., u. R. Mallison: Vorzeitige Versagenszustände. Allgem. Z. Psychiatr. **124**, 100 (1949).

Benedek, L., u. A. Juba: Beiträge zur Pathologie des Diencephalon: Narkoleptisches Syndrom mit histologischem Befund. Z. Neur. **176**, 586 (1943).

— u. E. v. Thurco: Die genuine Narkolepsie und ihre Therapie. Riforma med. **1931 I**, 443; ref. Zbl. Neur. **60**, 324 (1931).

Bering, H.: Die Dystrophie. Stuttgart: G. Thieme 1949.

Blake, H., R. W. Gerard and N. Kleitmann: Factors influencing brain potentials during sleep. J. of Neurophysiol. **2**, 48 (1939); ref. Zbl. Neur. **93**, 26 (1939).

Bonhoeffer, K.: Über Dissoziation der Schlafkomponenten bei Postencephalitikern. Wien. klin. Wschr. **1928**, 979; ref. Zbl. Neur. **52**, 825 (1929).

Broser, F., u. W. Gottwald: Symptomatische Psychosen bei Magersucht. Nervenarzt **26**, 10 (1955).

Cave, H. A.: Narcolepsy. Arch. of Neur. **26**, 50 (1931); ref. Zbl. Neur. **61**, 605 (1932).

Cohen, H.: Über die Behandlung der Narkolepsie mit Ephedrin. Lancet **1932 II**, 335; ref. Zbl. Neur. **65**, 802 (1933).

Dana, Ch. L.: Morbid somnolence and its relation to endocrin glands. Med. Rec. **89**, 1 (1916); ref. Neur. Zbl. **35**, 454 (1916).

Daniels, L. E.: Narkolepsy. Medicine **13**, 1 (1934); ref. Zbl. Neur. **72**, 60 (1934).

Davidenko, S. N.: Über die Beziehungen zwischen Narkolepsie von Gelineau und genuiner Epilepsie. Nevropath. **6**, 9 (1937); ref. Zbl. Neur. **90**, 167 (1938).

Dercum, C.: Zit. J. Wilder. J. Nerv. Dis. **40**, 185 (1900).

Döring, G.: Beitrag zur Frage der Hirndurchblutung und ihre Bedeutung für das Gewebe. Dtsch. Z. Nervenheilk. **164**, 1 (1950).

Doyle, J. B., and L. E. Daniels: Über symptomatische Behandlung der Narkolepsie. J. Amer. Med. Assoc. **96**, 1370 (1931); **98**, 542 (1932); ref. Zbl. Neur. **60**, 696 (1931); **63**, 805 (1932).

Drake, F. R.: Narkolepsie, kurze Übersicht und Fallberichte. Amer. J. Med. Sci. **218**, 101 (1949); ref. Zbl. Neur. **112**, 107 (1951).

Dürk, H.: Die pathologische Anatomie der Malaria. Münch. med. Wschr. **1921 I**, 33.

Duus, P.: Über familiäre Narkolepsie. Allgem. Z. Psychiatr. **110**, 171 (1939).

Ermakov, E.: Narkoleptisches Syndrom bei Arteriosklerose des Gehirns. Z. Nevropath. **23**, 44 (1930); ref. Zbl. Neur. **59**, 484 (1931).

Esselevicz, S.: Zur Narkolepsiefrage. Ref. Zbl. Neur. **52**, 734 (1929).

Ethelberg, Sv.: Symptomatic cataplexy or chalastic fits in cortical Lesion of the frontal Lobe. Brain **73**, 499 (1950).

Fasanaro, G.: Sulla narcolessia. Acta neur. (Napoli) **1**, 229 (1946).

Faust, F.: Hirnatrophie nach Hungerdystrophie. Nervenarzt **23**, 406 (1952).

Feuchtinger, O.: Konträre und paradoxe Reaktionen als Folge diencephal-hypophysärer Regulationsstörungen. Nervenarzt **16**, 428 (1943).

Fischer, Fr. jr.: Epileptoide Schlafzustände. Arch. f. Psychiatr. 8, 200 (1878).

Fracassi, T.: Ein Fall von Kataplexie. Rev. méd. del Rosario (spanisch) **18**, 375 (1928); ref. Zbl. Neur. **52**, 331 (1929).

Gillespie, R. D.: A case of cataplexy. J. of Neur. a. Psychopath. 8, 33 (1927); ref. Zbl. Neur. **48**, 587 (1928).

Goldflam, S.: Zur Frage der Narkolepsie und ähnlicher Zustände. Dtsch. Z. Nervenheilk. **82**, 20 (1924).

Grosch, H.: Periodische und episodische Schlafzustände mit endokriner, besonders hypophysärer Dysfunktion. Z. Psychiatr. **122**, 115 (1943).

— Krankheitsbilder mit pathologischen Rhythmen des Zwischenhirns. Dtsch. med. Wschr. **1948 I**, 560.

— Periodische Umdämmerungen von 4wöchentlichen Rhythmen in der Pubertät. Dtsch. Z. Nervenheilk. **160**, 105 (1949).

Grün, R.: Beitrag zur Kenntnis der Narkolepsie und der Frage der Dienstbeschädigung bei dieser Krankheit. Z. Neur. **134**, 155 (1931).

Gülzow, M.: Nebennierenrindenhormonwirkung auf den Stoffwechsel der Erwachsenen-Dystrophie. Med. Klin. **1948 I**, 457.

Guttmann, E.: Schizophrene Psychosen bei Metencephalitis. Z. Neur. **118**, 575 (1929).

Hallervorden, J.: Kreislaufstörungen in der Ätiologie des angeborenen Schwachsinns. Z. Neur. **167**, 527 (1939).

— Über Spätfolgen von Hirnschwellung und Hirnödem, namentlich bei Schwachsinnigen und Idioten. Psychiatr. neur. Wschr. **1939 I**, 25.

Henneberg, R.: Über genuine Narkolepsie. Neur. Zbl. **35**, 282 (1916).

Herrmann, G.: Affekt, Tonusverlust (Lachschlag Oppenheims) nach Encephalitis epidem. und seine Beeinflussung durch Strychnin. Med. Klinik **1928 I**, 854.

Herrmann, K.: Blickkrampf, Bewußtsein und Tonus. Arch. f. Psychiatr. **100**, 116 (1933).

Hess, R. W.: Hirnreizversuche über den Mechanismus des Schlafes. Arch f. Psychiatr. **86**, 287 (1928).

Hoff, H., u. E. Stengel: Über familiäre Narkolepsie. Klin. Wschr. **1931 II**, 1300.

Hoogen, M.: Narkolepsie und Unfall. Würzburg Diss. 1938.

— u. W. Behrmann: Zur Kasuistik der Narkolepsie. Nervenarzt **11**, 577 (1938).

Horst, G. A. van der, u. W. J. C. Verhaart: Die Veränderung in den Hirnen bei Malaria. Geneesk. Tijdschr. Nederl.-Indie **73**, 797 (1933); ref. Zbl. Neur. **70**, 92 (1934).

Jacob, H.: Über diffuse Markdestruktion im Gefolge eines Hirnödems. Z. Neur. **168**, 382 (1940).

Jacobssohn, E.: Über die Einwirkung Multipler Sklerose auf die Narkolepsie. Klin. Wschr. **1927 I**, 1241.

Jakob, A.: Zwei Fälle von Simmondsscher Krankheit mit besonderer Berücksichtigung der Veränderungen im ZNS. Zbl. Neur. **34**, 367 (1924).

Janotta, O.: Symptomatische Behandlung der patholog. Schlafsucht besonders der Narkolepsie. Med. Klin. **1931 I**, 272.

Janzen, R., u. G. Behnsen: Beitrag zur Pathophysiologie des Anfallgeschehens, insbesondere des kataplektischen Anfalls beim Narkolepsie-Syndrom. Arch. f. Psychiatr. **111**, 178 (1940), Literatur!

— u. A. F. Kornmüller: Hirnbioelektrische Erscheinungen bei Änderungen der Bewußtseinslage. Dtsch. Z. Nervenheilk. **149**, 71 (1939).

Jochheim, K. A.: Zur Frage der Fehlernährungszustände mit cerebraler Symptomatologie. Dtsch. med. Wschr. **1949**, 698.

Jolly, Ph.: Über Narkolepsie. Dtsch. Z. Nervenheilk. **55**, 236 (1916).

Kahler, H.: Zur Kenntnis der Narkolepsie. Jb. Psychiatr. **41**, 1 (1922).

Kaplinski, M. S., u. E. J. Schulmann: Über periodische Schlafsucht. Acta med. scand. (Stockh.) **85**, 107 (1935); ref. Zbl. Neur. **77**, 38 (1935).

Kleine, W.: Periodische Schlafsucht. Mschr. f. Psychiatr. **57**, 285 (1925).

Kleist, K., u. J. Gonzalo: Über Thalamus- u. Subthalamussyndrome u. die Störung einzelner Thalamuskerne. Mschr. Psychiatr. **99**, 87 (1938).

Kollewijn, J. R.: Ein Fall von Narkolepsie. Nederl. Tijdschr. Geneesk. **1922**, 2155; ref. Zbl. Neur. **31**, 352 (1923).

Krabbe, E., u. G. Magnussen: Familiäre Narkolepsie. Acta psychiatr. (Copenh.) **17**, 149 (1942); ref. Zbl. Neur. **103**, 698 (1943).

Krick, J. W.: Zum Problem der Narkolepsie. Allgem. Z. Psychiatrie **103**, 128 (1935).

Krüger, H.: Episodische Schlafzustände. Diss. Greifswald 1920.

Lafora, G. R.: Essentielle und symptomatische Narkolepsie (span.). Arch. de Neurobiol. **7**, 49 (1927); ref. Zbl. Neur. **47**, 455 (1927).

Leonhard, K.: Episodische Dämmerzustände mit gleichart. Vererbung. Mschr. f. Psychiatr. **81**, 226 (1931).

— Partielle Schlafstör. mit Halluzinationen usw. Z. Neur. **131**, 234 (1930).

Levin, M.: Krankhafter Hunger in Beziehung zur Narkolepsie und Epilepsie. J. Nerv. Dis. **88**, 414 (1938); ref. Zbl. Neur. **92**, 283 (1939).

— Narkolepsie im milit. Beruf mit Bemerkungen über die Pathogenese von Narkolepsie u. Ermüdung. J. of Neur. **14**, 124 (1933); ref. Zbl. Neur. **70**, 628 (1934).

Lhermitte, J.: Sur l'épilepsie diencéphalique. Bull. Acad. Nat. Méd. Paris **1948**, 277; ref. Excerpta Med. **2**, 100 (1949).

LHERMITTE, J. et M. NICOLAS: Narkolepsie, Kataplexie u. Pyknolepsie bei dem gleichen Individuum. Gaz. Hôp. **1929, I** 585.

LOPEZ, IBOR; Die Parkinsonsche Epilepsie. Nervenarzt **16**, 476 (1946).

LOWITZSCH, P.: Über Malariapsychosen. Nervenarzt **19**, 146 (1948).

MANKOWSKY, B.: Zur Pathogenese kataplektischer Anfälle bei Narkolepsie. Mschr. Psychiatr. **61**, 340 (1926).

MARTENS, H. J.: Narkolepsie bei Echinococcus. Diss. Berlin 1937.

MAUTHNER, O.: Über die Narkolepsie. Wien. med. Wschr. **1890 I**, 961.

MOELLENHOFF, N.: Demonstration eines Falles von Narkolepsie. Klin. Wschr. **1925 II**, 2037.

MOHR, W.: Zur Frage der Entstehung einer Epilepsie nach Malaria. Dtsch. med. Wschr. **1938 II**, 1527.

MOLLWEIDE, H.: Neue somat. Ergebn. bei einer Kranken mit episod. Dämmerzuständen. Nervenarzt **19**, 1 (1948).

MÜLLER, A.: Über Hirnschaden nach Dystrophie im Säuglingsalter. Dtsch. Z. Nervenheilk. **170**, 167 (1953).

MÜNZER, FR. TH.: Zur Frage der symptom. Narkolepsie nach Encephalitis lethargica. Mschr. f. Psychiatr. **63**, 97 (1927).

— Über hypnagoge halluzinatorische Erlebnisse bei Narkolepsie. Arch. f. Psychiatr. **102**, 349, (1934).

NEVERMANN, H.: Über Narkolepsie in der Schwangerschaft. Dtsch. med. Wschr. **1921 II**, 1164.

NONNENBRUCH, W., u. O. FEUCHTINGER: Über den Wechsel von Fett- und Magersucht als Ausdruck dienceph.-hypophys. Regulationsstör. Dtsch. med. Wschr. **1942 II**, 1045.

PERRIER, H.: Zit. J. WILDER, Rev. neur. **1925 I**, 1056.

PETTE, M.: Zur Klinik und zur Anatomie der Schlafregulationszentren. Dtsch. Z. Nervenheilk. **105**, 250 (1928).

— Störungen des Schlaf-Wach-Mechanismus. Klin. Wschr. **1930 II**, 2329.

PFANNERS, N.: Zit. J. WILDER, Riv. Pat. nerv. **35**, 80.

PFISTER, H.: Über Störungen des Erwachens. Berl. klin. Wschr. **1903 I**, 385.

PRANGE, F., u. H. CURSCHMANN: Über Einschlafsucht (Narkolepsie und Verwandtes). Dtsch. Z. Nervenheilk. **86**, 97 (1925).

RANSON, S. W., and H. W. MAGOUN: The Hypothalamus. Erg. physiolog. biolog. Chem. u. exper. Pharmakol. **41**, 56 (1939).

ROGER, H., u. J. ALLIEZ: Familiäre Narkolepsie mit abendl. hypnagoger Halluzinose. Rev. d'Otol. etc. **19**, 126 (1947); ref. Zbl. Neur. **107**, 252 (1949).

ROSENTHAL, C.: Über das verzögerte psychomot. Erwachen, seine Entstehung u. nosologische Bedeutung. Arch. f. Psychiatr. **81**, 159 (1927).

— Krankhafte Dissoziationszustände bei der echten Narkolepsie. Arch. Psychiatr. **84**, 120 (1928).

— Halluzinatorisch-kataplektisches Angstsyndrom und Katatonie. Arch. f. Psychiatr. **102**, 1 (1934).

SALMON, A.: Hypophysäre und infundibuläre Theorie der Schlafsucht. Cervello **2**, 281 (1923); ref. Zbl. Neur. **35**, 413 (1924).

— Das vegetative System im Schlaf. Quaderni di psichiatr. **12**, 137 (1925).

SCHACHTER, M.: Encephalitisch bedingtes Narkolepsie-Syndrom. Praxis (Bern) **37**, 564 (1948).

SCHILDER, P.: Zit. BROMBERG, Wien. med. Wschr. **1933 I**, 326.

SCHOLZ, W.: Histologische Untersuchungen über Form, Dynamik und pathologisch-anatomische Auswirkungen funktioneller Durchblutungsstörungen des Hirngewebes. Z. Neur. **167**, 424 (1939).

— Histologische und topische Veränderungen u. Vulnerabilitätsverhältnisse im menschlichen Gehirn bei Sauerstoffmangel, Ödem und plasmatischen Infiltrationen. Arch. f. Psychiatr. **181**, 621 (1949).

SCHRÖDER, P.: Ungewöhnliche periodische Psychosen. Mschr. Psychiatr. **44**, 261 (1918).

SCHUHMACHER, J.: Familiäre Narkolepsie. Mschr. Psychiatr. **98**, 283 (1938).

SCHULTE, W.: Die Entlastungssituation als Wetterwinkel für Pathogenese und Manifestation neur. und psychiatr. Krankheiten. Nervenarzt **22**, 140 (1951).

— Cerebrale Defektsyndrome nach schwerer Hungerdystrophie u. Möglichkeiten ihrer Kompensierung. Nervenarzt **24**, 415 (1953).

SCHULTE, W.: Hirnorganische Dauerschäden nach Dystrophie: Wesensänderung, Epilepsie und Apoplexie. Med. Klin. **1951**, 1356.

— Zur Frage hirnorganischer Dauerschäden nach schwerer Dystrophie. Dtsch. Z. Nervenheilk. **169**, 1479 (1952/53).

SENISE, T.: Historische Bemerkungen über Katalepsie und Narkolepsie. Cervellò **20**, 250 (1941); ref. Zbl. Neur. **103**, 71 (1943), Literatur.

SEREJSKI, M., u. J. FUMKIN: Narkolepsie u. Epilepsie. Z. Neur. **123**, 233 (1930).

SKALWEIT, W.: Narkolepsie u. zentralnervöse Regulationsstörungen. Nervenarzt **19**, 140 (1948).

SPATZ, H.: Über den Entzündungsbegriff im allgemeinen. Handbuch der Geisteskrankheiten von BUMKE, Bd. XI, S. 157. Berlin: J. Springer 1930.

SPITZ, A.: Narkolepsie mit Fettsucht u. Polyglobulie in seinen Beziehungen zum Morbus Cushing. Dtsch. Arch. klin. Med. **181**, 286 (1937).

STADLER, H.: Zur Frage der Beziehungen zwischen periodischen und episodischen Dämmer- und Schlafzuständen und Hypophysenstörungen. Mschr. Psychiatr. **98**, 317 (1938).

STERN, F.: Über psychische Zwangsvorgänge u. ihre Entstehung bei encephalitischen Blickkrämpfen mit Bemerkungen über die Genese der encephalitischen Blickkrämpfe. Arch. Psychiatr. **81**, 522 (1927).

STERTZ, G.: Malaria. Handbuch der Neurologie von FOERSTER und BUMKE, Bd. XII, S. 24. Berlin: J. Springer 1935.

STIEFLER, G.: Ein Fall von genuiner Narkolepsie. Neur. Zbl. **37**, 380 (1918).

— Über 2 weitere Fälle von Narkolepsie nach Encephalitis lethargica. Wien. med. Wschr. **1926 I**, 110; ref. Zbl. Neur. **43**, 534 (1926).

— Zirkuläre Schlafstörungen nach Encephalitis letharg. Münch. med. Wschr. **1926 I**, 24.

STÖCKER, W.: Zur Narkolepsiefrage. Z. Neur. 18, 217 (1913).

STÖSSEL, K.: Differentialdiagnostische Erwägungen zur Narkolepsiefrage. Nervenarzt **13**, 460 (1940).

STRAUSS, H.: Zur Kasuistik u. Auffassung der Narkolepsie. Mschr. Psychiatr. **61**, 265 (1926).

— Symptomatische Narkolepsie und Hyperventilation. Z. Neur. **109**, 401 (1927).

SZATHMARY, Z.: Narkolepsia gravidarum. Ref. Zbl. Neur. **63**, 805 (1932).

TALBOT, D. R., A. C. ELERDING and J. O. WESTWATER: Epilepsie als Folge rezidivierender Malaria. J. Amer. Med. Assoc. **141**, 1130 (1949); ref. Zbl. Neur. **114**, 187 (1951).

THIELE, R.: Über Narkolepsie und ihre wehrmedizinische Bedeutung. Dtsch. Militärarzt **6**, 466 (1941).

— Ein Fall von Narkolepsie mit ungewöhnlicher Eukodalwirkung. Zbl. Neur. **106**, 373 (1949).

TSIMINAKIS, K.: Zur Frage der Narkolepsie. Wien. klin. Wschr. **1930 II**, 1147.

UEHLINGER, E.: Die Hypophyse bei Inanition. Schweiz. Z. Path. **10**, 144 (1947).

VADÁSZ, J.: Kombinierte postencephalitische Anfälle (Narkolepsie, Kataplexie, Blickkrämpfe). Schweiz. Arch. Neur. **32**, 154 (1933).

VILLAVERDE, J. M. DE: Über einige Eigentümlichkeiten der Narkolepsie. Arch. f. Psychiatr. **86**, 129 (1928).

WADSWORTH, R. C., and MC. KEON: Pathologische Befunde und psychische Veränderungen bei einem Fall von Simmondsscher Kachexie.

WEIMANN, W.: Infektionen. Malaria. Handbuch der Geisteskrankheiten von BUMKE, Bd. XI, S. 125. Berlin: J. Springer 1930.

WENDEROWICZ, E.: Hypnolepsie (Narkolepsie Gélineau) und ihre Behandlung. Arch. f. Psychiatr. **72**, 459 (1925).

— Sur l'étiologie du syndrome narcoleptique de Gélineau. Encéphale **29**, 474 (1934); ref. Zbl. Neur. **77**, 36 (1935).

WESTPHAL, C.: Eigentümliche mit Einschlafen verbundene Anfälle. Arch. f. Psychiatr. **7**, 631 (1877).

WILKE, G.: Zur Frage der Hirnödeme bei Unterernährung. Dtsch. med. Wschr. **1950 I**, 172.

— Zur Pathogenese der Hirnschwellung. Arch. f. Psychiatr. **187**, 424 (1952).

WOHLFAHRT, L.: Genuine und postencephalitische Narkolepsie. Sv. Läk.sällsk. Hdl. **57**, 342 (1931); ref. Zbl. Neur. **63**, 804 (1932).

ZADOR, J.: Ein Fall von „symptomatischer" Narkolepsie mit experimenteller Auslösbarkeit der Anfälle. Mschr. Psychiatr. **66**, 13 (1927).

ZEHRER, H.: Zur Klinik der Narkolepsie. Allgem. Z. Psychiatr. **92**, 263 (1930).

Sachverzeichnis